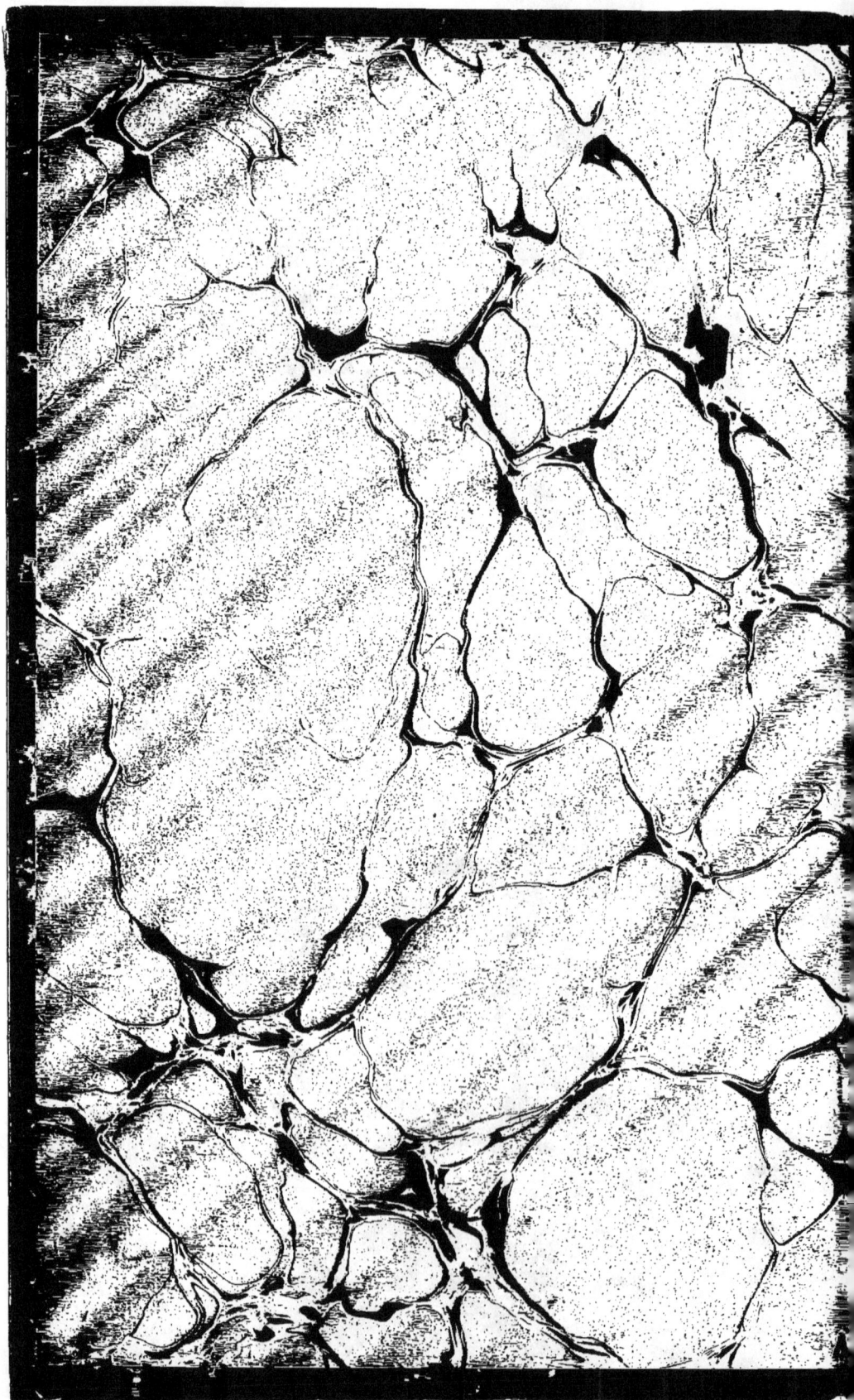

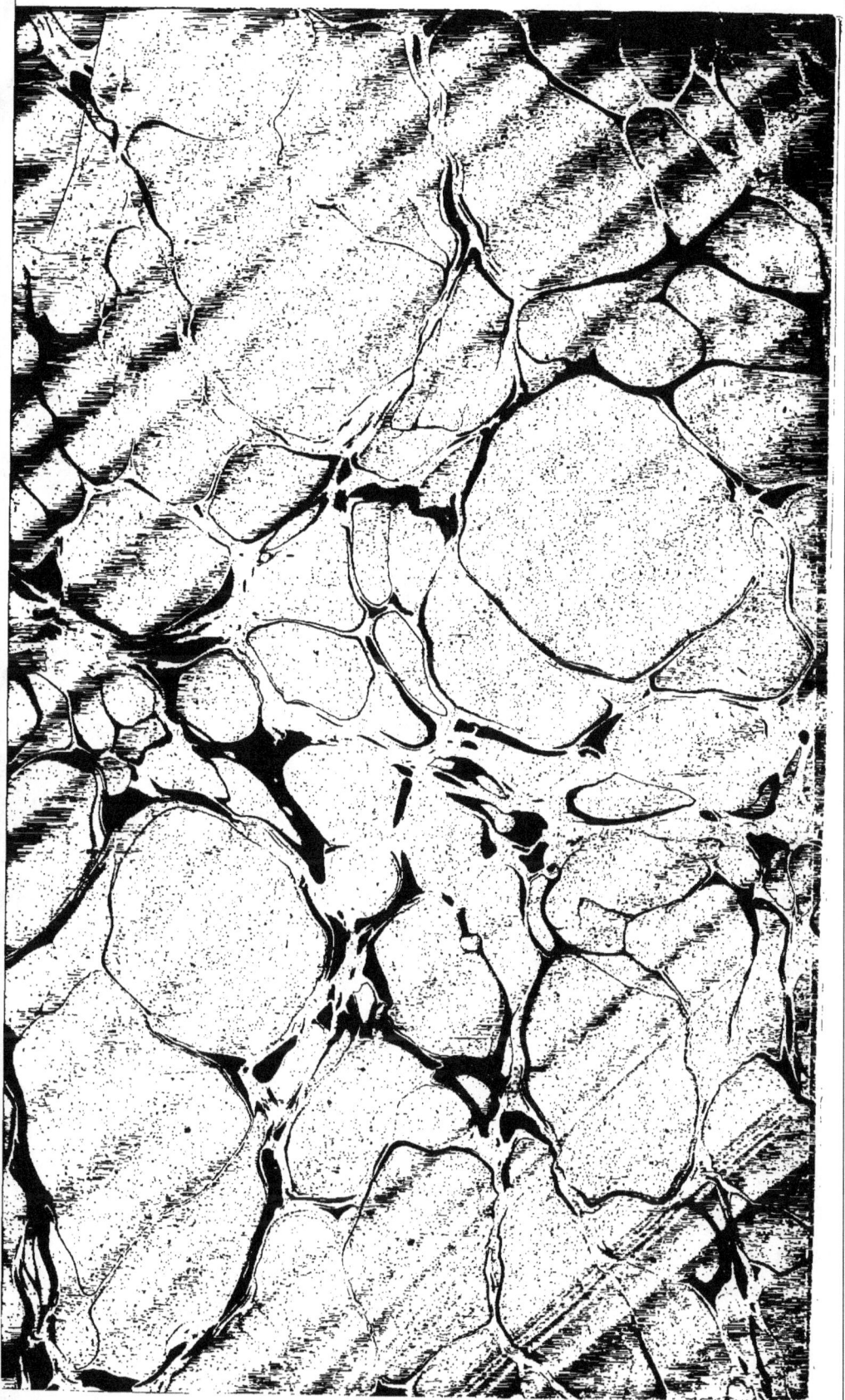

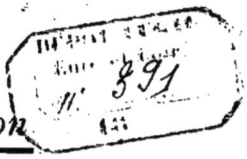

E. de Cyon

Les Nerfs du Cœur

Anatomie et Physiologie

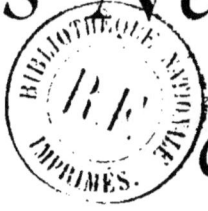

Avec une Préface
sur les Rapports de la Médecine avec la Physiologie
et la Bactériologie

AVEC 45 FIGURES DANS LE TEXTE

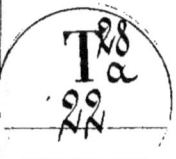

Paris, *FÉLIX ALCAN, éditeur*, 1905.

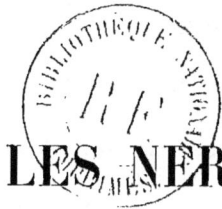

LES NERFS DU COEUR

PRINCIPAUX OUVRAGES SCIENTIFIQUES

DU MÊME AUTEUR

1 **De Choreae Indole, Sede et Nexu cum rheumatismo Articulari, Peri et Endocarditide.** Dissert. Inaug. Berlin, 1864.

2 **Die Lehre von der Tabes dorsualis.** Berlin, 1867. S. Librecht.

3 **Principes d'Electrothérapie.** Paris, 1873. J.-B. Baillière ét fils (Médaille d'Or de l'Académie des Sciences, 1870).

4 **Traité de Physiologie.** 2 volumes. Saint-Pétersbourg, 1873-74. C. Ricker (En russe).

5 **Travaux du Laboratoire physiologique de l'Académie Médico-chirurgicale de Saint-Pétersbourg.** 1874. C. Ricker (En russe).

6 **Methodik der physiologischen, Experimente und Vivisectionen, Mit Atlas.** Giessen et Saint-Pétersbourg, 1876. Librairie Ricker.

7 **Causeries scientifiques.** 1 vol. Saint-Pétersbourg, 1880. C. Ricker (En russe).

8 **Recherches expérimentales sur les fonctions des canaux semi-circulaires et sur leur rôle dans la formation de la Notion de l'Espace.** Thèse, Paris, 1878.

9 **Gesammelte Physiologische Arbeiten.** Berlin, 1888. A. Hirschidals.

10 **Berträge zur Physiologie der Schilddrüse und des Herzens.** Bonn., 1898. Martin Hager.

POUR PARAITRE PROCHAINEMENT

Die Schutzdrüsen der Centralen Nervensystems. (Schilddrüse, Hypophyse Zirbeldrüse und Nebenniere.)

Le sens de l'orientation et de l'espace.

LES

NERFS DU COEUR

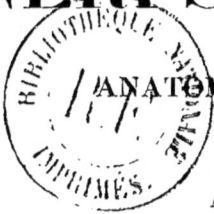

ANATOMIE ET PHYSIOLOGIE

Avec une préface sur

LES RAPPORTS DE LA MÉDECINE AVEC LA PHYSIOLOGIE

ET LA BACTÉRIOLOGIE

PAR

ÉLIE DE CYON

AVEC 45 FIGURES DANS LE TEXTE

PARIS

FÉLIX ALCAN, ÉDITEUR

108, BOULEVARD SAINT-GERMAIN, 108

1905

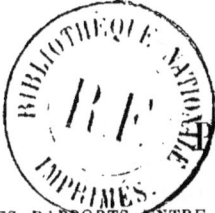

PRÉFACE

LES RAPPORTS ENTRE LA MÉDECINE, LA PHYSIOLOGIE ET LA BACTÉRIOLOGIE.

Vers le milieu du siècle passé la physiologie de la circulation a subi, grâce aux découvertes des nerfs vaso-moteurs et cardiaques, une rénovation complète.

Jusqu'alors on croyait pouvoir appliquer directement les lois physiques de l'hydro-dynamique aux phénomènes de la circulation dans les vaisseaux sanguins, en ne tenant compte que de l'élasticité de leurs parois, de leurs diamètres et des variations de résistances dans les capillaires. Les belles recherches de Volckmann, de Donders, de Ludwig, de Chauveau et de Marey, qui avaient étudié ces applications à l'aide des procédés précis de la physiologie physique, alors à son apogée, en avaient déduit des lois de la circulation sanguine, qui, au moins dans leurs lignes principales, paraissaient immuables. Ces lois se rapportaient aussi bien à l'étude du fonctionnement du cœur comme pompe hydraulique, qu'aux phénomènes qui régissent la distribution du sang dans les divers organes du corps.

Mais la découverte des nerfs vaso moteurs, vaso-constructeurs, vaso-dilatateurs (Claude Bernard, Schiff, Ludwig), celles des fibres inhibitrices dans le pneumogastrique du cœur (frères Weber) celle du nerf dépresseur et des fonctions vaso-motrices des nerfs splanchniques (Cyon et Ludwig), la découverte enfin des nerfs accélérateurs (frères Cyon), avaient bientôt complètement bouleversé les notions des physiologistes sur les lois qui président à la circulation du sang dans l'organisme.

Les lois de la haemo-dynamique se sont bientôt trouvées insuffisantes pour rendre compte de l'infinité des variations que subit la circulation sanguine, grâce à la nécessité de s'adapter aux besoins multiples des différents organes, en activité et en repos.

A cette époque la publication d'une physiologie des nerfs du cœur paraissait répondre à une nécessité urgente. Elle aurait marqué pour le physiologiste la première étape des transformations nouvelles accomplies dans cette branche importante de leur science et servi en même temps de point de repère pour de nouvelles investigations.

Pour le médecin une telle publication eut été non moins importante. En effet, la nouvelle évolution de la physiologie du cœur et de la circulation du sang devait exercer une influence décisive sur la pathologie et la thérapeutique des maladies de l'appareil circulatoire.

Aussi l'idée d'écrire une monographie des nerfs du cœur me séduisait-elle déjà en 1870. Mais d'autres travaux d'ensemble, la publication en russe d'un traité de physiologie qui manquait aux étudiants de nos facultés, et surtout la tâche entreprise de codifier les méthodes exactes de l'expérimentation physiologique[1] m'ont obligé, malgré les encouragements de mes collègues et les sollicitations des éditeurs, à remettre cet ouvrage à une époque indéterminée.

En paraissant trente-cinq ans plus tard, le livre répond-il à des besoins aussi pressants ? Pour les physiologistes la question ne saurait être douteuse. La physiologie de la circulation s'est enrichie depuis d'innombrables recherches, dont plusieurs ont notablement élargi nos connaissances des fonctions du système nerveux cardiaque et vaso-moteur. D'autre part, certaines recherches, exécutées avec des méthodes moins rigoureuses, et dans un esprit d'innovation assez aventureux, ont abouti à créer dans ce domaine une confusion regrettable, qui, aux yeux des non-initiés, ont paru ébranler les bases mêmes sur

---

1. *Cours de physiologie* (en russe), 2 vol. Saint-Pétersbourg, 1872-1873. *Die Methodik der physiologischen Experimente et Vivisectionen*. Giessen, 1876.

lesquelles les maîtres de notre science avaient établi cette branche de la physiologie.

C'est donc rendre service à la physiologie que de la débarrasser de ces hypothèses funestes, qui depuis une dizaine d'années entravent sa marche en avant, et d'établir des vues d'ensemble qui pourront guider les expérimentateurs, désireux de développer davantage cette branche importante de notre science.

Les médecins feront-ils aujourd'hui aussi bon accueil à une physiologie des nerfs du cœur, qu'ils l'auraient fait il y a trente ans ? Il est permis de poser cette question. Les rapports entre la médecine et la physiologie se sont bien modifiés depuis. La médecine était alors en pleine évolution et cherchait ses bases scientifiques dans la physiologie expérimentale qui venait d'être inaugurée par Johannes Müller. Elle paraissait rompre à jamais avec l'ancien empirisme et, guidée en Allemagne par Johannes Müller et ses brillants élèves, par Virchow surtout, en France par Magendie et plus encore par Claude Bernard, elle s'engageait avec enthousiasme dans la nouvelle voie si féconde des méthodes exactes.

Les succès que la pathologie et la thérapeutique obtinrent dès le début dans les maladies des yeux, du système nerveux, du cœur, des organes de digestion et de sécrétion, etc., furent assez considérables, pour justifier pareille évolution. Appuyée sur l'anatomie et la physiologie, l'anatomie pathologique et la pharmacologie expérimentale, la médecine paraissait devoir conquérir une place définitive dans le rang des sciences exactes appliquées.

Ces espérances, hélas, ne se sont pas entièrement réalisées. La collaboration intime de la médecine et de la physiologie n'a pas été de longue durée.

Les premiers malentendus furent causés par la déception éprouvée par les médecins de ne pas pouvoir utiliser à leurs propres fins les nombreuses conquêtes de la physiologie et de ne pas toujours trouver dans les nombreuses données sur le fonctionnement normal des organes, mises en lumière par la physiologie, des réponses, aux questions que les cliniciens devaient

résoudre au chevet du malade. Ces déceptions provenaient en
réalité des espérances exagérées que dès le début les médecins
avaient mises dans la croissance extraordinaire de la physiologie. Ils ne se rendaient évidemment pas suffisamment compte
de la différence des fins que poursuivent ces deux sciences et
des moyens dont elles disposent pour les atteindre.

En effet, les physiologistes, dès qu'ils eurent entrevu l'im-
mensité des horizons ouverts par l'évolution de la physiologie
comme science exacte, s'étaient hardiment mis à l'étude des
fonctions des organes au seul point de vue des lois biologiques
générales, sans se soucier autrement des applications pratiques
que leurs résultats pourraient avoir au chevet du malade. Le
côté purement scientifique primait chez eux toute autre considération et plus le champ de leurs investigations s'élargissait,
plus ils perdaient de vue les applications plus utilitaires de la
médecine.

Tout opposé était l'intérêt que les médecins portaient aux
mêmes recherches. Ces dernières ne leur importaient qu'autant qu'ils pouvaient en tirer parti immédiatement soit pour
mieux saisir la genèse des phénomènes pathologiques, soit pour
y trouver des indications pratiques pour les combattre.

Le physiologiste part des observations isolées, les groupe et
en déduit les lois générales ; le médecin, au contraire, part
de ces lois générales pour en tirer les applications aux cas
spéciaux.

La divergence des buts poursuivis devait forcément aboutir
à un désaccord chaque fois que le médecin ne parvenait pas à
adapter les résultats observés par le physiologiste, soit parce
que les phénomènes pathologiques déformaient le fonctionnement normal des organes, soit que le médecin ne pouvait pas
observer ces phénomènes avec la précision nécessaire pour que
les données théoriques leur soient applicables avec profit.

Le développement considérable, qu'avaient atteint dans un
temps relativement très court les diverses branches de la physiologie rendit bientôt impossible aux cliniciens de le suivre. La
précision de plus en plus parfaite des méthodes employées en

physiologie, précision inconnue aux médecins, ne faisait qu'accumuler pour ces derniers les difficultés de saisir la nature exacte, et surtout la véritable portée des faits découverts. Or, dans la science expérimentale, il est extrêmement difficile, sinon impossible, de se rendre compte des nouveaux faits et d'en saisir toute la portée quand on n'a pas été à même de les reproduire, ou au moins quand on ne possède pas les méthodes à l'aide desquelles ces faits ont été découverts. C'est pourquoi au fur et à mesure que certaines branches de la physiologie atteignaient un développement très large, les physiologistes eux-mêmes se sont vus dans la nécessité de rétrécir leur champ d'investigations particulières et de se spécialiser dans une ou dans l'autre de ses parties, soit dans la physiologie physique, dans la chimie physiologique, dans l'histologie, dans l'embryologie, etc. L'unité des vues, si indispensable pour l'avancement normal d'une science naturelle commençait peu à peu à se perdre même parmi les physiologistes. Quoi d'étonnant à ce que les cliniciens, déjà absorbés par leurs études médicales proprement dites et par leurs devoirs professionnels, se soient trouvés dans l'impossibilité de suivre les progrès de la physiologie et d'en apprécier la véritable portée. Le découragement, qui s'en suivit, eut bientôt engendré des doutes sur la possibilité et même sur l'utilité d'appliquer les données physiologiques aux problèmes de la médecine. Et, comme l'homme est trop souvent porté à déprécier ce qui est en dehors ou au-dessus de son entendement, bien des médecins sont arrivés à mettre en doute la valeur scientifique des conquêtes physiologiques les plus indiscutables.

Les études bactériologiques et la grande portée qu'elles ont acquise soudainement pour la genèse de certaines maladies infectieuses ont de leur côté largement contribué à détourner l'attention des médecins de la physiologie. Une grande partie des instituts de pathologie expérimentale se sont presque exclusivement consacré aux recherches microbiologiques. La découverte des bacilles du charbon par DAVAINE confirmant d'une façon éclatante l'hypothèse de PASTEUR sur l'analogie entre les causes des maladies infectieuses et les processus de la fermentation, et surtout la création par Robert Koch des méthodes exactes de culture, qui lui ont permis de démontrer la nature, la propagation et la multiplication du Bacillus anthracis et d'expliquer la manière précise, dont il provoque la maladie du charbon, ont ouvert de tous nouveaux horizons à la pathologie des maladies infectieuses. Les brillants succès, obtenus par LISTER dans le traitement des plaies par l'antisepsie, semblaient prouver que la thérapeutique était également en droit d'attendre de l'étude ultérieure de la bactériologie de précieuses indications pour combattre les maladies infectieuses.

Rien n'a donc été plus naturel que l'engouement général du monde médical en faveur de cette nouvelle branche de la médecine.

Cet engouement est allé jusqu'à donner aux bactériologistes l'espoir que leur science est dorénavant destinée à devenir la base principale de la médecine. Elle pourrait ainsi se substituer à la physiologie, à l'anatomie pathologique et aux sciences similaires qui, vers le milieu du siècle passé, avaient permis à la médecine de renoncer à l'empirisme et d'aspirer à une place parmi les sciences exactes appliquées.

Cet espoir est-il fondé? Nous ne le croyons pas. Pour s'en convaincre, il suffit de rappeler que les plus belles découvertes faites en bactériologie, qui peuvent être considérées comme définitives, comme par exemple celles des bacilles de la tuberculose par Koch, du choléra, de la diphtérie et de la fièvre typhoïde, par ses élèves GAFFKY, FISCHER, LÖFFLER, par ROUX et autres, n'ont été rendu possibles que parce que tout ce groupe de savants était entièrement maître des méthodes employées avec tant de succès dans la physiologie et dans la pathologie modernes. Le grand essor que prirent dès le début les recherches de Koch ne fut-il pas dû, lui aussi, en grande partie au concours que, modeste médecin de campagne, ce savant rencontra, auprès du physiologiste COHN et du pathologiste COHNHEIM.

D'autre part, les célèbres découvertes de ce dernier sur le grand rôle des globules blancs dans les processus pathologiques, n'ont-elles pas servi de point de départ pour déterminer l'action importante de la leucocytose dans la défense de l'organisme contre les processus morbides ?

L'illusion que la bactériologie pourrait à elle seule créer une base suffisante pour la médecine s'est surtout manifestée dans les milieux peu au courant de l'évolution subie par la médecine sous l'influence de la physiologie expérimentale. Et chose triste à constater, pareille erreur a pris naissance et tend à s'enraciner justement dans la patrie de Claude Bernard, l'auteur de l'*Introduction à la médecine expérimentale !*

Je touche ici à un point excessivement douloureux pour tous ceux qui ont à cœur la situation de la physiologie en France. Pourquoi ne l'avouerais-je pas ? En traitant dans cette préface la question des rapports entre la médecine et la physiologie, mon but principal a bien été d'indiquer la grande portée que les progrès de la physiologie du cœur ont pour le diagnostic et pour le traitement des maladies cardiaques. Mais je voudrais également, à cette occasion, exposer la situation précaire faite à l'enseignement de la physiologie dans les facultés de médecine, en France. Certain qu'en le faisant je réponds au vœu de beaucoup de physiologistes français, qui s'épuisent en efforts stériles pour maintenir leur science à la hauteur où l'avaient placée leurs prédécesseurs illustres : Flourens, Le Gallois, Magendie, Longet et surtout Claude Bernard.

Il y aura bientôt quarante ans que le célèbre chimiste Würtz, rendant compte d'une visite faite aux laboratoires de l'Allemagne, critiqua vivement le triste état des laboratoires scientifiques en France. Il insistait particulièrement sur la cave humide, dans laquelle Claude Bernard avait ruiné sa santé, tandis qu'il enrichissait la physiologie de toutes ses glorieuses et fructueuses découvertes. La brochure de Würtz produisit une douloureuse impression en France. L'émotion gagna même les Tuileries. A l'invitation de Napoléon III de lui exposer toute la vérité sur les accusations de Würtz, Claude Bernard répondit : « Sire, ce que le gouvernement français fait pour la physiologie, est tout simplement misérable », et il exposa dans quelles pénibles circonstances Magendie et lui avaient travaillé au Collège de France et Longet à l'École de Médecine. La promesse d'une donation de 400 000 francs pour la construction d'un laboratoire de physiologie fut le résultat de cet entretien. Claude Bernard consentit au sacrifice d'échanger sa chaire à la Sorbonne contre celle du Muséum, qui seul disposait de l'emplacement nécessaire [1].

Hélas, une fois au Muséum, Claude Bernard au lieu des 400 000 francs n'en reçut que 40 000, qui suffirent à peine à installer le petit chalet, qui, après Claude Bernard, a abrité longtemps Rouget et Philippeaux, et dont Gréhant et Gley peuvent actuellement apprécier toute l'insuffisance.

En 1869 j'ai fait avec Longet une tournée dans les laboratoires à l'étranger. Nous commençâmes ce voyage au mois d'août par le laboratoire de Kühne à Amsterdam et de Donders à Utrecht. De là nous partîmes directement pour Leipzig, où Ludwig venait de s'installer dans son nouvel Institut. Déjà l'extérieur du bâtiment, bien modeste pourtant en comparaison avec les magnifiques édifices consacrés depuis à la physiologie, frappa vivement Longet. Mais quand il aperçut dans la galerie l'installation des courroies de transmissions qui distribuaient la force motrice aux appareils du laboratoire, il pâlit et me dit d'une voix étranglée : « Savez-vous, mon cher Cyon, ce qui me reste à faire, à moi physiologiste français, qui ai passé ma vie à travailler dans la petite cabane au fond d'une cour que vous connaissez, c'est de me jeter la tête la première en bas de cet escalier! » Ce n'est pas sans peine que Ludwig et moi nous réussîmes à calmer son émotion.

Trente-cinq années se sont écoulées depuis et les physiologistes français sont en droit de formuler les mêmes plaintes et d'éprouver certainement des émotions analogues. La situation de la physiologie et des physiologistes n'a fait qu'empirer en France. Ce n'est certes pas la faute de ces derniers, dont on ne

---

1. Je tiens ces détails de Claude Bernard qui, tout heureux de la promesse impériale, me pria de lui envoyer des plans de laboratoires allemands, qu'il désirait étudier avant de commencer la construction du sien.

peut que trop admirer l'amour désintéressé de leur science et
l'ardeur avec laquelle ils s'acharnent à sacrifier leur temps et
leurs forces aux recherches physiologiques, certains d'avance,
que devant l'indifférence du gouvernement et de la plupart des
facultés, ils ne parviendront jamais à faire profiter les élèves
en médecine des fruits de leurs sacrifices personnels.

Tout autre est la situation partout ailleurs, en Europe et aux
États-Unis; les gouvernements et les particuliers rivalisent
d'empressement pour doter l'enseignement de la physiologie
de magnifiques laboratoires et d'un nombreux personnel ensei-
gnant. Même de petits pays comme la Belgique et la Suisse
possèdent des instituts de physiologie modèles, comme ceux de
Bruxelles[1], de Liège, de Berne et autres.

L'Université de Kolòszwar (Hongrie) vient de s'enrichir d'un
nouveau laboratoire parfaitement installé et richement pourvu ;
à Vienne on doit inaugurer un nouvel Institut de physiologie
qui dépasse en grandeur et en outillage tous les autres. Grâce à
Mosso l'Italie vient de créer sur le Monte-Rosa, à 4000 mètres
d'altitude, un laboratoire de recherches physiologiques dont
profiteront les savants de tous les pays. Et pendant ce temps
les physiologistes français n'osent même pas inviter le congrès
de physiologistes en France, faute d'un laboratoire digne de les
recevoir, d'un outillage indispensable pour permettre à leurs
collègues de faire des démonstrations de leurs nouvelles découvertes !

L'enseignement de la physiologie dans l'Institut de la faculté
de médecine à Berlin est dirigé par le titulaire de la chaire et par
quatre professeurs extraordinaires, dont chacun dispose d'un
laboratoire spécialement destiné, l'un aux organes de sens, les
autres à la chimie physiologique, à l'histologie et au système
nerveux et chacune dispose d'un personnel d'aides-assistants.
La Faculté de Paris pour un nombre d'étudiants bien plus considérable[2] ne possède qu'un titulaire de chaire, un agrégé et un

1. Dans cette dernière ville M. SOLVAY, le Mécène si entendu et si généreux a
édifié à ses frais l'Institut qui porte son nom, qui a fait l'admiration des membres
du dernier Congrès des physiologistes.
2. Nous conseillons à ceux que cette question intéresse de lire les rapports si

chef de travaux pratiques, mais pas de laboratoire vraiment digne de ce nom, qui soit adapté à l'enseignement et aux exercices des élèves.

Cette méconnaissance du rôle de la physiologie dans l'enseignement médical, pour ne pas dire cette hostilité pour la science que tant de grands savants français ont illustrée dans le courant du siècle dernier, se manifeste de bien d'autres façons non moins décourageantes : l'Académie des Sciences ne possède pas encore de section de physiologie. Le Nestor de la physiologie française, CHAUVEAU, a trouvé siège dans la section d'Économie rurale ! MAREY faisait partie de la section de médecine et de chirurgie, qui veut bien de temps en temps *tolérer* [1] la présence d'un physiologiste.

C'est le contraire qui a lieu dans les Académies de Sciences du monde entier. Les physiologistes y occupent une place d'honneur, tandis que les médecins en sont exclus, la médecine n'étant pas encore considérée comme une science exacte. Le grand VIRCHOW lui-même ne fut admis à l'Académie de Berlin que sur le tard et uniquement grâce à ses recherches de physiologie pure.

L'Association pour l'Avancement des Sciences, si large dans la création de sections nouvelles, ne possède pas, elle non plus, de Section de physiologie ! Point de Société de physiologie ni à Paris, ni ailleurs. La Société de biologie, qui fut présidée par deux grands physiologistes Claude BERNARD et MAREY et dont GLEY est le secrétaire perpétuel accorde, il est vrai, aux physiologistes une large hospitalité ; mais la physiologie n'est qu'une des nombreuses branches de la biologie...

Un autre fait bien plus attristant encore : aucun journal spécial de physiologie, même des dimensions les plus modestes, n'a pu subsister en France ! L'Allemagne compte une dizaine

suggestifs du Pr W. PORTER sur l'organisation de l'enseignement pratique à l'Université HARVARD à Cambridge (Massachusetts).

1. Je dis *tolérer* me rappelant d'une injure faite autrefois à Claude BERNARD dans cette section : pendant une discussion en comité secret, un chirurgien modeste, le baron CLOQUET, coupa la parole à l'illustre savant, en lui rappelant qu'il ne siégeait là que par tolérance et n'avait pas à intervenir dans la discussion.

de revues et de journaux spécialement consacrés à la physiologie. Parmi ces périodiques l'Archive générale de physiologie,
de PLÜGER publie 4 ou 5 volumes par an et vient, sous la direction de son fondateur, de dépasser le centième volume. L'Archive dirigée par ENGELMANN compte plus d'un siècle d'existence et publie régulièrement des volumes supplémentaires ;
à la chimie physiologique sont consacrés deux importants
périodiques, etc., etc. L'Angleterre, les pays Scandinaves, les
États-Unis, etc., possèdent également des journaux et des revues
considérables destinés exclusivement à la physiologie. Il existe
même en Europe des archives publiées en langue française
consacrées aux recherches physiologiques : mais ils paraissent
en Italie et en Belgique !...

Quoi d'étonnant, si en France la bactériologie a aisément
amené une rupture presque complète entre les médecins et la
physiologie. Étant donné le développement actuel de cette dernière science on ne peut prétendre à en acquérir les connaissances les plus indispensables au médecin sans un enseignement
théorique accompagné des démonstrations expérimentales très
complètes et sans des exercices pratiques systématiquement
organisés pour les élèves. Il en est souvent tout autrement en
bactériologie. Point n'est besoin de charger son cerveau de
longues et difficiles études préliminaires. Des hommes complètement étrangers aux études médicales et entièrement profanes
en physiologie ne se croient-ils pas aptes à découvrir facilement
de nouvelles formes de bacilles et même d'inventer des sérums
infaillibles susceptibles de débarrasser l'humanité des maladies
les plus dangereuses? Mais ce ne sont pas uniquement les procédés et les méthodes de recherches qui ont été simplifiés à
l'excès. Certains bactériologistes en vogue ont également réduit
toutes les maladies qui affligent l'organisme humain à une
simple lutte entre des microbes variés et des leucocytes de
toutes nuances. Bien plus, le corps humain ne représente plus
pour eux qu'un vulgaire champ de bataille destiné à servir aux
exploits épiques de ces adversaires acharnés et irréconciliables!

La bactériologie aux yeux de ces novateurs et, hélas, aussi

DE CYON. *b*

aux yeux de leurs nombreux disciples, est donc appelée, non plus à servir de simple base à l'étiologie des maladies infectieuses, mais à transformer ou plutôt à remplacer entièrement toutes les autres sciences médicales : anatomie, physiologie, pathologie, anatomie pathologique et même la thérapeutique deviennent dorénavant superflus et doivent faire place à la nouvelle et unique « science ». Justement un maître en bactériologie a publié récemment un exposé complet de cette science universelle et infaillible [1]. Examinons brièvement la partie de cette science, qui constitue la nouvelle physiologie de l'homme en nous servant le plus possible du texte même de l'auteur.

« C'est parmi les parasites et non chez l'homme qu'il faut chercher le dernier mot de la création », telle est la conception principale de la nouvelle **science**. La preuve en est, dans ce fait, que « certaines espèces de poux sont apparus plus tard que l'homme, notamment le pou des vêtements (*Pedunculus vestimenti*) » (p. 23).

Après avoir cité les exemples « des phénomènes *harmoniques* (?) dans la nature » chez les organismes inférieurs, « tels que les guêpes fossoyeuses et les orchidées » (37), M. METSCHNIKOFF passe à l'exposé de toutes les imperfections du corps humain qui n'est pour lui qu'un organisme « *désharmonique* ».

Il commence par énumérer les innombrables désharmonies [2] de l'appareil digestif, des organes des sens, de l'entendement, etc., etc.

Après avoir exposé les défectuosités de la peau humaine, qui « est exposée au contact des microbes », des poils, « premier exemple d'un organisme désharmonique » (79), incapables de protéger la peau contre le refroidissement, l'auteur trouve « qu'à la rigueur l'homme pourrait se passer de dents » qui, sans être aussi nuisibles que la peau et les poils, se trou-

---

1. *Études sur la nature humaine*, par Élie METSCHNIKOFF. Paris, 1903, 2ᵉ édition.
2. Une interprétation fausse d'une phrase de HELMHOLTZ à propos d'une théorie d'harmonie entre le monde extérieur et le monde intérieur (100) a donné naissance à l'idée dominante de l'ouvrage de METSCHNIKOFF.

vent pourtant en désharmonie avec les « besoins fondamentaux de notre espèce » (80). Mais ce sont surtout les organes de notre appareil digestif qui le désolent... « L'appendice cœcal avec le cœcum, mais même tout le gros intestin de l'homme est un organe superflu de notre organisme, dont la suppression pourrait amener des résultats très heureux » (89).

Le premier grief contre l'appendice vermiforme est qu'il n'existe point « *chez les singes inférieurs du vieux monde* » et paraît ainsi en désharmonie avec l'origine simienne de l'homme. En outre l'appendice cause « souvent une maladie très sérieuse et même mortelle dans 8 à 10 pour 100 des cas » (88).

Le cœcum n'est un « véritable organe de digestion » que chez l'herbivore, ce qui n'empêche d'ailleurs pas l'auteur de recommander plus loin à l'homme comme une des conditions de longévité un régime végétarien exclusif. Quant au gros intestin, « il doit même être rangé dans la catégorie des organes nuisibles à la santé de l'homme » (93). Comme preuve, l'auteur cite l'exemple d'une femme qui, « depuis 37 ans, porte une fistule intestinale », et « *cette infirmité ne l'a pas empêchée cependant de se marier, d'avoir trois enfants et de gagner sa vie par un travail pénible* » (90). « *Le fait... prouve bien que cet organe* (gros intestin) *est inutile pour l'espèce humaine* » (91). Cet organe abrite en outre beaucoup de microbes « dont quelques-uns sont capables de digérer la cellulose », mais dont d'autres engendrent des maladies, comme la constipation, et donnent lieu au développement de « boutons d'acné et d'autres maladies de la peau » (93).

Les oiseaux, dont plusieurs, comme par exemple le perroquet, arrivent à un âge relativement avancé, « ne possèdent pas de gros intestin »; preuve certaine que la suppression du gros intestin chez l'homme sera une condition de longévité. « Certains *animaux parasites*, comme les *vers solitaires,* ont complètement perdu leur propre tube intestinal » et ne se portent pas plus mal pour cela. Aussi, malgré « l'avantage considérable dans la lutte pour l'existence » (92) du gros intestin, l'auteur le condamne sans appel.

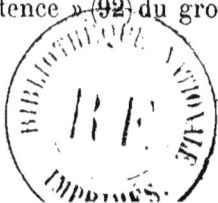

L'estomac ne trouve pas grâce non plus devant l'auteur. Il est sujet aux maladies cancéreuses, et cela plus souvent que l'intestin grêle. « Or, cet organe est un de ceux dont l'organisme humain pourrait bien se passer (93). »

Donc il faut également le supprimer, ce qui peut se faire sans inconvénient, et comme preuve, est cité l'exemple « d'une femme qui a subi l'ablation complète d'une tumeur cancéreuse » et qui « se porte à merveille » et « n'a jamais eu besoin d'un médecin depuis l'opération (94) ».

Le créateur de la nouvelle « **science** » n'est guère plus clément pour les « organes des sens et de l'entendement humain ». « Ce n'est pas seulement notre œil, mais aussi tous les autres appareils qui nous font connaître le monde extérieur, accusent une grande désharmonie naturelle. C'est là la cause de notre incertitude au sujet de notre entendement. » « Si l'homme naissait à un état aussi avancé que l'est le cobaye nouveau-né, il est à présumer qu'il serait beaucoup mieux fixé sur l'évolution de sa conscience du monde réel (101). » La conclusion qui s'impose après cette brillante démonstration est d'une telle évidence que l'auteur croit inutile d'insister davantage.

Par contre c'est avec une prédilection particulière que M. Metschnikoff insiste sur les désharmonies de nos organes de la reproduction. Sous ce rapport, aussi, l'organisme humain est bien mal partagé, plus mal même que les plantes. « La vie de l'espèce est assurée chez les végétaux par un ensemble d'appareils et de fonctions des plus merveilleuses. En est-il de même dans l'espèce humaine (101)? »

Hélas ! trois fois hélas : « l'homme n'a point d'os pénien (104) » et « dans le sexe féminin on est frappé par un phénomène d'ordre inverse ». Ce sexe est affligé « de la membrane virginale ou de l'hymen », qui fait « complètement défaut chez tous les animaux, sans exclure les singes anthropomorphes » (105) !

Les inconvénients de cet exemple d'une désharmonie de l'appareil sexuel sont nombreux. « La perforation de l'hymen a coûté la vie à un grand nombre de personnes des deux sexes. » « L'examen minutieux de l'hymen préoccupe le médecin légiste

(106) ». Aussi certains Indiens du Brésil et les indigènes de Kamtchatka considèrent-ils avec raison « comme signe de très mauvaise éducation de se marier avec un hymen intact ». « Pour éviter cette humiliation, les mères détruisent avec les doigts l'hymen de leurs filles (107). » De tout cela « il n'est pas difficile de conclure que ce rôle est tout à fait nul pour l'humanité actuelle (106) ». Même « la science n'a pas encore résolu le problème de sa raison d'être (110) ».

Il est pourtant facile de deviner le dédain et l'antipathie de « la science » pour cet organe. En dehors « du rôle que l'hymen joue dans les relations familiales et sociales » il a encore le défaut de « pouvoir servir la cause des savants qui cherchent à tout prix un organe particulier à l'espèce humaine (104) ». En outre cet organe, ainsi qu'un autre « exemple de parties inutiles véritablement très nombreuses dans l'appareil génital » de l'homme (le prépuce) présentent ce grave inconvénient que les mêmes savants rebelles aux harmonies de la nouvelle « science » voient dans ces deux organes un des arguments les plus frappants *contre la transmission héréditaire des particularités organiques acquises*[1]. Or, que deviennent la théorie de Darwin et toutes les filiations de l'homme de Haeckel sans une pareille transmission ? En effet, l'hymen et le prépuce sont détruits, le premier depuis les temps les plus reculés chez les femmes de toutes les races et de tous les peuples, le second depuis des milliers d'années chez de nombreux peuples d'Orient. Malgré cela, les filles s'obstinent à naître toujours avec des hymens et les garçons avec le prépuce !

Pareille persistance annule également les promesses de « la science » de pouvoir perfectionner « la nature humaine » en nous débarrassant dès notre naissance de tous les organes « inutiles et nuisibles » comme par exemple le gros intestin et en général et de tous les organes qui sont sujets à devenir le siège des maladies et même de ceux dont les représentants de

---

1. On sait que ce sont les travaux de Weissmann dirigés contre pareille transmissibilité qui avaient le plus contribué à remettre en honneur la théorie et l'évolution de Lamark, autrement rigoureuse que celle de Darwin.

la science « ignorent le grand rôle physiologique comme l'estomac » par exemple, etc. Et cela de la même manière que les indigèens de Kamtchatka débarrassent leurs filles de l'hymen et les musulmans et juifs leurs fils du prépuce[1].

L'appel fait dans ce sens par Metschnikoff aux chirurgiens se fait peut-être entendu par plusieurs d'entre eux.

Mais l'espoir de voir naître à un moment donné un homme parfait avec *une* fistule intestinale pour l'évacuation des excréments, et une autre, pour introduire dans l'intestin grêle la fameuse « boulette[2] » chargée d'énergie qui remplacerait tous les aliments, l'estomac étant supprimé, deviendrait irréalisable devant le résultat de l'expérience répétée des milliards de fois sur l'hymen et le prépuce. Il est vrai que « la science » ne renonce pas pour cela à l'espoir de perfectionner la nature humaine et à assurer à l'homme la longévité de Mathusalem. Elle a pour cela des moyens moins héroïques, sinon plus scientifiques.

Si, en général, l'organisme humain est d'une désharmonie déplorable, l'homme possède néanmoins dans son sang des êtres d'une rare perfection qui eux aussi représentent comme certains parasites « le dernier mot de la création ». Ce sont les globules blancs ou leucocytes. « Ces éléments guidés par leur sensibilité[3] font la chasse aux innombrables » microbes qui pénètrent dans notre organisme, mais « cette sensibilité leuco-

1. Voir les détails dans le discours de METSCHNIKOFF dans les *Memoirs and Proceedings of the Manchester literary and philosophical Society*, 1901. Vol. XLV.

2. Des conceptions bizarres de l'alimentation, du même genre que la fameuse « boulette », hantent évidemment l'esprit des bactériologistes de l'Institut Pasteur. N'a-t-on pas vu récemment M. Duclaux, sur une interprétation erronée des résultats obtenus par deux expérimentateurs américains, recommander à l'homme l'emploi de l'alcool comme pouvant remplacer avec avantage les autres aliments! Une pareille conception provient d'une méconnaissance complète des notions les plus élémentaires sur les sources de l'énergétique animale. La « *science* » confond cette fois l'organisme humain avec une simple automobile, dont la force motrice peut être indifféremment fournie par le pétrole, l'électricité ou l'alcool. On néglige même ce fait que dans l'automobile l'emploi de ces divers agents nécessite des mécanismes tout différents. Et surtout on ignore complètement que les processus d'assimilation et de désassimilation, qui constituent le fond du métabolisme animal, varient à l'infini avec la nature des cellules et des tissus, et la diversité de leur fonctionnement physiologique

3. Nous verrons plus loin ce que METSCHNIKOFF entend par le mot « sensibilité ».

cytaire ne se révèle à nous par aucun acte de conscience ». Car telle est l'oblusité de cette conscience humaine, qu'elle est incapable de percevoir même « les sensations particulières des spermies et des ovules » (209) !

C'est sur les qualités guerrières de ces chasseurs infatigables que repose d'après **la science** le salut de l'humanité. Il ne s'agit pas d'ailleurs d'une simple chasse aux microbes : « Si je dis lutte, ce n'est pas par métaphore. Il s'agit bel et bien d'une vraie bataille » (p. 312). Aussi la science imitant les sobriquets des Peaux-Rouges désigne-t-elle les leucocytes sous le nom sonore et très belliqueux de *phagocytes*. Ainsi baptisés, les globules blancs ne sont pas seulement doués d'une sensibilité propre. « Ils ont une sorte d'odorat ou de goût qui leur permet de reconnaître la constitution du milieu qui les entoure. Selon l'impression ressentie ils s'approchent des corps qui les provoquent, ou restent indifférents et même s'en éloignent » (314). Munis d'une sensibilité extrême, et de sens aussi parfaits que l'odorat et le goût, ces globules batailleurs possèdent encore la science militaire la plus parfaite. Outre leur faculté de reconnaître les ennemis dans l'obscurité, ils ont un système de mobilisation qui fonctionne à merveille.

Leurs centres de mobilisation et les dépôts de leurs cadres se trouvent dans la moelle des os. Aussitôt que les phagocytes reconnaissent la présence des microbes qui nourrissent des desseins homicides par infection, ils avisent par une sorte de télégraphie sans fil tous leurs dépôts[1]. Aussitôt surgissent des millions de combattants encadrés par les vétérans réunis dans ces dépôts. Et comme les phagocytes ont le goût militaire, et sentent l'odeur de la poudre dès leur âge le plus tendre, la moelle des os par une production accélérée est à même d'envoyer sur le champ de bataille des quantités inépuisables de jeunes guerriers instruits qui, sitôt arrivés sur les champs de

---

1. D'après d'autres expérimentateurs cette défense de l'organisme s'opère selon la formule ancienne *ubi irritatio, ibi affluxus*, simplement par la voie des nerfs ; mais la vraie « science » ignore complètement le système nerveux et daigne à peine mentionner son existence dans l'étude de la nature humaine. Leur sensibilité est si inférieure à celle des globules blancs ou des protozoaires ! (Voir plus loin.)

bataille, se mettent à dévorer leurs ennemis. Aussi habiles tac-
ticiens que stratégistes sagaces les phagocytes n'en font qu'une
bouchée, et le plus souvent la victoire leur est acquise.

Mais, même en temps de paix, quand l'organisme n'est pas
menacé d'invasions étrangères, ces infatigables guerriers sont
loin de s'adonner à l'oisiveté ; leur insatiable voracité les en
empêcherait d'ailleurs. Ils s'occupent alors d'absorber « les
épanchements sanguins et les divers autres éléments qui pénètrent dans les endroits où ils ne peuvent remplir aucun rôle
utile ». En cas d'apoplexie « *les phagocytes se réunissent autour du
caillot sanguin et le dévorent avec les globules de sang qu'il
renferme* » (312). En un mot, en temps de paix, en bons gen-
darmes comme les appelait Duclaux, ils maintiennent l'ordre à
l'intérieur, ramassent les éléments vagabonds et ne reculent
pas devant la mise à mort de leurs *frères rouges* égarés dans le
caillot.

Mais toute médaille a son revers. L'excès du militarisme est
aussi dangereux aux individus qu'aux États. M. Metschnikoff
remarque judicieusement que trop de militarisme amène la déca-
dence des peuples ; trop de phagocytes provoquent peu à peu
la déchéance de l'organisme humain ! Il y a deux grandes caté-
gories de phagocytes : les petits, les microphages, sont mobiles,
« et les grands, tantôt mobiles, tantôt fixes », désignés sous
le nom de macrophages. Ces macrophages se déguisent « tantôt
sous forme d'une certaine catégorie de globules blancs du sang,
de la lymphe et des exsudats, tantôt sous forme de cellules
fixes du tissu conjonctif, de la rate, des ganglions lympha-
tiques, etc. » (313). Les macrophages sédentaires forment une
sorte d'armée territoriale.

Malheureusement à la longue ces macrophages deviennent
de vrais prétoriens et manifestent la déplorable tendance à
s'attaquer aux « éléments nobles » de l'organisme, affaiblis par
l'âge et même à les dévorer.

La vieillesse et la mort de l'homme ne sont que les *tristes
conséquences* de l'excès de l'*esprit militaire des macrophages*. Et
comme **la science** n'affirme rien sans preuves, M. Metschnikoff

reproduit à la page 316 une préparation de l'écorce cérébrale
d'une femme de 117 ans empruntée au Dr MARINESCO, qu'il
reconnaît être « une autorité pour tout ce qui touche le système nerveux ». Sur cette figure (15) on aperçoit une cellule
nerveuse, dont les parties atrophiées sont remplacées par des
cellules ordinaires. M. MARINESCO déclare n'avoir jamais trouvé
dans ses préparations traces de macrophages. Pour lui, « l'atrophie sénile n'est donc pas la fonction de l'invasion de la cellule nerveuse par les phagocytes ». Mais la « science » qui
connaît l'art des macrophages de se déguiser en cellules variées,
même en cellules de tissu conjonctif, n'est pas dupe de ce
déguisement. M. METSCHNIKOFF n'hésite pas à affirmer que cette
figure 15 représente bien des macrophages pris en flagrant
délit de satisfaire leur voracité aux dépens « des éléments
nobles ».

Pour corroborer cette affirmation, il produit une seconde
figure (16) représentant celle-ci, un cheveu en train de blan-
chir. Cette figure est censée montrer des macrophages de l'arme
des *pigmentophages,* en train d'enlever le pigment des cheveux, afin de le déposer dans la peau. Et voilà pourquoi les
cheveux blanchissent! Ces pigmentophages accomplissent ainsi
de véritables travaux de gnomes de contes de fées. Leur tâche
doit être bien lourde, surtout dans les cas de blanchissement
subit des cheveux, par suite de violentes émotions; ils déplacent
alors en quelques heures le pigment entier d'une chevelure abondante d'une personne encore jeune ! Exploit d'autant plus méri-
toire de leur part, qu'en véritables gnomes ils accomplissent cette
rude tâche dans un moment de « surexcitation » pour s'amuser,
sans aucun but intéressé, puisqu'ils ne dévorent pas le pigment
et se contentent de le déposer ailleurs. L'auteur ne dit pas si ces
pigmentophages se chargent aussi de rapporter ce pigment de
la peau, dans les cas où les cheveux imparfaitement blanchis
reviennent à leur couleur normale. Il garde aussi le silence sur
l'endroit où les microphages déposent ce pigment chez les
nègres dont les cheveux grisonnent.

En réalité la figure 16 ne montre qu'un cheveu dont le pig-

ment se raréfie tout simplement. Elle n'est pas plus probante
pour la voracité des macrophages que la figure précédente. Mais
la science affirme que « chez les vieux animaux, tels que perroquets et chiens, la phagocytose des cellules nerveuses peut être
facilement constatée » (316). Force nous est donc de nous
incliner.

Comment combattre les funestes tendances des macrophages
de s'attaquer aux « éléments nobles »? Comment éviter la vieillesse et échapper à la mort violente[1]? « Notre grand désir de
vivre est en contradiction avec les infirmités de la vieillesse et la
brièveté de la vie. *Cest là la plus grande désharmonie de la
nature humaine* », déclare M. METSCHNIKOFF (332). Il semble
qu'il suffirait pour vaincre les visées démagogiques des macrophages, « d'un côté, de renforcer les éléments les plus précieux
de l'organisme, et de l'autre, d'affaiblir la tendance agressive
des phagocytes » (320).

Malheureusement l'auteur reconnaît « *que ce problème n'est
pas résolu, mais que sa solution n'a rien d'impossible* » (320).
Avant tout, il avait tout naturellement pensé à inventer un
sérum spécial à cet usage. Mais quoique « le principe de la
préparation de ces sérums soit toujours le même », il a dû y
renoncer. Alors il s'est souvenu à propos de sa thèse sur la
nocivité du gros intestin, et surtout du « cœcum, cette partie du tube digestif qui renferme le plus de microbes ». Justement « le contenu intestinal des perroquets », dont la longévité est proverbiale, « révèle une flore microbienne d'une
extrême pauvreté. *L'étude comparative des faits confirme donc
pleinement cette hypothèse que la flore intestinale abondante,
inutile pour la digestion, ne sert qu'à raccourcir l'existence, grâce
aux poisons microbiens qui affaiblissent les éléments nobles et
renforcent les phagocytes* » (331).

Ainsi donc, quand il s'agit de détruire « les éléments nobles »,
l'hostilité héréditaire entre les phagocytes et les microbes

---

1. La science soutient que les hommes meurent tous d'une mort violente ; c'est
encore un désavantage qu'ils ont vis-à-vis des êtres inférieurs, même des éphé-
mères qui, eux, meurent d'une mort naturelle.

s'apaise. Loin de se combattre ils font trêve et s'unissent contre l'ennemi commun. Les microbes se mettent à renforcer les microphages afin de pouvoir écraser plus sûrement la noblesse. Alliance peut-être d'une moralité douteuse de la part d'êtres aussi supérieurs, « doués d'une âme immortelle », comme nous le verrons bientôt, mais si excusable par la longue fréquentation de l'homme !

Pour combattre cette alliance il faudrait avant tout supprimer le gros intestin, véritable champ de culture pour les microbes homicides. « L'homme guidé par la *science exacte* doit employer son activité pour tâcher d'aboutir à ce résultat. Malgré les grands progrès réalisés par la chirurgie, on ne peut pas penser à notre époque à éliminer le gros intestin à l'aide du bistouri. Peut-être un avenir lointain s'engagera-t-il dans cette voie. Mais pour le moment il est plus rationnel d'agir contre les microbes nuisibles qui peuplent notre gros intestin » (p. 332).

Justement « un médecin alsacien, BIENSTOCK, a établi... que ce sont certains microbes qui empêchent la putréfaction du lait. Ce sont notamment les microbes qui font aigrir le lait en transformant le sucre de lait en acide lactique » (333).

D'autre part, « un médecin italien, ROVIGHI, buvait tous les jours un litre et demi de kéfir, c'est-à-dire du lait ayant subi les fermentations lactique et alcoolique. Il constata dans ses urines, déjà au bout de quelques jours, la disparition de l'indican... et une considérable diminution des éthers sulfoconjugués (produits de cette putréfaction) en général. *Il est donc tout indiqué que pour diminuer ces intoxications lentes, qui affaiblissent la résistance de nos éléments nobles et qui excitent les phagocytes, d'introduire dans le régime alimentaire le kéfir ou, mieux encore, le lait aigri* » (334).

Voilà donc « l'élixir de vie » tout trouvé, de beaucoup étant bien supérieur, à ce qu'affirme METSCHNIKOFF, à tous les autres « comme le *Sérokomie*, l'eau bénite de Saint-Germain » autrefois proposés par ses prédécesseurs. Afin qu'il ne reste plus aucun doute sur l'infaillibilité et l'élixir de la vie créé par « la science exacte » en se basant sur la pauvreté de la flore microbienne

des perroquets et sur « l'étude de ces ouvrages, pleins d'esprit
scientifique (339) », l'auteur ajoute encore un argument irré-
sistible destiné celui-ci à calmer les doutes de personnes auxquelles les inconvénients et même les dangers de la fermentation lactique dans le tube digestif ne sont pas inconnus. Il
ajoute : « *Nous connaissons des personnes qui suivent ce régime
et qui s'en trouvent bien* » (336).

    « La science exacte » ne se borne pas à nous assurer « à
l'aide du kéfir ou, mieux encore, du lait aigri » une longévité de plusieurs siècles comme minimum. Elle promet en
outre l'immortalité, sinon à l'homme, du moins à une certaine
portion de son organisme. « On peut donc affirmer, preuves
scientifiques en main, que dans notre corps il y a bien des éléments immortels, les ovules et les spermies. Comme ces cellules
sont douées de vie propre et *accusent certaines facultés psychiques, il devient possible de poser d'une façon sérieuse la
thèse de l'immortalité de l'âme* » (351). Poser une thèse, c'est
pour les représentants de la « science » la démontrer. Il leur
suffit pour cela de confondre « la *sensibilité* » avec « l'*irritabilité* »
et de prendre cette dernière pour une « *faculté psychique* ».
Deux pages suffisent à l'auteur pour nous démontrer que les
« protozoaires, notamment les infusoires », « possèdent également une âme immortelle ». Et « comme dans le corps humain,
il existe également des cellules sexuelles qui sont immortelles,
il y a lieu de se demander si elles possèdent également une
âme immortelle ». La réponse de la **science** est affirmative :
non seulement nos « cellules reproductrices », mais aussi les
phagocytes possèdent une âme cellulaire immortelle « au même
titre que les protozoaires ». Malheureusement, ajoute la
« science », « il est aussi vrai que ce fait n'implique nullement
l'immortalité de notre âme consciente »... (352). Le sort ultérieur des âmes immortelles des protozoaires et des phagocytes,
morts glorieusement sur les champs de bataille et celui des
ovules et des spermies, restés célibataires, ne nous est pas
révélé...

    Telle est la bactériologie destinée par un des maîtres de cette

science[1] à former la base de la médecine à la place de la physiologie. Arrivée à son développement intégral, l'étude de la vie
et des mœurs des microbes devrait rendre également inutile
l'enseignement des autres branches de la médecine, comme
l'anatomie, la pathologie, l'anatomie pathologique et même la
thérapeutique, etc. Avec une provision de sérums variés et du
« lait aigri » le premier venu pourrait avec avantage remplacer
le médecin. Jusqu'ici l'art personnel du grand clinicien était
considéré comme jouant dans le traitement souvent un rôle
plus important encore que sa science. Mais du moment qu'on
ne soigne plus le malade, mais la maladie, — cet art aussi
devient une superfluité...

C'est à dessein que nous avons choisi pour notre démonstration la théorie bactériologique la plus extrême, ayant bien soin
de l'exprimer par les termes même de son représentant le plus
autorisé. Par la hardiesse même avec laquelle on nous l'offre
comme le dernier mot de la « science », elle jouit d'une très
grande vogue, et cela non seulement parmi les profanes qui n'en
savent pas le premier mot. Sa séduction repose justement dans
l'ingénue simplicité de sa doctrine principale et sur la sincérité
indiscutable avec laquelle son auteur en tire toutes les conséquences, sans crainte de tomber dans l'absurde. Elle n'en est
que plus dangereuse... Heureusement la foi aveugle du monde
médical dans la toute-puissance des bacilles et dans l'infaillibilité de leurs produits commence à être fortement ébranlée.
Quelques insuccès retentissants de ces produits lancés avec trop
de fracas n'ont pas manqué de provoquer un examen un peu
plus rigoureux des bases expérimentales qui avaient provoqué
les espérances exagérées de la première heure. Les données
statistiques publiées ces dernières années sur les résultats obtenus par l'application des sérums, même réputés les plus effi-
caces, ont bien démontré que ces sérums sont à même d'influencer puissamment, dans l'un ou dans l'autre sens, la marche

---

1. Au fond, cette nouvelle « science » n'est que la résurrection des anciennes
croyances que notre corps était habité par des esprits méchants et des esprits
bienfaisants, en lutte perpétuelle. Les premiers provoquaient les maladies, la victoire des derniers en assurait la guérison!

de certaines maladies infectieuses, mais qu'il n'est pas encore permis de les considérer comme des panacées infaillibles.

Des doutes aussi surgissent sur le véritable rôle que les bacilles jouent même dans l'étiologie de ces maladies. La possibilité de produire ces maladies chez des animaux par l'introduction dans leur sang des cultures artificielles de bacilles autorise-t-elle la conclusion absolue que l'infection chez l'homme se produit de la même façon ? Ou autrement dit : la présence des bacilles et de leurs poisons suffit-elle pour provoquer chez l'*homme sain* les mêmes processus morbides ? Bien des observations cliniques démontrent, au contraire, que pour que les microbes puissent exercer leur funeste action, un terrain de culture favorable doit déjà exister par suite de modifications pathologiques déterminées.

Toutes ces circonstances ont pour ainsi dire imposé aux véritables maîtres de la science microbiologique l'obligation de modifier entièrement la nature de leurs recherches. Au lieu d'inventer des sérums pour combattre la maladie déjà déclarée, ils dirigent leurs efforts sur l'élaboration de moyens préventifs capables d'empêcher la maladie de se produire.

C'est ainsi qu'ils sont amenés à mettre au premier plan de leurs recherches l'étude de mesures prophylactiques, soit pour détruire les foyers mêmes de la reproduction de ces parasites, soit pour préserver l'homme des agents intermédiaires de leur transmission et de leur pénétration. Comme en chirurgie, l'asepsie prime à présent l'antisepsie, la prophylaxie et l'hygiène doivent tenir la première place dans la lutte de la médecine contre les maladies infectieuses.

Aussi les laboratoires de bactériologie commencent-ils à se transformer en instituts d'hygiène publique[1]. Les brillants résultats obtenus dans cette voie en Allemagne, en Angleterre et ailleurs, malgré les conditions défavorables du climat et du sol démontrent d'une manière éclatante que grâce à cette évolution la bactériologie s'engage dans sa véritable voie scienti-

---

1. La fabrication des sérums est abandonnée à l'industrie privée, sous la surveillance des personnes compétentes.

fique. Ainsi le dessèchement des marées et d'autres mesures
d'assainissement de ce genre font plus pour combattre l'infection causée par les fièvres paludéennes, que les sérums inventés
pour les guérir. L'amélioration hygiénique des habitations
obtient des résultats autrement bienfaisants pour lutter contre
la tuberculose que la tuberculine.

L'intervention rationnelle des sérums dans les maladies
d'origine microbienne ne pourra commencer que le jour où
nous connaîtrons la véritable nature de l'action organique ou
purement chimique que les poisons bacillaires exercent sur
les processus pathologiques. Pour atteindre pareille connaissance il n'existe qu'une seule voie, c'est celle que les pharma-
cologistes emploient depuis un demi-siècle avec tant de succès
dans leurs recherches sur l'action des médicaments : c'est
l'étude de cette action à l'aide des méthodes d'expérimentation
exacte de la physiologie et de la chimie physiologique. Une
fois en possession des résultats précis de semblables recherches,
le médecin pourra en appliquant le sérum faire des observations réellement précieuses sur la manière dont ils interviennent dans la marche des maladies.

Plusieurs laboratoires de physiologie expérimentale qui, à
l'exemple de celui d'Ehrlich et de Pfeiffer, ont imprimé cette
direction à leurs recherches bactériologiques, arriveront également tôt ou tard à élucider le métabolisme des cellules et à
fixer la nature exacte des échanges chimiques qui constituent ce
qu'on appelle « la lutte pour la nourriture » entre les cellules.
Ceci fait, on n'éprouvera plus de difficulté à fixer l'action exacte
que les poisons microbiens peuvent exercer sur ce métabolisme aussi bien dans le traitement des maladies infectieuses
que dans les immunisations.

Mais même arrivée à un pareil développement la bactériologie ne saurait prétendre à supplanter la physiologie comme
base scientifique de la médecine. Les enthousiastes de la microbiologie se sont trop empressés de généraliser leurs observations sur quelques maladies infectieuses. Le fait d'avoir découvert le bacille du charbon, de la tuberculose, de la fièvre

typhoïde et de la diphtérie, etc., ne prouve encore nullement
que toutes les maladies auxquelles l'organisme humain est sujet
ont également une origine microbienne.

Rien n'indique encore que d'autres maladies contagieuses
comme la rage, la syphilis, etc., possèdent ou développent, elles
aussi, des bacilles spéciales capables d'influencer leur marche.
Tous les efforts faits jusqu'à présent pour constater la présence
de microbes qu'on pouvait accuser de provoquer la fièvre
aphteuse et les fièvres éruptives n'ont pas abouti non plus. Mais,
même s'ils aboutissaient, il restera toujours un contingent autrement considérable des maladies auxquelles les microbes restent entièrement étrangers. Toutes les maladies non contagieuses
peuvent *eo ipso* être placées dans cette catégorie. Plus haut nous
avons dit qu'il est encore prématuré de décider rigoureusement
quel est le rôle exact des microbes déjà connus dans l'*étiologie*
des maladies infectieuses. Par contre nous connaissons d'innombrables facteurs extérieurs et intérieurs susceptibles d'en-
gendrer des maladies diverses, dont plusieurs très graves
et même absolument mortelles. Les influences atmosphériques
comme les variations barométriques, certaines directions du
vent, les conditions électriques, la composition de l'air, les
changements brusques de la température et bien d'autres facteurs encore inconnus, — jouent en effet dans la production
des maladies un rôle bien plus considérable que tous les microbes connus jusqu'à ce jour[1]. Même les courants d'air et l'humidité, en agissant d'une certaine manière sur le corps humain,
occupent dans l'étiologie des maladies une place supérieure à
celle de bien des parasites étrangers.

Un régime alimentaire défectueux, le surmenage physique
et intellectuel, les dépressions psychiques provoquent un
nombre infini d'altérations pathologiques, pouvant ruiner la
santé et mettre en danger la vie humaine. Point n'est besoin

---

1. Le récent ouvrage excessivement intéressant du Pr BAELZ consacré à ce genre
d'influences fait vivement regretter que, devant l'envahissement abrutissant de la
bactériologie, la pathologie expérimentale néglige presque entièrement l'étude de
ces actions pathogènes.

non plas de recourir à l'intervention des macro- ou des microphages imaginaires pour expliquer la vieillesse et la mort, par
suite des maladies des nerfs ou du cœur.

On a également tort de vouloir généraliser le rôle pathologique
des bacilles afin de pouvoir attribuer aux seuls globules blancs
de dénominations diverses, le rôle exclusif des défenseurs de
l'organisme humain contre les agents destructeurs. Même en
dehors des *globules rouges* du sang dont l'adaptivité [1] aux exigences multiples de l'organisme importe bien plus à la santé, le
corps humain possède encore de nombreux organes merveilleu-
sement outillés qui ont pour mission principale de le défendre
et de le débarrasser des substances et des agents nocifs ; citons
comme exemples le foie et les reins, véritables laboratoires
d'assainissement, de désinfection et d'élimination. Rappelons
encore la série des glandes, comme les corps thyroïdes et les
glandes surrénales, l'hypophyse, les glandes parothyroïdiennes,
la pinéale et d'autres qui, malgré leur exiguïté, jouent, grâce
à leurs produits chimiques ou à leur rôle mécanique, un rôle si
considérable dans la défense et l'entretien du système nerveux
central, qui préside à la circulation et la nutrition (voir ch. IV,
§ 5).

Certes, la mobilité et l'excitabilité extrêmes des globules
blancs les rendent particulièrement aptes à subir certaines influences chimiques ou chimiotaxiques qui, *à l'occasion*, débarrassent le sang des poisons bacillaires. Mais il ressort de la
nature même des choses qu'il ne peut s'agir dans ces cas que
d'une fonction *secondaire* de ces globules, puisque l'introduction
des parasites du dehors n'est qu'*accidentelle*. Leur destination
constante est tout autre et d'une portée physiologique bien
plus grande. Rien n'autorise par conséquent les bactériologistes
à considérer l'antagonisme entre les leucocytes et les bacilles
comme le facteur dominant de notre organisme qui seul décide
de sa vie ou de sa mort. Encore moins justifiée est leur préten-

---

1. Rappelons comme exemple les observations récentes, si instructives de GAULE
sur la multiplication de ces globules dans les hautes régions.

tion de vouloir remplacer par la microbiologie toute la science
médicale plusieurs fois millénaire, qui dans le siècle dernier a
reçu son orientation définitive par des hommes de génie comme
BICHAT, Johannes MULLER, VIRCHOW et Claude BERNARD...

L'avenir de la médecine dépend du maintien de cette orientation vers la physiologie. Tout retour vers l'ancien empirisme
sera funeste à la médecine, et, l'expérience de la dernière trentaine d'années le prouve, non moins funeste aux médecins eux-
mêmes. En France, comme en Allemagne et ailleurs, le relà-
chement des rapports entre la médecine et la physiologie a
coïncidé avec un abaissement de l'autorité et du prestige des
médecins ; seuls les empiriques et les charlatans de diverses espèces en ont tiré profit. Bien des symptômes indiquent, qu'en
Allemagne au moins, on commence déjà à s'en rendre un compte
exact. L'enseignement pratique de la physiologie y est devenu
obligatoire ; d'autre part, les derniers Congrès de médecine
interne ont été presque exclusivement consacrés aux problèmes
de pathologie étudiés à l'aide de la physiologie expérimentale.
Symptôme particulièrement rassurant : la plupart de ces problèmes concernait la pathologie et la thérapeutique des affections du cœur et des vaisseaux. En effet la physiologie de ces
organes est actuellement à même de rendre à ces deux branches
de la médecine des services aussi éclatants que l'optique physiologique en a rendu à l'ophthalmologie.

Le développement de l'enseignement physiologique dans de
vastes laboratoires richement dotés doit devenir également la
première et la principale préoccupation des Facultés de médecine en France. *Ce n'est qu'à ce prix que la médecine et les
médecins français sauront regagner leur ancienne place d'honneur.*

Pour des raisons qu'il serait trop long d'exposer ici, il est à
désirer dans l'intérêt de la physiologie que les laboratoires de
recherches pures soient transportés partout dans les Facultés des
sciences. La séparation entre la physiologie et la médecine à
ce point de vue aura de grands avantages pour les deux sciences.
La principale raison en est que la physiologie, devenue une

science exacte, trouvera son cadre naturel parmi les sciences physiques et mathématiques[1].

Il est presque impossible de s'adonner actuellement avec succès aux recherches de physiologie pure sans avoir préalablement reçu une instruction intégrale dans ces dernières sciences. L'enseignement purement médical peut encore rendre service aux physiologistes, mais seulement au point de vue de l'indication de nouveaux problèmes à résoudre. La physiologie ne sera d'ailleurs pas la première science qui, parvenue à la maturité d'une science pure et d'une portée plus générale, se sépare de la médecine. Mais séparation ne veut pas dire rupture... Les recherches physiologiques gagneront en profondeur et en précision à être exécutées dans un milieu de sciences pures. De l'autre côté, les médecins qui ont reçu une instruction physiologique complète pourront s'adonner à l'étude de nombreux problèmes de pathologie, armés de pied en cape des méthodes précises de la physiologie expérimentale. Ce sera là leur meilleure introduction à la médecine expérimentale rêvée par Claude Bernard.

Paris, novembre 1904.

[1]. C'est il y a une trentaine d'années que les avantages d'une pareille séparation me sont apparus pour la première fois. Professeur de physiologie à la Faculté des sciences et à l'Académie médico-chirurgicale de Saint-Pétersbourg et y dirigeant deux laboratoires d'enseignement et de recherches, je fus vivement frappé par la différence de l'esprit scientifique, avec lequel les jeunes élèves travaillent dans les deux laboratoires. Pour l'instruction pratique en physiologie leur ardeur et application furent également grandes. Mais les élèves de la Faculté des sciences étaient bien plus aptes à apprécier les avantages d'une grande précision dans les recherches scientifiques et exécutaient ces dernières, non pas pour achever plus ou moins vite un travail qui pourrait leur servir de thèse, mais afin de se perfectionner eux-mêmes dans les différentes branches de physiologie. Mes meilleurs élèves de la Faculté des sciences, comme Tschirief et Pawlof, avaient ensuite complété leurs études à l'Académie de médecine. La physiologie et la médecine s'en sont bien trouvées en gagnant deux maîtres éminents...

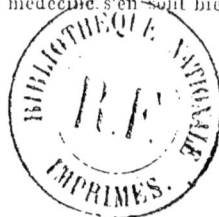

LES NERFS DU COEUR

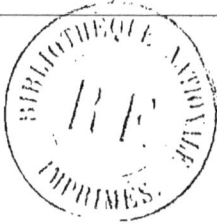

INTRODUCTION

Parmi tous les organes vitaux, c'est au cœur qu'incombe la tâche mécanique la plus complexe et la plus difficile. Depuis les premiers jours de la vie embryonnaire et durant toute la vie, le cœur ne peut interrompre un seul instant sa besogne sans qu'immédiatement la mort ne s'ensuive. Chargé de distribuer le sang aux parties reculées et les plus infimes de l'organisme, le cœur doit, dans ce travail, se conformer à leurs besoins fonctionnels, aux heures consécutives de leur entrée en fonction ; il doit vaincre les résistances inattendues que les troubles fonctionnels de tel organe peuvent opposer inopinément au passage libre du sang, augmenter soudain la quantité de ce liquide dans tel autre, qui par suite de modifications accidentelles, en exige davantage, pour surmonter quelque influence nuisible à son activité vitale, restreindre l'afflux sanguin dans un troisième, que quelque processus morbide met momentanément hors d'état de remplir utilement son rôle physiologique.

Le cœur doit, en outre, régler la division de son travail suivant, d'une part, l'état de nutrition dans lequel se trouve son appareil musculaire, d'autre part, les difficultés et les obstacles que rencontre au moment donné l'écoulement du sang loin des cavités cardiaques. S'il se produit quelque désordre dans son méca-

DE CYON. 1

nisme si complexe de pompe aspirante et foulante, il doit, sous peine de mort de l'individu, y apporter un remède immédiat, et cela sans interrompre son fonctionnement. Chez l'homme adulte il doit se remplir et se vider environ de 115 à 120 mille fois en vingt-quatre heures, plus de 42 000 000 de fois dans le courant d'une année, plus de 4 milliards de fois pendant la vie d'un centenaire ! Le travail mécanique que le cœur humain, cette pompe minuscule à parois minces et délicates, est d'environ 200 grammètres par chaque contraction, pendant les vingt-quatre heures d'environ 24 000 kilogrammètres.

Moins heureux que d'autres organes vitaux, comme, par exemple, l'appareil de la respiration ou celui de la digestion, le cœur ne peut obtenir aucun secours de l'intervention de notre *volonté*. Grâce aux muscles volontaires, nous pouvons modifier le rythme et la profondeur de la respiration, alléger ou exagérer le travail de ventilation de nos poumons. Nous pouvons, par des modifications quantitatives ou qualitatives, et même par des abstinences prolongées, intervenir efficacement dans le jeu de nos appareils digestifs. Nul ou presque nul est le concours que notre volonté peut prêter au merveilleux mécanisme, qui, sans trêve, veille à l'entretien de la circulation sanguine. C'est à l'aide de ses propres ressources qu'il doit se tirer d'affaire chaque fois que notre ignorance ou notre imprudence lui imposent un surcroît de travail ou altèrent l'harmonie de son fonctionnement.

Cette tâche complexe ne peut s'effectuer avec une perfection si extraordinaire que moyennant certains appareils automatiques qui règlent les mouvements cardiaques, en influencent et en modifient le rythme selon les besoins du moment, enfin, divisent le travail du cœur dans les conditions les plus favorables, tant pour la dépense de ses propres forces que pour la distribution la plus économique et la plus efficace du sang dans les divers organes ; le cœur doit donc être en communication rapide avec toutes les parties du corps. Mais ce n'est pas seulement le rythme, c'est-à-dire la fréquence des contractions du cœur, c'est aussi la force de ses contractions qui nécessite un réglage continuel. Notre volonté ne pouvant intervenir d'aucune manière dans cette opération, c'est encore à l'aide d'appareils automatiques qu'elle doit s'accomplir. Le travail mécanique exécuté par le cœur étant considérable et incessant, son approvisionnement en matériel nécessaire pour la production des forces motrices doit être maintenu par des appareils régulateurs d'une perfection absolue. L'entretien de tous ces appareils automatiques particulièrement délicats exige à son tour des soins constants et bien appropriés.

Les cellules ganglionnaires sont distribuées dans les différentes parties du cœur et reliées entre elles par d'abondants filets nerveux qui le rattachent d'une part à la moelle épinière et au cerveau, et, par leur intermédiaire, aux nerfs sensibles du corps entier, d'autre part au système du grand sympathique et à ses multiples ganglions qui forment ainsi des centres nerveux supplémentaires. De leur côté, les artères et veines coronaires sont également munies d'un système nerveux particulier, destiné à régler d'une manière efficace la circulation du sang dans le muscle cardiaque. Enfin, un système de glandes régulatrices de la circulation et de la nutrition (Cyon) (thyroïdes, hypophyses, capsules surrénales, etc.) outre son puissant concours à la distribution du sang dans les parties particulièrement délicates de l'organisme, produit encore des substances chimiques destinées à entretenir en bon état de fonctionnement ce système nerveux ganglionnaire si complexe. Ces glandes règlent selon les besoins du moment leur excitabilité et le degré de leur excitation.

Chez les vertébrés supérieurs le système nerveux qui régit les fonctions du cœur possède diverses origines ; une partie de ce système se trouve dans les parois mêmes du cœur, une autre provient du système central : cerveau et moelle épinière ; une troisième, du système ganglionnaire du grand sympathique. Chaque partie de ce système pris dans son ensemble est composée de cellules ganglionnaires et de fibres nerveuses. La coopération harmonieuse de ces trois parties assure *seule* le fonctionnement normal du cœur chez les vertébrés supérieurs adultes. La mise hors fonction de l'une d'elles ne supprime pas nécessairement les contractions cardiaques, mais celles-ci cessent de s'opérer dans les conditions indispensables pour que le cœur puisse remplir *normalement* son rôle physiologique.

CHAPITRE PREMIER

SYSTÈME NERVEUX INTRACARDIAQUE

§ 1.

GANGLIONS ET NERFS INTRACARDIAQUES. — APERÇU ANATOMIQUE.

Le système ganglionnaire du cœur se trouve dans ses diverses parties disposé par groupes, en ganglions. Les premiers ganglions découverts par Remak (1) en 1844 dans le cœur de veau sont situés dans le sinus veineux ; ils sont particulièrement nombreux sur la limite de ce sinus, là où il touche les oreillettes. Un second groupe de cellules ganglionnaires, découvert par Ludwig (2) en 1848, chez la grenouille, a son siège dans la cloison des oreillettes. Un troisième, les ganglions auriculo-ventriculaires de Bidder (3), — sur la base de cette cloison et dans la paroi de l'orifice auriculo-ventriculaire et dans la partie supérieure du ventricule. Les recherches ultérieures de L. Gerlach (4), Cloetta (5), Schweigger-Seidel (6), Dogiel (7, Dogiel et Tumanzow (8) ont établi que des cellules ganglionnaires se rencontrent dans toutes les parties du cœur jusqu'à la limite du deuxième tiers du ventricule. Elles sont très nombreuses dans la partie supérieure du ventricule et deviennent plus rares dans le second tiers ; leur présence n'a pas pu jusqu'à présent être constatée dans le troisième tiers. Seul Friedlander (9) avait prétendu qu'on les trouvait dans toute fraction du muscle cardiaque, affirmation démentie par les recherches bien plus minutieuses des autres auteurs. Les cellules ganglionnaires du ventricule sont placées pour la plupart à la périphérie, entre le péricarde et la substance musculaire proprement dite ; elles sont plus rares dans le muscle lui-même. Schweigger-Seidel (6) a signalé, par contre, dans le muscle ventriculaire des mammifères, de nombreux réseaux nerveux possédant des noyaux (*Kernanschwellungen*) ; ces réseaux nerveux existent dans toutes les parties du ventricule.

La structure intérieure de ces cellules ganglionnaires a été étudiée par Remak, Ludwig, Bidder et plus récemment par Ranvier (10), chez lequel on trouve une étude complète des questions histologiques et physiologiques se rattachant à la nature des ganglions du cœur. D'après Ranvier, toutes les cellules du sinus sont à fibres spirales ; ces fibres sont, ainsi que les fibres droites, de structure nerveuse. Dans les ganglions de Bidder, Ranvier trouve « outre les cellules nerveuses à fibres spirales qui sont appendues à leur pourtour » dans leur intérieur, au milieu même des fibres nerveuses, d'autres cellules différentes des premières. Il suppose que la fibre spirale manque à ces dernières.

Les nerfs qui se rendent au cœur ont deux origines : la pneumogastrique et le grand sympathique. On a minutieusement étudié leur distribution dans les parois du cœur ainsi que leurs rapports avec les cellules ganglionnaires. On a surtout cherché à établir le caractère des fibres nerveuses du cœur d'après leur origine. Mais le pneumogastrique recevant déjà à sa sortie du crâne des filets sympathiques, il est très difficile de départager exactement dans le cœur même les fibres nerveuses suivant leur provenance.

Les terminaisons des fibres nerveuses dans le muscle cardiaque ont fait l'objet des recherches de Schweigger-Seidel (6), Langerhans (11), Gerlach et Ranvier. Nous devons renvoyer à leurs travaux pour les détails de ces terminaisons.

La distribution des nerfs cardiaques chez l'homme a été très soigneusement étudiée par Wignal (12). Voici en quels termes il expose leurs embranchements :

« Les branches des plexus coronaires émettent, même dans les portions supérieures, un grand nombre de rameaux qui pénètrent de suite en dessus du péricarde viscéral et ceux-ci en

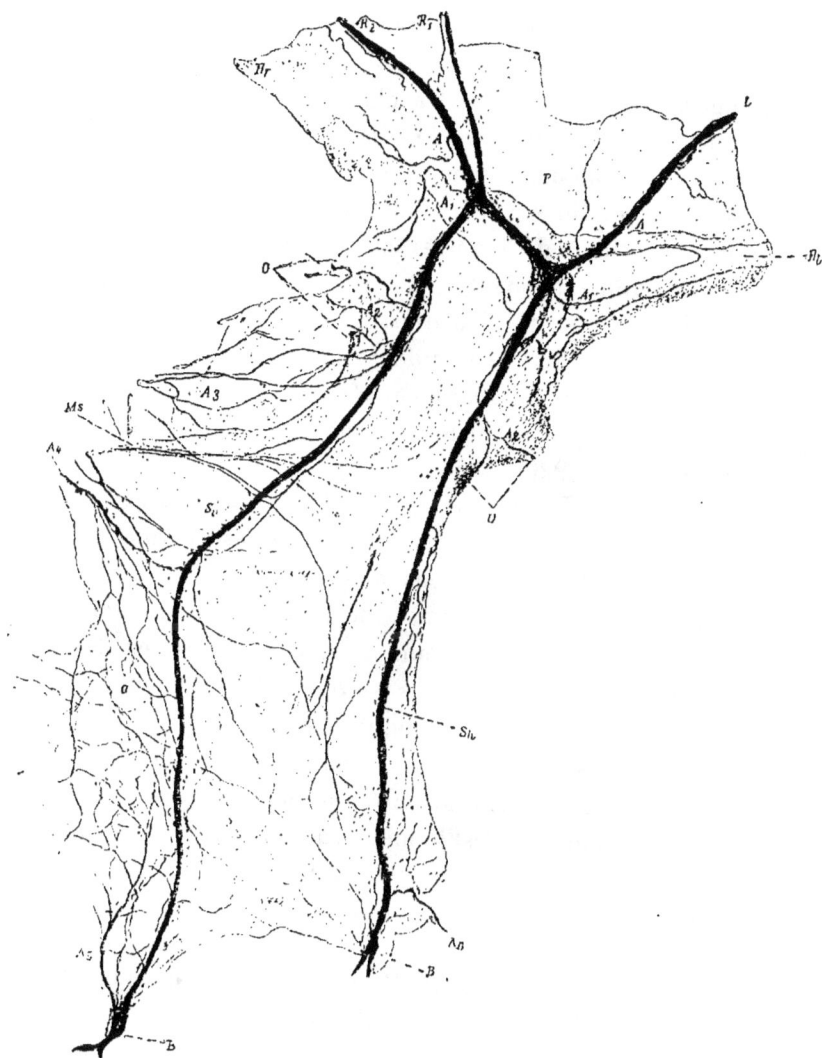

FIGURE 1. — Le système nerveux cardiaque d'une grenouille vu par devant.
H. l., veine cave supérieure gauche. — H. r., veine cave droite. — P. r., pulmonaire ouverte par devant. — O, passage de la valvule supérieure du sinus. — U, passage de la valvule inférieure du sinus. — M. s., fascicule sagittal du septum. — L, branche cardiaque gauche. — R, R₁, R₂, les deux parties de la branche droite du pneumo-gastrique. S. r., S. h., les deux nerfs du septum. — A₁, A₁, le groupe du ganglion cardiaque (Remak) qui entoure l'anastomose entre les deux branches du pneumo-gastrique. — B, les cellules ganglionnaires qui se trouvent dans le septum et qui accompagnent les pneumo-gastriques et leurs embranchements. — S. r., S. h., A₂, A₃, A₄ forment les groupes de ganglion de Ludvig. — Enfin B, B, le ganglion de Bidder situé sous la frontière atrio-ventriculaire (d'après Hoffmann).

se divisant de nouveau et en s'anatomosant avec des rameaux
voisins, forment, en dessous de celui-ci, un plexus à mailles
allongées, qui envoie dans les plans musculaires un nombre
considérable de petites branches. Dans le tiers supérieur de ce
plexus, principalement dans les petites branches, on rencontre,
outre les ganglions superficiels déjà décrits par REMAK, un
nombre considérable d'autres plus petits qui deviennent de
moins en moins abondants à mesure que l'on s'approche de la
pointe du cœur, et qui disparaissent presque totalement, environ au point de naissance du deuxième tiers du ventricule. J'ai
dit presque totalement, car les nerfs proches des gros vaisseaux
portent des ganglions sur toute la moitié supérieure du ventricule (*loc. cit.*, p. 926). »

Avant d'aborder l'exposé des nombreuses études expérimentales faites sur les ganglions du cœur, nous croyons utile de
reproduire ici les dispositions anatomiques des trois centres
ganglionnaires, celui de Remak, de Ludwig et de Bidder. Cette
disposition est empruntée aux recherches récentes de F.-B.
HOFFMANN (13) sur les systèmes nerveux intracardiaques.

A cette disposition anatomique des nerfs cardiaques et de
leurs ganglions nous allons ajouter une seconde figure, qui
représente les filets nerveux intramusculaires dans un faisceau
de l'auricule gauche ; c'est le filet terminal des derniers embranchements du plexus cardiaque. Hoffmann, d'accord en cela
avec Ranvier, admet que ces ramifications finissent en filets,
et non en terminaisons libres entre les fibres musculaires. Ceci
n'exclut nullement la possibilité pour certaines fibres nerveuses
de se détacher de ces filets terminaux et de pénétrer directement
dans les cellules musculaires. D'après certaines recherches
histologiques on doit même admettre que chaque cellule musculaire reçoit des fibres nerveuses de plusieurs ramifications ;
ainsi chaque fibre pourrait innerver plusieurs cellules musculaires.

On doit pourtant reconnaître que malgré l'excellence des
méthodes de coloration employées dans ces études histologiques,
bien des points qui concernent les relations entre les fibres

nerveuses et les cellules musculaires restent encore obscurs. Il

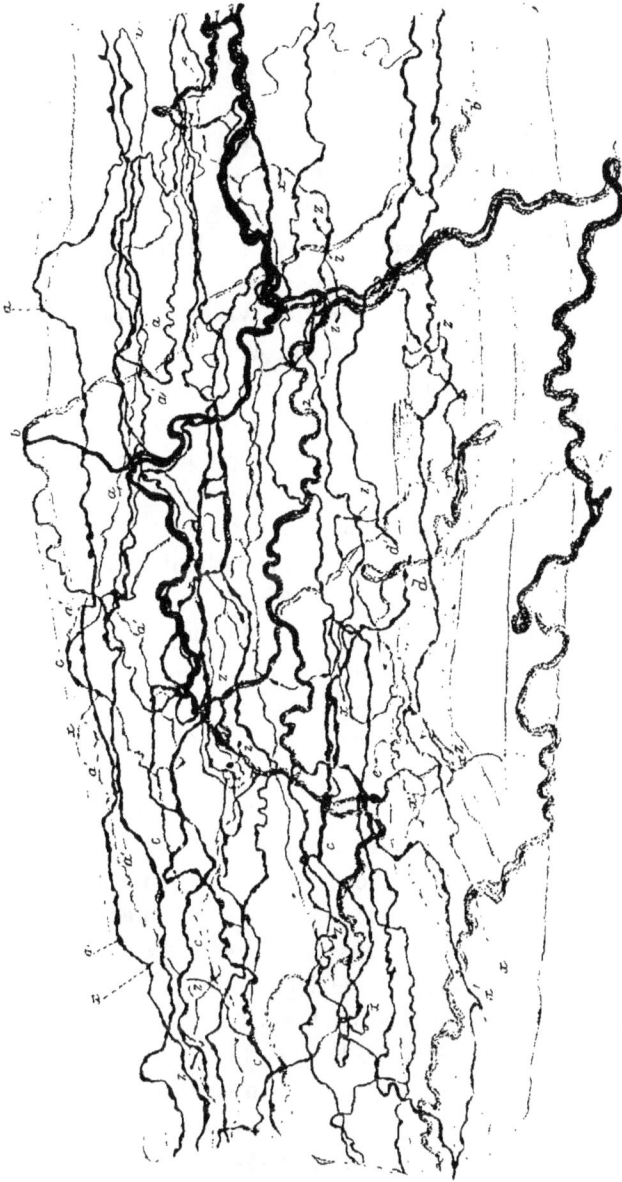

FIGURE 2. — Distribution d'un faisceau nerveux dans un trabécule de l'oreillette gauche. *a*, fibre nerveuse qui se divise en deux ; *a₁*, *a₂*, *b*, *b′* double fibre nerveuse enroulée. — *c*, fibres nerveuses doubles. — *d₁*, *d′*, l'imprégnation interrompue. — *e*, varicosité nerveuse bien imprégnée. — *x*, interruption d'imprégnation après une varicosité. — *z*, interruption de l'imprégnation à la varicosité même, qui ressemble à un gonflement terminal (d'après HOFMANN, méthode GOLGI).

serait donc prématuré de vouloir tirer de ces études des conclusions physiologiques précises et définitives.

§ 2.

Expériences de Stannius, Bidder et autres sur les nerfs et les ganglions intracardiaques.

La découverte des ganglions dans le cœur par Remak, Ludwig et Bidder donna bientôt lieu à des recherches destinées à élucider leur rôle physiologique. Le premier, Volkmann (14) émit nettement l'opinion que l'automatisme du cœur dépend de son système ganglionnaire ; il donna même une théorie assez complète du fonctionnement du système nerveux intracardiaque. Les expériences les plus remarquables faites sur le cœur de la grenouille, expériences restées classiques par la précision de leur exécution ainsi que par l'importance de leurs résultats, appartiennent à Stannius. Il les effectua en liant différentes parties du cœur avec des fils de soie. Parmi les nombreuses *ligatures de* Stannius, les suivantes sont les plus importantes : 1) Une ligature, placée exactement au point où le sinus veineux débouche dans l'oreillette, arrête immédiatement le cœur dans une diastole prolongée. Les trois veines caves, ainsi que le sinus veineux, continuent à se contracter selon le même rythme qu'avant la ligature 2). Si, pendant cet arrêt du cœur, on applique à la limite du ventricule et des oreillettes une ligature qui embrasse en même temps le bulbe artériel, le ventricule commence à se contracter, tandis que les oreillettes restent en repos. Souvent le bulbe artériel se met aussi à battre ; ses battements sont plus fréquents que ceux du ventricule.

Pendant que le cœur est arrêté par la ligature appliquée à la limite du sinus veineux et des oreillettes, une excitation électrique ou mécanique de diverses parties du cœur peut provoquer quelques contractions, tantôt des oreillettes, tantôt du ventricule ; ces contractions sont irrégulières et rarement isochrones. La ligature du sinus veineux au-dessus de la limite indiquée n'arrête pas les pulsations cardiaques ; mais le nombre des bat-

tements des veines caves cesse d'être égal à celui des battements
du cœur : ces derniers sont moins fréquents.

Les expériences de STANNIUS furent exécutées peu après la
découverte des ganglions de REMAK et de LUDWIG. Il est donc
tout naturel qu'il en ait attribué les effets à des excitations et
à des séparations de ces ganglions produites par les ligatures.
Voici comment on essaya d'expliquer les faits que nous venons
de relater. Le ganglion de REMAK est un centre excitateur qui
provoque les mouvements automatiques du cœur : la ligature
du sinus, en la séparant du reste du cœur, doit suspendre ces
mouvements. Les ganglions des ventricules possèdent aussi, il
est vrai, des propriétés excitatrices, mais seuls ils ne sont pas
à même de vaincre les effets inhibitoires des ganglions modérateurs situés dans la cloison inter-auriculaire : c'est pourquoi,
aussitôt que la seconde ligature sépare le ventricule des oreillettes, il recommence ses contractions. STANNIUS laisse indécise
la question de savoir quel est l'effet de la ligature elle-même
sur les ganglions modérateurs, si elle provoque une excitation
particulière de ces ganglions ou si leur excitation normale suffit
à elle seule pour paralyser l'action des ganglions du ventricule.
Son expérience avec la ligature des pneumogastriques à de
différentes hauteurs de son parcours extra et intracardiaque
lui a pourtant montré qu'elle est impuissante à provoquer une
excitation prolongée.

Presque en même temps que les expériences de STANNIUS,
furent publiées sur le même sujet celles de BIDDER (16). Ce physiologiste, ayant constaté que l'excitation mécanique du ventricule produit une pulsation pendant l'arrêt provoqué par l'excitation du pneumogastrique, attribue aux ganglions, découverts
par lui à la base du ventricule, la faculté de produire des contractions uniquement par voie réflexe : ils n'auraient donc
aucune puissance automatique. Ce pouvoir n'appartiendrait
qu'aux cellules ganglionnaires des auricules et du sinus veineux.
Ces dernières seraient par conséquent les seules susceptibles
d'être influencées par l'excitation des pneumogastriques.

Déjà STANNIUS avait observé que l'arrêt du cœur provoqué par

la première ligature n'est pas définitif ; que tôt ou tard la partie
du cœur séparée du sinus veineux recouvre son activité
rythmique. HEIDENHAIN (17) est parti de cette observation pour
attribuer l'arrêt uniquement à l'excitation des cellules modératrices par la ligature et nullement au retranchement des centres
excitateurs du mouvement rythmique. Que le mécanisme des
centres modérateurs puisse être mis en excitation par la section
ou la ligature, cela ne fait pas doute. Dès 1849, LUDWIG et
HOFFA (18) avaient démontré la possibilité d'exciter directement
les nerfs de la cloison inter-auriculaire et de produire ainsi des
arrêts de cœur. Cette possibilité, reconnue de nouveau par
ECKHARD (19), en 1876. RANVIER (10, p. 151 et suivantes), en
1877 et DOGIEL (20), en 1890, l'ont confirmée par l'emploi d'excitations électriques et mécaniques. Si, quand on fait usage des
excitations électriques, on obtient souvent l'arrêt qu'une fois
l'excitation terminée, cela proviendrait de ce que l'excitation
directe par les forts courants électriques empêche l'action des
nerfs inhibitoires de se manifester. HEIDENHAIN pouvait donc,
avec une apparence de raison, attribuer l'arrêt du cœur pendant
la première ligature de STANNIUS à une excitation des nerfs modérateurs. Cette conclusion n'avait que le tort d'être exclusive et
de ne pas tenir compte de l'effet que la séparation du ganglion
de REMAK du reste du cœur devait nécessairement exercer sur
son arrêt. Aussi l'explication donnée par LUDWIG (21) est-elle
plus exacte : la ligature de STANNIUS arrêterait les contractions
du cœur aussi bien par l'excitation des pneumogastriques que
par la séparation du cœur du sinus veineux.

Parmi les expériences de HEIDENHAIN lui-même, il s'en trouve
une indiquant de façon très claire que l'éloignement du sinus
veineux — comme centre excitateur principal — a sa part dans
l'arrêt du ventricule. En effet, il a démontré que la ligature du
sillon auriculo-ventriculaire peut exciter le ganglion de BIDDER
et provoquer une série de pulsations rythmiques du ventricule.
GOLTZ (22) a ensuite confirmé ce fait en montrant qu'il suffit de
dénouer la ligature pour mettre immédiatement fin aux pulsations. Il est donc évident que la seconde ligature de STANNIUS

rétablit les contractions cardiaques, non seulement parce qu'elle suspend l'action des centres modérateurs et inhibitoires du cœur, mais aussi parce qu'elle est elle-même une cause d'excitation pour le ganglion de Bidder. *Elle remplace donc en partie* l'excitation automatique provenant normalement du ganglion de Remak, retranché par la première ligature de Stannius. Goltz, afin de s'assurer que la reprise des contractions du cœur n'était pas due à son excitation par l'air ambiant, exécuta ses expériences sous l'huile. Dans ce cas, l'enlèvement de la *seconde* ligature de Stannius empêcha effectivement cette reprise. Mais, comme l'enlèvement de la *première* ligature ne parvenait pas à rétablir les contractions cardiaques, Goltz en conclut que leur arrêt avait pour cause non une excitation des nerfs modérateurs, mais la séparation du reste du cœur du sinus veineux. Cette dernière conclusion est aussi exclusive que celle de Heidenhain dans le sens opposé. Il est hors de doute que la partie auriculoventriculaire séparée du sinus est privée par ce fait des excitations *initiales* qui proviennent du ganglion de Remak, point de départ des contractions du cœur. Mais cela n'empêche nullement que l'excitation des nerfs ou des ganglions modérateurs ne contribue à cet arrêt. Il n'est nullement indispensable que cette dernière excitation soit causée par la première ligature de Stannius elle-même. D'ailleurs, il ne serait pas admissible que la simple ligature produisît un arrêt aussi prolongé (trois quarts d'heure et plus). Mais les excitations normales physiologiques de ces centres continuant à s'exercer, il est tout naturel que le ganglion de Bidder, *privé du concours de celui de* Remak, *ne parvienne pas à vaincre les résistances provenant de ces centres: de là l'arrêt.* La seconde ligature de Stannius débarrasse le ganglion de Bidder des entraves apportées par les centres modérateurs et le ventricule recommence à se contracter, tandis que les auricules continuent à être immobilisées par l'action des centres modérateurs situés dans leurs cloisons.

Ce n'est qu'ainsi que tous les faits en apparence contradictoires observés par les divers expérimentateurs trouvent leur explication la plus simple. Cette manière de voir n'est nullement inconciliable avec l'observation de Klug (23), qu'après la section des pneumogastriques et leur dégénérescence, manifestée par l'inefficacité de leur excitation électrique, la première ligature de Stannius est encore à même de produire l'arrêt du cœur. Outre que la dégénérescence des fibres inhibitoires des pneumogastriques n'implique nullement la mise hors fonction des centres modérateurs du cœur, il reste entendu que la séparation du sinus veineux prive le reste du cœur de l'excitation initiale de ses mouvements, dont le ganglion de Remak est le point de départ.

§ 3.

RECHERCHES DE CYON SUR LE CŒUR DE GRENOUILLES SÉPARÉ DU CORPS ET DONT LES PROPRIÉTÉS VITALES SONT MAINTENUES PAR UNE CIRCULATION ARTIFICIELLE.

Un notable progrès dans l'étude des phénomènes de Stannius fut accompli par les observations faites sur des cœurs de grenouilles séparés du corps, mais maintenus par une circulation artificielle dans les conditions se rapprochant le plus possible de celles où le travail cardiaque s'opère normalement. Ludwig et Cyon furent les créateurs de cette méthode appliquée depuis avec un égal succès aux autres organes du corps. Cyon en fit la première application au cœur de la grenouille en 1865. Séparé du corps, le cœur intégral fut mis en communication avec un système de tuyaux en verre, qui lui permettait de recevoir le liquide destiné à la nutrition (le sérum de lapin) par la veine cave et de le renvoyer ensuite dans l'aorte par sa propre contraction. Un embranchement de ce système de tuyaux mettait le cœur en communication avec un manomètre à mercure qui enregistrait ses mouvements selon la méthode usuelle.

Depuis 1865 la méthode décrite a subi des modifications notables aussi bien au point de vue d'enregistrement des battements du cœur que du choix du liquide nutritif. Parmi les modifications de la méthode de CYON, la plus importante fut

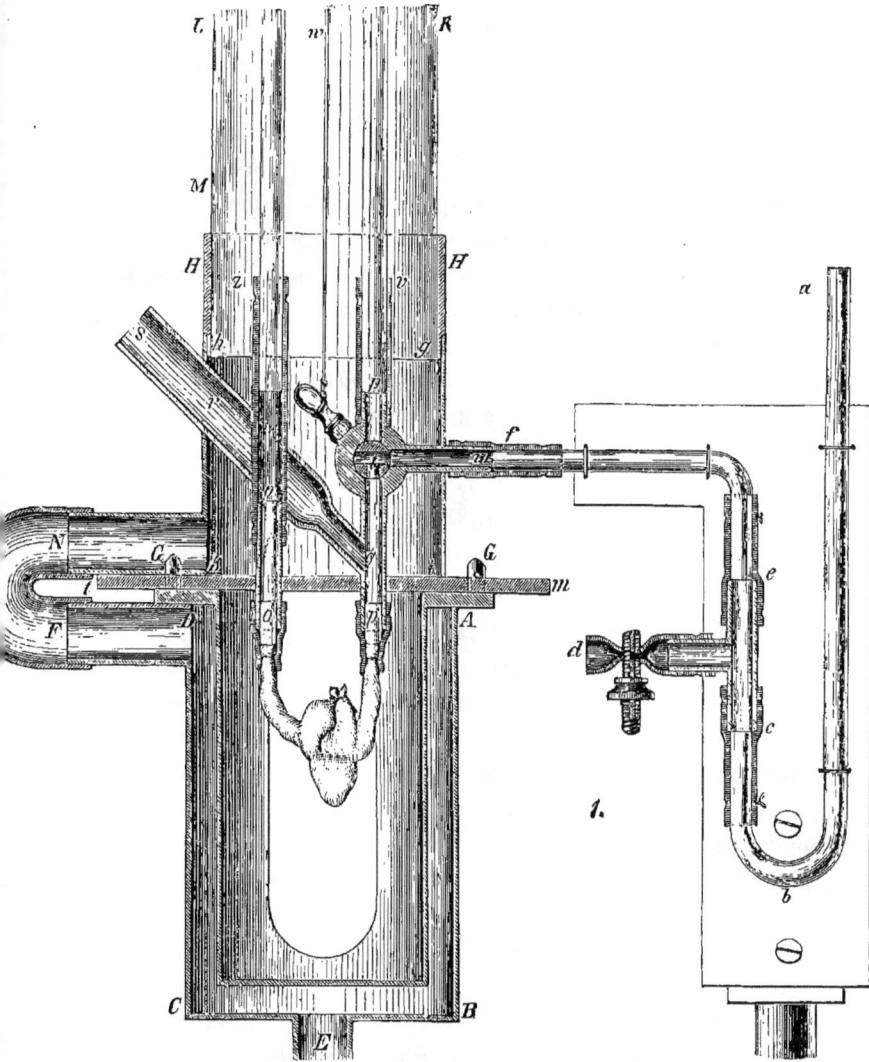

FIG. 3. — Appareil de CYON pour l'entretien de la circulation artificielle dans le cœur
de la grenouille.

oo, tuyaux de communication avec la veine cave *pp* avec l'aorte. — *C, B, L, K,*
N, F, chambre à doubles parois pour faire circuler l'eau à différentes températures. — *a, b, c, e, f*, manomètre à mercure pour l'enregistrement des battements
du cœur. — *w*, robinet pour mettre en communication le cœur avec le manomètre ou avec les tuyaux et la circulation du sang (voir pour les détails le
Recueil des travaux physiologiques de CYON, Berlin, 1888, u Methodik der physiologischen Versuche, St-Petersbourg, 1876).

apportée par FICK et BLASIUS, qui enfermaient le cœur dans un

cylindre rempli d'une solution saline, et inscrivaient les oscillations du volume de ce liquide provoquées par les contractions
cardiaques. MAREY avait en 1874 remplacé dans cet appareil la
solution saline par l'air; l'enregistrement des oscillations se fait
dans ce cas à l'aide d'un tambour à air. L'emploi simultané du
manomètre de CYON avec un appareil dans le genre de celui
de FICK-BLASIUS (comme par exemple le piston-recorder de
WILLIAMS) permet d'enregistrer en même temps les oscillations
de la pression cardiaque et celles du volume du cœur.

NEWELL-MARTIN, LANGENDORFF et leurs élèves ont réussi à appliquer cette méthode de la circulation artificielle à l'étude du
cœur des mammifères séparé du corps; le plus souvent on se
sert dans ces cas de plusieurs appareils enregistreurs appliqués
simultanément.

Cette méthode de la circulation artificielle introduite en physiologie depuis une quarantaine d'années a acquis une importance
capitale dans les recherches expérimentales modernes. On l'a
appliquée également aux autres organes, aux poumons (LUDWIG
et SCHMIDT), aux reins (MULLER) au foie (CYON, SCHRŒDER), à la
résurrection des fonctions du cerveau (CYON, etc. Récemment,
Cyon a employé cette méthode avec succès pour entretenir
simultanément des circulations artificielles dans le cœur réuni
aux poumons, et dans le cerveau. Ces circulations étant indépendantes l'une de l'autre, cette méthode permit d'étudier, par
exemple, simultanément l'action de deux poisons cardiaques
différents, dont un agirait sur les centres cérébraux des nerfs
du cœur et l'autre sur les centres périphériques.

Nous revenons plus loin sur les importants résultats obtenus
à l'aide de cette dernière méthode, qui ont une grande portée
pour l'interprétation du mode de fonctionnement des nerfs du
cœur. Résumons d'abord ici les principaux faits qui concernent
l'action des variations de température sur le système nerveux
intracardiaque.

§ 4.

L'ACTION DES VARIATIONS DE TEMPÉRATURE SUR LE SYSTÈME NERVEUX
INTRACARDIAQUE, D'APRÈS LES RECHERCHES DE CYON (24).

Les effets de pareilles variations de température diffèrent selon
qu'elles sont ascendantes ou descendantes, brusques ou lentes.
Ces variations agissent différemment, mais avec une régularité
parfaite, sur les diverses parties du système nerveux intracardiaque; en outre, dans les limites de 4° à + 37°, certaines températures sont tout particulièrement favorables au développement des forces excitatrices de ce système nerveux, comme à
celui des forces motrices des muscles. En somme, les recherches
minutieuses de Cyon ont établi la diversité des centres nerveux
ganglionnaires situés dans le cœur de la grenouille, diversité
dans leur manière d'être influencés non seulement par les variations de la température, mais aussi par des excitations électriques. Ainsi, par exemple, Cyon observa que l'excitation du
sinus veineux, qui d'ordinaire provoque un arrêt diastolique du
cœur, produisait, au contraire, un véritable tétanos ou une contraction tétanique de cet organe, une fois qu'il se trouvait dans
l'état de repos déterminé par l'élévation de la température.

L'excitabilité de l'appareil régulateur dont le fonctionnement
permet la contraction rythmique du cœur, c'est-à-dire la distribution régulière des excitations, est entièrement abolie quand
la température du cœur de la grenouille est arrivée à + 37°-40°.
L'arrêt du cœur est-il dû à un abaissement de la température,
l'excitation du même sinus n'est à même de provoquer qu'une
seule contraction cardiaque.

Une brusque variation de la température de 20° à 40° donne
lieu à une forte irritation des terminaisons des pneumogastriques
dans le cœur. Cela fut démontré non seulement par le ralentissement et la forme des pulsations spéciales dues à cette excitation, mais aussi par le fait qu'en introduisant dans le sérum

des doses de curare suffisantes pour paralyser leurs terminaisons cardiaques, on annulait l'effet excitant des brusques variations de température. Les expériences ultérieures de Cyon (25) sur des animaux à sang chaud ont démontré que les brusques élévations de la température agissent identiquement sur *les centres des pneumogastriques situés dans le cerveau.*

L'action, que les variations de la température exercent sur l'amplitude et l'énergie des contractions cardiaques, offre le plus grand intérêt. Nous citerons textuellement les indications de Cyon :

« Des observations faites au cours de mes expériences on peut déduire une loi unique. Si l'on décrit sur l'axe de l'abcisse qui correspond aux variations de la température, une courbe de l'amplitude des contractions, il en résulte un maximum et deux minima. Ces derniers correspondent à la première et à la dernière limites de la température, à celles, par conséquent, qui amènent un arrêt du cœur. La courbe monte rapidement à partir du minimum de la température inférieure, de sorte que, déjà à quelques degrés au-dessus de 0, elle atteint, ou peu s'en faut, le maximum ; elle se maintient à cette hauteur jusqu'à 15° à 19° environ. Il est rare qu'elle commence à baisser déjà avant, vers 10° par exemple. A partir de 20°, elle baisse ensuite sans discontinuer, jusqu'au minimum provoqué par la température extrême supérieure, 37° à 40°. »

Un autre phénomène observé par Cyon mérite d'être relevé. Lorsque le cœur s'approche de cet extrême degré supérieur de chaleur (vers + 37), il continue encore à se contracter, mais il ne parvient plus à projeter le sang dans le manomètre. Ses contractions cardiaques ont la forme péristaltique et se propagent dans la direction de la base du ventricule vers la pointe du cœur.

Nous avons déjà indiqué qu'en général il résulte des observations de Cyon que la fréquence des contractions cardiaques augmente avec la température, tandis que leur amplitude diminue.

Mais, quand on étudie plus en détail la courbe des énergies

proportionnelles des contractions, en même temps que celle de

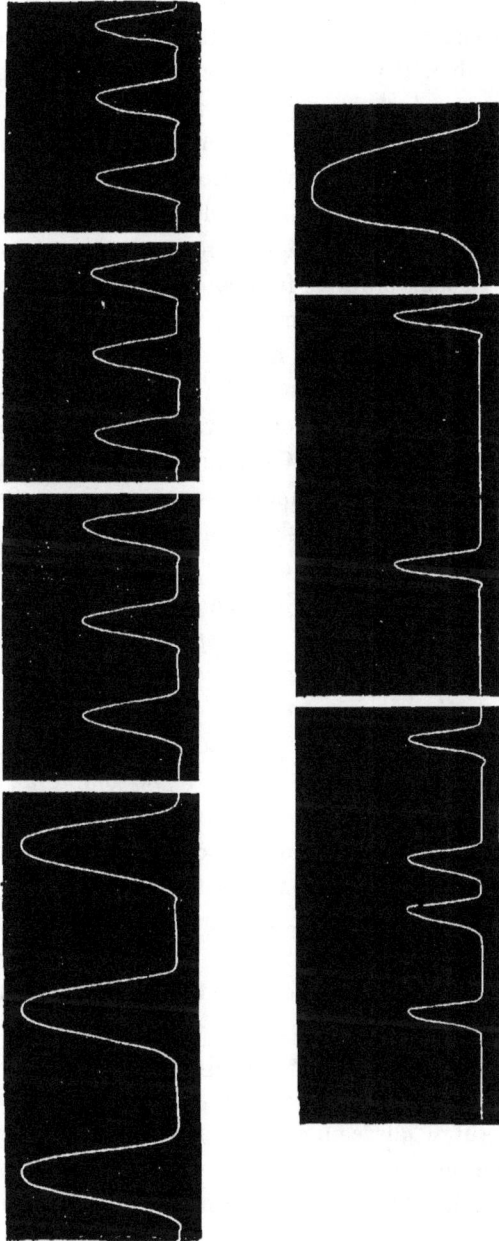

Fig. 4. — Influence des variations de température sur les contractions du cœur des grenouilles.

a, échauffement à 18°; *b*, échauffement à 26°; *c*, échauffement à 30°; *d*, échauffement à 33°; *e*, échauffement à 34°; *f*, échauffement à 35°; *g*, refroidissement à 18°. — Cette série de tracés démontre qu'au delà du maximum du nombre des contractions surviennent l'arrêt du cœur, précédé par un allongement progressif des pauses, tandis que les hauteurs des contractions restent invariables. La contraction qui suit le nouveau refroidissement à 18° est plus lente que pour celles qui sont obtenues à la même température avant le réchauffement, tandis que sa hauteur est égale. (DE GYON.)

leur fréquence dans le même cœur, on remarque aussitôt qu'à

partir de 0° jusqu'à une certaine limite de température, il y a
augmentation de fréquence, tandis que l'amplitude de la contraction reste invariable. Il y a donc, dans ces limites, indépendance absolue entre ces deux fonctions. Quand la température
continue à augmenter, la fréquence augmente aussi, mais une
diminution d'amplitude dans les contractions commence à se
manifester, jusqu'à ce que le maximum de la fréquence soit
atteint. Quand la température à laquelle les contractions cardiaques atteignent ce maximum de fréquences est dépassée, on
voit alors la fréquence diminuer simultanément avec l'amplitude, jusqu'à ce qu'elles deviennent nulles, l'une et l'autre.

Quant à la forme de la contraction cardiaque, Cyon a observé
qu'elle varie dans le même cœur avec les variations de température. Les graphiques de la figure 4 démontrent que simultanément avec l'abaissement de la température, les parties ascendante et descendante de la courbe s'allongent de plus en plus.

Les observations de Cyon sur la durée des systoles simples
montrent que dans les limites de 0° jusqu'à 18°, *la somme de la*
durée des systoles se maintient à peu près invariable dans l'unité
de temps, tandis que la durée de chaque systole isolée augmente
à mesure que leur nombre devient moins fréquent dans la même
unité de temps, et cela dans une proportion déterminée.

Lorsque la température monte de 18° à 34°, la somme de la
durée totale des systoles diminue le plus souvent avec l'augmentation de la température, de sorte que la durée de toutes les
systoles réunies pendant l'unité de temps n'atteint plus à 34°
que la moitié de leur durée avant 18°. La durée de chaque
systole est donc, dans ces cas, diminuée de moitié, tandis que
le nombre de contractions avait doublé pendant la même unité
de temps.

Les observations de Cyon sur les variations du travail du
cœur avec les variations de la température ne sont pas moins
instructives. Il conclut, « que ce n'est qu'à un degré de température moyenne bien déterminé, que le cœur agit le plus efficacement sur la circulation du sang. Son action est moindre par
une température moins élevée que par cette température

presque moyenne ; la fréquence des contractions diminue pendant le refroidissement, en même temps que leurs amplitudes augmentent. De même, l'effet utile des contractions pendant l'élévation de la température ne peut pas devenir plus considérable, étant donné que, si la fréquence des contractions augmente, leur étendue diminue en même temps. D'après les calculs que j'ai pu établir dans le courant de mes observations, j'ai constaté que le maximum du travail d'un cœur de grenouille se trouve entre $+18°$ et $+26°$. »

Au cours de ces expériences, Cyon avait déterminé également le laps de temps que le cœur soumis à des températures diverses emploie pour arriver par le systole au maximum de sa contraction. En multipliant la durée des systoles par le nombre des contractions accomplies en une minute, il avait aussi obtenu des indications sur l'activité du cœur sous l'influence de diverses températures. *Le résultat surprenant de ces mensurations était qu'entre $0 + 18°$ la durée des systoles dans l'unité de temps était presque toujours la même. Autrement dit, la durée des systoles augmente dans la même proportion que la fréquence des pulsations diminue.* Ce n'est qu'entre 18° et 34° (il s'agissait du cœur d'animaux à sang froid) que la durée des systoles diminue plus rapidement que n'augmente la fréquence des battements. *En d'autres termes, la somme des périodes d'activité du cœur reste toujours la même, quelle que soit la rapidité de ses battements.* C'est cette loi de la constance des périodes d'activité du cœur, loi, qu'Engelmann avait, une quinzaine d'années plus tard, formulée comme « conservation de la période de l'excitation physiologique ».

Cyon exécuta aussi des mensurations analogues sur le travail accompli par le cœur dans une unité de temps sous l'influence de températures diverses. *Il se trouva que le maximum de travail était fourni par le cœur d'une grenouille* (maintenu en parfait état de nutrition par le sérum) *également à des températures comprises entre* 18° *et* 26°. L'augmentation de l'amplitude des battements à certaines températures basses n'accroît pas ce travail dans le temps, parce que le nombre des pulsations diminue simultanément.

Cela permet de formuler une seconde *loi de la constance du travail du cœur: le travail exécuté par le cœur dans un temps donné reste invariable, quelle que soit la fréquence de ses battements.* Cette loi ne subit des exceptions que quand le cœur s'approche de températures extrêmes qui amènent son arrêt. Les deux lois peuvent être résumées dans une loi plus générale: *le travail du cœur et ses périodes d'activité restent invariables, quel que soit le rythme de ses battements.*

Non moins intéressantes sont les modifications subies par l'élasticité du muscle cardiaque pendant les arrêts produits par la chaleur ou par le froid. Ces expériences de Cyon ont montré notamment que le cœur arrêté pendant quelques minutes par suite de la température trop élevée se dilate visiblement; on reconnaît cette expansion du cœur à la baisse du mercure dans le manomètre. Cette baisse est moins prononcée que pendant l'arrêt du cœur par suite du froid. *L'action de hautes températures sur l'élasticité du cœur est donc plus grande que celle de températures basses.*

Une influence analogue de hautes températures sur les tonus du cœur a été observée depuis également par Biedermann dans le courant de ses expériences sur le cœur de *Helix pomatia.*

Tout différents sont les phénomènes que l'on observe lorsque, au lieu de soumettre le cœur à des variations de température lentes et graduelles, on l'expose à un changement thermique brusque. Voici les résultats de Cyon:

« 1° Si le cœur, qui se contractait à la température de 20° à 22°, se trouve soudainement mis en contact avec du sérum ou avec de l'air à 0°, son travail diminue, ses contractions deviennent péristaltiques, il se dilate graduellement pendant la diastole, bien plus que quand il est ramené à une température plus basse par des transitions moins brusques. Si le cœur reste pendant quelques minutes soumis à la température de 0°, l'amplitude de ses mouvements recommence à augmenter ; peu à peu le cœur se trouve dans l'état (fig. 4) correspondant au refroidissement lent et par degrés.

« 2° Par contre, lorsque un cœur, après avoir été maintenu

pendant quelque temps à 0°, ou au-dessous, est mis *brusquement* en contact avec du sérum et de l'air de 40°, il montre une série de contractions se succédant avec une grande rapidité ; *finalement il entre en tétanos.*

« 3° Les phénomènes se présentent tout différemment lorsque le cœur, au sortir d'une température normale, se trouve subitement en contact avec du sérum et de l'air à 40°. Alors les contractions, au lieu d'être, ainsi que par le réchauffement graduel, fréquentes et de courte durée, se produiront espacées et plus amples. »

L'interprétation des nombreuses modifications que Cyon a observées sur l'action des variations de températures, présentait de grandes difficultés. En effet, ces modifications pouvaient dépendre de l'action des températures sur les ganglions intracardiaques et les autres terminaisons des nerfs dans le cœur, ou sur les fibres musculaires elles-mêmes. De nombreuses recherches poursuivies depuis, à l'aide de méthodes analogues à celles employées dans les expériences dont nous venons de parler, avaient pourtant confirmé les conclusions principales de Cyon notamment, que ces modifications sont dues principalement à l'influence que les variations des températures exercent sur le système nerveux intracardiaque. La plupart des phénomènes observés provenaient des excitations ou des inhibitions, ou enfin, des paralysies temporaires de diverses parties de ce système nerveux. Nous revenons sur cette question dans les chapitres suivants.

§ 5.

EXPÉRIENCES SUR LE CŒUR ISOLÉ PAR LUCIANI, ROSSBACH ET AUTRES.

Parmi les autres recherches faites d'après les méthodes de Ludwig sur les cœurs séparés du corps, celles de Luciani (26) ont une importance particulière par leurs rapports directs avec les expériences de Stannius sur le système ganglionnaire du cœur. Luciani s'est principalement servi des appareils dont

Bowditch avait auparavant fait usage pour ses études sur la
pointe du cœur. Dans ces appareils une seule canule était
employée pour mettre le cœur en communication d'une part
avec le manomètre enregistreur, d'autre part avec la bouteille
de Mariotte qui amenait au cœur le sérum nutritif. Cette canule,
Bowditch l'introduisait par l'oreillette jusqu'au fond du ventricule et appliquait la ligature destinée à la fixer sur la limite du
premier et du second tiers de cette partie du cœur ; le ganglion
de Bidder était ainsi séparé du reste du ventricule. Luciani, au
contraire, après avoir introduit la canule de la même manière
que Bowditch, la fixait à différentes hauteurs des oreillettes. Le
ganglion de Bidder, ainsi qu'une partie des filets nerveux et cellules ganglionnaires de Ludwig situés dans la cloison intra-auri-
culaire, restait par conséquent en communication avec le ventricule.

Quelle que fût la hauteur exacte à laquelle Luciani appliquait
la ligature, il observait un phénomène constant : l'apparition
des pulsations du cœur par groupes qu'il appelle *périodes* et
qui étaient séparés les uns des autres par des intervalles plus
ou moins prolongés, c'est-à-dire par des repos diastoliques. Ces
périodes du cœur finissaient d'ordinaire par la réapparition de
pulsations de plus en plus isolées, rares et faibles, qui aboutissaient à l'arrêt du cœur par l'épuisement.

Après une discussion approfondie des expériences de Stannius, Heidenhain, Goltz et autres, Luciani constata une divergence notable entre les résultats de certaines ligatures dans ses
propres expériences et ceux observés par Stannius. Ainsi ce
dernier, comme nous l'avons vu, obtenait par l'application de
la ligature dans le sillon atrio-ventriculaire une série de pulsations du ventricule plus lentes que celles de l'oreillette. Luciani,
en appliquant une ligature à la même place, voyait se produire
de véritables contractions tétaniques du cœur, pouvant aller
jusqu'à un *arrêt systolique*. Il attribue avec raison cette divergence à la différence dans l'expérimentation : tandis que Stannius par sa ligature empêchait le sang de s'écouler du ventricule et ne pouvait apercevoir que de faibles pulsations, Luciani,

grâce à l'introduction d'une canule dans la cavité du cœur, permettait au cœur d'accomplir ses contractions complètes. L'enregistrement de ces dernières par le kymographion permettait de préciser leur véritable nature.

Dans son premier travail, LUCIANI inclinait à attribuer les *périodes* à la ligature et aux modifications qu'elle produit dans le fonctionnement des centres automatiques. Ses expériences concernant l'influence de l'atropine, de la nicotine et de la muscarine sur l'apparition de ces phénomènes semblaient confirmer cette manière de voir.

Toutefois de nouvelles recherches sur la question, faites par ROSSBACH (27) sous la direction de KRONECKER, ont bientôt démontré que ce n'est pas dans la ligature, mais dans les changements subis par le sérum qu'il fallait voir au moins une des causes des périodes de LUCIANI. En effet, il suffisait de remplacer le sérum employé par le sang défibriné ou par un sérum sanguinolent pour que le cœur, préparé selon la méthode de LUCIANI, se contractât dans son rythme ordinaire, sans produire de périodes. Il suffisait même de substituer au sérum une solution de chlorure de sodium à 0,6 p. 100 pour que les périodes disparussent malgré la persistance de la ligature, et que le rythme normal reparût, quoique dans les conditions de fréquence moindre. C'est à la disparition de l'oxygène du sérum que ROSSBACH semble attribuer les périodes de LUCIANI. SOKOLOW et LUCHSINGER (28), dans un travail sur le phénomène de CHEYNE-STOKES, concluent également que les périodes observées par LUCIANI dépendaient, dans les expériences de ROSSBACH, de l'asphyxie.

A une conclusion identique est arrivé LANGENDORFF (29) en étudiant les phénomènes par STANNIUS à l'aide d'une méthode différente. Au lieu de séparer le ventricule du reste du cœur par une ligature ou par la section, il se servait d'une pincette qu'il appliquait sur le cœur d'une grenouille laissée *in situ*. Cette pincette pouvait être facilement enlevée. Au cours de ces expériences il observa, à côté d'un ralentissement considérable des pulsations dû à la séparation produite par la pincette, une tendance de ces pulsations à se grouper en périodes séparées par des intervalles plus ou moins prolongés. C'est également à l'asphyxie du cœur que LANGENDORFF attribue ce phénomène.

Si tous les auteurs s'accordent sur la cause déterminante de ces périodes, la manière dont elle intervient dans le fonctionnement du cœur est moins bien établie. C'est là pourtant que se trouve le principal intérêt des *périodes* de LUCIANI ; car, seule, la connaissance du mécanisme intime par lequel l'asphyxie influence les diverses parties du cœur pourrait autoriser des conclusions précises sur les causes réelles de la rythmicité normale. L'asphyxie peut se produire par l'absence de l'oxygène ou par l'accumulation de l'acide carbonique. L'absence de l'oxygène peut, de son côté, entraver le rythme régulier du cœur soit par la privation d'une substance destinée à entretenir l'excitabilité ou la puissance fonctionnelle des parties nerveuses ou musculaires du cœur, soit enfin par l'accumulation dans le sang de substances toxiques, qu'à l'état normal l'oxydation est appelée à détruire, selon l'avis de CH. RICHET. C'est à cette dernière possibilité que semble s'arrêter LANGENDORFF.

§ 6.

L'ACTION DES GAZ DU SANG SUR LE SYSTÈME NERVEUX INTRACARDIAQUE DU CŒUR.

D'autres données expérimentales permettent pourtant d'expliquer l'action de l'asphyxie dans la production des périodes de LUCIANI sans avoir recours à l'intervention de ces substances toxiques. Nous faisons allusion à des expériences de CYON (30) exécutées en 1867 dans le laboratoire de CLAUDE BERNARD, à l'aide des appareils qui lui avaient servi pour rechercher l'influence des variations de la température sur le cœur (voir plus haut). Cet auteur n'a étudié l'action de l'acide carbonique et de l'oxygène que pendant des intervalles relativement courts. Il saturait le sérum qui circulait dans le cœur tantôt d'acide carbonique, tantôt d'oxygène, tantôt enfin d'un gaz indifférent. Afin d'accentuer les effets de ces gaz, Cyon, en outre, entourait le cœur d'une atmosphère du gaz qu'il s'agissait d'étudier.

Ces expériences ont démontré que la présence de l'oxygène dans le sang *est indispensable pour que les contractions du cœur puissent s'accomplir d'une manière rythmique régulière, c'est-à-dire pour qu'il puisse exécuter un travail utile*. Le cœur dont le sérum est saturé d'un gaz indifférent et qui, de plus, est entouré du même gaz, s'arrête après quelques faibles contractions. Il suffit de remplacer le gaz indifférent par l'oxygène, ou même par l'air ordinaire, pour restaurer les battements réguliers du cœur. D'après Cyon, l'oxygène libre n'est pas indispensable pour le travail régulier du *muscle* cardiaque, mais sert d'excitant aux centres nerveux automatiques du cœur.

L'acide carbonique dont on sature le sérum arrête également les battements du cœur. La suspension est instantanée, si l'on prend soin d'entourer en outre le cœur d'un courant d'acide carbonique. Cyon attribue cet arrêt à l'excitation des terminaisons des pneumogastriques dans le cœur ; il fonde cette conclusion sur une expérience dans laquelle ces terminaisons furent paralysées préalablement par l'addition de fortes doses de curare. (On ne connaissait pas encore l'action de l'atropine sur les pneumogastriques.) Dans ce cas le cœur ne s'arrêta pas en diastole ; ses battements devinrent très faibles et prenaient souvent un caractère péristaltique ; le ventricule ne se vidait que péniblement et imparfaitement. Un courant d'oxygène ou d'air atmosphérique rétablissait instantanément la régularité parfaite des pulsations. L'introduction de l'acide carbonique à fortes doses excite donc à un haut degré les nerfs régulateurs du cœur et augmente ainsi les obstacles qui, dans le cœur lui-même, s'opposent au passage des excitations automatiques sur les fibres musculaires.

Pendant la diastole provoquée par l'arrêt subit du cœur, dû à l'acide carbonique, une excitation du muscle cardiaque est, d'après Cyon, susceptible de donner lieu à des contractions isolées. Le muscle n'est donc point paralysé par l'action de ce gaz.

Toutefois des expériences postérieures de Kronecker (31) et de
ses élèves indiquent que l'acide carbonique est également à
même de diminuer *à la longue* la force des contractions cardiaques.

A l'aide de ces données, confirmées depuis dans leurs grandes
lignes par Klug (32), il devenait possible d'expliquer par quel
mécanisme l'asphyxie, dans les expériences de Luciani, Rossbach et autres déterminait les irrégularités du rythme cardiaque
désignées sous le nom de périodes, ainsi que la crise aboutissant à l'arrêt du cœur par l'épuisement.

L'absence de l'oxygène doit y jouer un rôle prépondérant, et
cela de la manière suivante : *L'absence de l'oxygène libre indispensable pour l'accomplissement du processus chimique qui provoque les pulsations du cœur* rend rares les excitations de l'appareil nerveux automatique. Il était plus difficile de déterminer
la part exacte qui appartient à l'accumulation de l'acide carbonique dans la prolongation des pauses diastoliques, les quantités
de ce gaz qui s'accumulent dans le sérum pendant la durée d'une
expérience étant trop insignifiantes pour provoquer par elles-
mêmes des arrêts diastoliques.

De nombreuses recherches poursuivies pendant trois ans par
Hjalmar Oehrwall (33) confirment en grande partie cette
manière de voir. Instituées dans le but général d'étudier le mécanisme intime par lequel l'asphyxie détermine les périodes de
Luciani, ces expériences furent commencées en 1893 dans le
laboratoire de Ludwig et achevées depuis chez Tigerstedt à
Upsala. L'expérimentateur suédois a eu l'heureuse idée d'abandonner les méthodes qui réduisaient le cœur aux deux tiers du
ventricule et de revenir à la méthode première, inaugurée par
Cyon en 1865 et consistant à étudier le cœur *entier* avec toutes
ses parties essentielles, à l'aide d'un système de tuyaux qui
permît à l'organe de recevoir le liquide nutritif par la veine
cave et de l'envoyer par ses propres contractions dans l'aorte.
Grâce à un arrangement spécial, Oehrwall pouvait en outre
enregistrer avec son appareil non seulement les contractions du
ventricule, mais encore celles des oreillettes. Les résultats des

recherches en question ont pleinement confirmé ceux obtenus par Cyon. Ainsi Hjelmar Oehrwall considère-t-il la constante diminution du nombre des pulsations pendant l'asphyxie comme un fait n'admettant pas d'exception. Les effets produits sur le cœur par la substitution d'un gaz indifférent à l'oxygène ou à l'air (l'hydrogène au lieu de l'azote dans les expériences de Cyon) sont les mêmes que cet auteur a observés, comme aussi ceux de la reprise du fonctionnement du cœur par l'introduction de l'oxygène ou de l'air atmosphérique dans le sérum ou même dans l'air ambiant. Grâce à la circonstance que Oehrwall a travaillé sur le cœur *entier*, les périodes de Luciani ne se produisaient pas régulièrement. Il a même observé que le cœur cessait de battre sous l'influence de l'asphyxie sans aucun changement préalable du rythme ou de l'étendue des pulsations (*loc. cit.*, p. 238). C'est à l'*absence de l'oxygène* que Hjelmar Oehrwall attribue le rôle principal dans la production des modifications que l'asphyxie détermine dans le cœur, cette substance étant une condition indispensable pour les fonctions normales des ganglions et du *muscle* cardiaque. A l'acide carbonique, l'auteur est tenté d'attribuer un rôle bien moindre. Ce n'est pas qu'il n'ait, lui aussi, observé que sous l'action de l'acide carbonique le cœur s'arrête en diastole, mais il considère que les quantités de ce gaz étaient trop minimes au moment de l'apparition des périodes de Luciani. L'observation de ce dernier, que l'atropine n'empêche pas les changements des contractions rythmiques, paraissait à cet auteur comme un obstacle à leur interprétation par une excitation des appareils régulateurs, mais nous verrons plus loin que l'atropine peut paralyser les terminaisons des pneumogastriques tout en laissant intacts les ganglions modérateurs eux-mêmes.

Luciani lui-même, dans son premier travail, inclinait déjà à considérer la présence de l'oxygène comme indispensable à l'étude de l'excitation normale des ganglions du cœur. En 1879 (34), il se prononça plus catégoriquement encore à ce sujet en attribuant les troubles de rythme qu'il avait observés aux changements dans les ganglions cardiaques eux-mêmes.

Tout récemment, W. T. Porter, dans une communication
faite au Congrès physiologique de Cambridge en août 1898,
affirmait que le cœur des mammifères et même que certaines
parties de ce cœur peuvent continuer leurs contractions si on
leur fournit du sérum sous une pression basse, à condition qu'ils
restent entourés d'oxygène à haute tension (Voir plus haut
une expérience analogue de Cyon). Les conclusions des expériences de Cyon sur le cœur des vertébrés à sang froid sont donc
valables également pour le cœur des mammifères. Aussi bien
Oehrwall que Porter diffèrent de Cyon en ce qu'ils considèrent
à tort l'oxygène également nécessaire pour l'accomplissement
du *travail du muscle cardiaque*. Nous revenons plus loin sur
cette question importante.

L'oxygène est-il l'excitant normal des ganglions cardiaques
ou son rôle dans le fonctionnement de ces derniers se borne-t-il
à maintenir leur excitabilité? Il est difficile de se prononcer
positivement entre ces deux hypothèses. Selon Pflüger, d'ailleurs, l'excitation n'était le plus souvent qu'une exagération du
même processus qui maintient les éléments nerveux en état
d'excitabilité.

§ 7.

LES RAPPORTS PHYSIOLOGIQUES ENTRE LES DIVERS GROUPES DES CELLULES CARDIAQUES.

Il y a un grand intérêt à déterminer les rapports réciproques
entre les divers groupes de cellules ganglionnaires. Les nombreuses recherches faites à ce sujet, dont nous avons résumé
les plus importantes, permettent de formuler dès à présent certaines données incontestables. Le point de départ des excitations
rythmiques du cœur se trouve dans le sinus veineux. Là-dessus
sont d'accord tous les expérimentateurs qui ont étudié la question
sans parti pris. Le ganglion de Remak doit donc être considéré
— *parmi les éléments nerveux intracardiaques* — comme l'ini-

liateur des mouvements rythmiques du cœur. Ainsi que l'ont démontré Lovèn (35), puis Tigerstedt et Strömberg (36), une seule excitation de ce ganglion suffit pour provoquer une série de pulsations et éventuellement pour accélérer dans une mesure considérable les pulsations constantes. Dans le même ordre d'idées doit être classée l'observation de Gaskell (37), que l'élévation de la température du sinus veineux suffit seule pour accélérer les pulsations de tout le cœur; par contre, celle de la température du ventricule est impuissante à agir sur les pulsations des autres parties du cœur.

Nous venons d'exposer les recherches de Cyon, d'Oehrwall et d'autres concernant l'importance de l'oxygène comme excitateur normal des ganglions moteurs. Or, longtemps déjà avant ces auteurs, Bezold (38) avait attiré l'attention sur ce fait que, dans le cœur de grenouille, les parties seulement où est situé le ganglion de Remak sont pourvues de vaisseaux sanguins, et que tout empêchement à l'échange des gaz dans le sinus ralentit les pulsations.

Récemment, plusieurs expérimentateurs ont donné une attention particulière aux pulsations des terminaisons des veines caves. Engelmann (39) a fait chez la grenouille des études très minutieuses sur les contractions spontanées des veines caves séparées du sinus veineux, et il est arrivé à conclure que c'est d'elles que part l'impulsion initiale pour le sinus veineux et, par conséquent, pour le reste du cœur. « De tout point des veines caves on peut produire une révolution complète du cœur et influencer le rythme de ses mouvements. (*Loc. cit.*, 134.) Au moment où Engelmann écrivait ces lignes, on ignorait encore la présence de cellules ganglionnaires dans les parois de cette partie des veines caves. Aussi Engelmann a-t-il cru trouver dans ce fait un argument sérieux en faveur de l'origine myogène des contractions cardiaques. Les fibres musculaires seraient donc les seules initiatrices de ces mouvements, tandis que les cellules du ganglion de Remak « n'influenceraient la production des excitations du cœur » que par une prétendue action trophique. Depuis la découverte de cellules ganglionnaires dans les veines

caves par A. Dogiel (40), cette restriction apportée au rôle du
ganglion de Remak tombe d'elle-même.

L'observation des veines caves a suggéré la même conclusion
prématurée que celle des mouvements spontanés de l'uretère.
Là aussi, Engelmann voyait une preuve que des contractions
automatiques pouvaient se produire dans les fibres musculaires
sans intervention de cellules nerveuses. A. Dogiel, Rude, Maier
et surtout Protopopow (41) ont depuis démontré l'existence de
nerfs, de cellules ganglionnaires et de ganglions dans toute la
longueur de l'uretère.

Il reste donc acquis, en tout cas, que le ganglion de Remak,
quelle que soit la source première de son excitation, met, lui,
en mouvement rythmique le cœur tout entier. C'est de son
excitation que dépend *en premier lieu* la *fréquence* des battements
du cœur. Le ganglion de Bidder (sous cette dénomination nous
comprenons non seulement le groupe de cellules ganglionnaires
à la limite atrio-ventriculaire décrites par ce physiologiste,
mais aussi toutes les autres cellules ganglionnaires découvertes
par d'autres auteurs dans les parois du ventricule et surtout
dans son tiers supérieur) peut certainement servir aussi de point
de départ aux contractions du cœur, à défaut des excitations qui
lui parviennent du ganglion de Remak, que ces excitations soient
d'origine exclusivement réflexe (Goltz et autres) ou non. Mais, à
l'état normal, ces ganglions de Bidder sont destinés surtout à
déterminer la *force* des contractions musculaires. Nous verrons
plus loin les principales raisons qui militent en faveur de cette
interprétation de leur rôle.

Quant aux cellules ganglionnaires disséminées sur le parcours
des filets nerveux d'origine pneumogastrique ou sympathique,
que Ludwig a constatés dans la paroi inter-auriculaire, leur
disposition anatomique donne lieu de supposer qu'elles sont
destinées à transmettre aux centres ganglionnaires du cœur
lui-même les impulsions modératrices provenant des centres
nerveux, moelle ou cerveau. Elles seraient donc des appareils
régulateurs aussi bien de la *fréquence* que de la *force* des battements du cœur, c'est-à-dire du fonctionnement des ganglions de

Remak et de Bidder. Nous reviendrons sur ce rôle du ganglion de Ludwig après avoir exposé celui du système nerveux *extra-cardiaque*. Mais dès à présent nous pouvons considérer, en termes généraux, que le travail des centres ganglionnaires du cœur est réparti de la manière indiquée entre ces trois ganglions, sans pourtant prétendre que leur délimitation anatomique soit aussi nettement précisée que le sont leurs fonctions physiologiques.

§ 8.

Expériences sur les nerfs intracardiaques des animaux a sang chaud.

Les données exposées jusqu'à présent ont été acquises presque exclusivement par des expériences sur des grenouilles, et, en petite partie, sur des tortues. Ces données sont-elles applicables aux cœurs des animaux à sang chaud? Déjà Haller avait constaté expérimentalement que ces cœurs séparés du corps peuvent continuer à battre un certain temps, moins longtemps toutefois que le cœur des animaux à sang froid. Il résulte néanmoins de certaines observations que ce temps peut, à l'occasion, se prolonger notablement. Ainsi Vulpian (42) a vu chez un chien des contractions (fibrillaires, il est vrai) de l'auricule droite persister quatre-vingt-treize heures après la mort. Mais les contractions rythmiques durent rarement plus d'une heure. Valler et Reid (43) en ont observé pendant 72 minutes au maximum. Cyon (44) a constaté que les cœurs des chiens soumis préalablement à des pressions de 2 à 2 et demi atmosphères, et ne respirant sous ces pressions que de l'oxygène pur, peuvent continuer à battre régulièrement pendant plus d'une heure, même quand ils sont complètement exsangues (Voir plus haut l'expérience de Porter).

Mais, pour pouvoir soumettre à des expériences plus prolongées le cœur des animaux à sang chaud, il est indispensable d'y établir une circulation artificielle du sang selon les méthodes appliquées par Cyon (24) et les autres élèves de Ludwig au cœur de la grenouille. Des essais heureux dans cette direction ont été faits, en premier lieu, par NEWELL MARTIN (45) et ses élèves DONALDSON, HOWELL et autres, puis par LANGENDORFF (46) et tout récemment par KARL HEDBOM (47), etc. Des nombreuses expériences exécutées par NEWELL MARTIN et tout dernièrement par LANGENDORFF sur le cœur de lapin et celui du chat, les plus intéressantes sont certainement celles instituées pour étudier la manière dont le cœur est influencé par les variations de la température. Dans un des chapitres précédents (4) sont relatées en détail les expériences de CYON faites sur le cœur des grenouilles dans la même intention. Ces expériences ont démontré la précision avec laquelle on pouvait déduire les lois de l'action de pareilles variations. Or, il était particulièrement important de rechercher si les mêmes lois régissent l'action de la température sur les cœurs des animaux à sang chaud.

Les deux expérimentateurs ont pu constater que, quant à l'influence exercée sur la *fréquence* des battements sur les élévations lentes comme par les lents changements de la température, l'analogie est complète entre le cœur des animaux à sang chaud et celui de la grenouille. LANGENDORFF insiste avec raison sur la ressemblance parfaite entre la courbe qui représente les rapports de la température et de la fréquence des battements du cœur chez le chat (*loc. cit.*, 392, fig. 29) et la courbe analogue obtenue par CYON chez la grenouille (fig. 1, 12 du *Recueil des travaux scientifiques* de CYON, 52, 12).

Pour l'action des diverses températures sur la *force* des contractions, LANGENDORFF n'a pas réussi à obtenir des données aussi précises que celles recueillies par CYON sur les grenouilles; la vitesse de la circulation du sang dans les cavités cardiaques exerçait une influence trop considérable sur cette force pour permettre d'attribuer *uniquement* aux variations de la température les changements obtenus.

Dans un autre ordre d'idées, l'analogie entre les cœurs des animaux à sang chaud et ceux des animaux à sang froid paraît être moins complète. Les expériences entreprises dans le laboratoire de LUDWIG d'abord par WOOLDRIDGE (48) et poursuivies

ensuite par TIGERSTEDT (49) à l'aide de méthodes plus perfection-
nées, ont démontré que, malgré la ligature, malgré même une
mise hors fonction plus parfaite des parties nerveuses situées à
la limite auriculo-ventriculaire, les ventricules continuent à se
contracter sous un moindre arrêt préalable. Cela indiquerait
que les centres nerveux de BIDDER sont beaucoup moins soumis
au ganglion de REMAK chez les animaux à sang chaud que chez
les grenouilles. Une plus grande indépendance de ces centres
chez les mammifères n'a rien de surprenant en elle-même.
Dans tous les cas, il ne s'agit point d'une différence de principe, et cela d'autant plus que TIGERSTEDT, lui-même, constate
que les battements automatiques du ventricule deviennent
moins fréquents après la séparation. N'oublions pas, d'ailleurs,
qu'entre les procédés expérimentaux de ces observateurs et ceux
usités dans les ligatures de STANNIUS, il existait de notables
différences.

Tout récemment, KREHL et ROMBERG (50) ont tenté de répéter
avec plus d'exactitude les expériences de STANNIUS sur des animaux à sang chaud. A en croire le résumé de leurs travaux, ils
auraient réussi à démontrer que les éléments nerveux du cœur
ne jouent aucun.rôle ni dans l'automatisme rythmique, ni même
dans la régularisation des pulsations cardiaques. Il suffit pourtant d'examiner avec attention les procédés opératoires de ces
auteurs ainsi que le compte rendu de leurs recherches, tel qu'ils
l'ont publié, pour se convaincre que si la défectuosité de leurs
méthodes n'autorise aucune conclusion sérieuse, les résultats
qu'ils proclament ne répondent nullement aux données de leurs
propres expériences. Ces résultats ne s'accordent même pas
avec les exigences générales de la thèse qu'ils soutiennent.
Nous reviendrons encore sur quelques-unes de ces expériences.

Si l'on voulait, sans idées préconçues et avec des méthodes
réellement précises, vérifier les données de STANNIUS chez les
animaux à sang froid, il faudrait expérimenter sur des cœurs
complètement détachés du corps et placés à l'aide d'une circulation artificielle dans les conditions physiologiques les plus rap-
prochées de l'état normal.

Tant que les preuves du contraire n'auront pas été fournies
par des expériences d'une valeur indiscutable, on sera fondé à
admettre que les systèmes nerveux cardiaques des animaux à
sang chaud ne se distinguent de ceux des animaux à sang froid
que par une différenciation plus parfaite de leurs fonctions, —
différenciation nécessitée en première ligne par la multiplicité
et la variété des filets nerveux qu'ils reçoivent de la moelle et
du cerveau, ensuite par une nutrition plus parfaite, grâce à un
système vasculaire très compliqué qui, de son côté, est régi par
des nerfs vaso-moteurs.

CHAPITRE II

SYSTÈME NERVEUX EXTRACARDIAQUE. — LES NERFS CENTRIFUGES DU CŒUR

§ 1.

DISPOSITIONS ANATOMIQUES.

Les nerfs qui relient le cœur au cerveau passent par deux voies : le nerf pneumogastrique et le grand sympathique. Leur disposition anatomique varie dans les détails chez les différents animaux à sang chaud. Nous donnerons ici avant tout la distribution des nerfs accélérateurs du cœur dans les animaux chez qui elle a été particulièrement étudiée; celle du nerf dépresseur vient dans le chapitre suivant. Nous ne pouvons considérer comme nerfs accélérateurs que ceux dont les fonctions ont été démontrées par voies d'expériences physiologiques. Nous donnons ici par conséquent l'anatomie de ces nerfs chez le lapin, le chien, le chat et le cheval, pour ce qui est des mammifères, et, pour les vertébrés à sang froid, chez la grenouille, l'alligator et le crocodile.

On verra plus loin que les nerfs accélérateurs du cœur furent découverts par E. et M. CYON en 1866, chez les lapins et les chiens. Nous prendrons pour base de notre exposé la description anatomique donnée par eux du parcours de ces nerfs, ainsi que les figures publiées plus tard par E. CYON (51, 52 et 53) qui en représentent la distribution.

Après son parcours à côté du dépresseur, le nerf sympathique du cou aboutit chez le lapin au ganglion cervical inférieur.

La forme et les embranchements de ce ganglion ne sont pas
exactement les mêmes de chaque côté. Du côté droit il est d'ordinaire moins développé que du côté gauche. L'inverse a lieu
pour les premiers ganglions thoraciques supérieurs, bien plus
développés du côté gauche que
du côté droit. Les mêmes rapports entre les dimensions de
ces ganglions s'observent également chez le chien et le
cheval.

Parmi les branches qui se
détachent du ganglion cervical
inférieur, plusieurs ont un
parcours très régulier ; les
autres varient assez notablement chez les différents individus, ce qui doit tenir à la
diversité des races. Au premier
rang des branches constantes
il faut mettre les deux nerfs
qui forment l'anse de VIEUSSENS
entourant l'artère sous-claviculaire. A gauche cette anse
se compose de deux branches
bien nettes, qui se rejoignent
au-dessous de l'artère ou un
peu plus bas, en aboutissant
au ganglion thoracique supérieur (Voir les fig. 6, 7, 8, 9 et
10). A droite, les deux branches forment souvent un véritable
anneau sans lien avec ce dernier ganglion. Quant aux branches
dont le nombre et la marche présentent quelques variations, les
unes se rendent au cœur, les autres communiquent avec le
plexus cervical. Une branche forme d'ordinaire une anastomose
avec le laryngé inférieur. Souvent même un nerf cardiaque se
détache de ce dernier nerf, aussitôt qu'il s'est séparé du pneu-

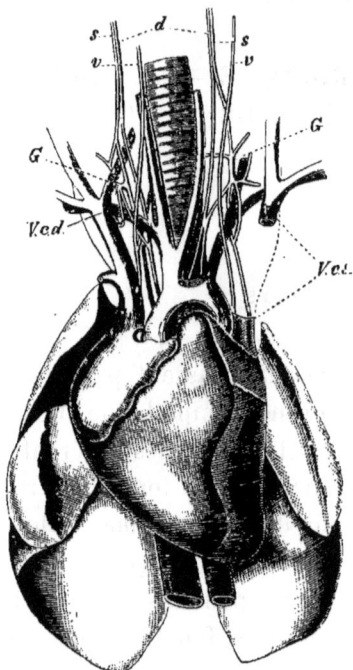

FIG. 5. — Nerfs du cœur chez un lapin,
d'après CYON et LUDWIG (Voir les ouvrages 51, 52 et 53).

s, sympathique du cou; r, pneumogastrique; G, dernier ganglion cervical;
d, nerfs dépresseurs.; V. c. s., veine
cave descendante; v, n. pneumogastrique.

mogastrique et avant qu'il contourne la trachée. Parmi les
branches dont nous venons de parler, les deux premières, en
comptant de dedans en dehors, forment le prolongement du nerf
dépresseur. La troisième est le nerf accélérateur. Ce dernier se

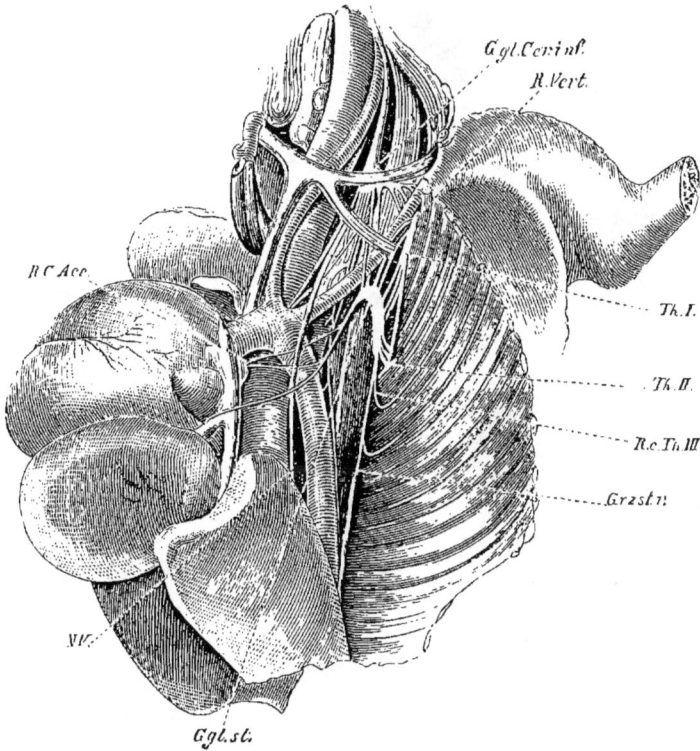

Fig. 6. — Nerfs du cœur chez le chien, côté gauche, d'après Cyon (Voir les mêmes
ouvrages que pour les figures précédentes).
R. C. Acc, nerfs accélérateurs. On voit le dernier ganglion cervical ainsi que le
premier thoracique et leur communication avec le grand sympathique, l'anse de
Vieussens, etc.

forme souvent après une anastomose avec le nerf laryngé inférieur. Un autre nerf accélérateur se détache du ganglion thoracique supérieur.

Chez le chien la distribution des nerfs accélérateurs diffère un
peu de ce qu'elle est chez le lapin. La figure 6 représente cette
disposition du côté gauche. On voit plusieurs branches très fines
qui entourent l'artère sous-claviculaire en dehors de l'anse de
Vieussens. Le plus souvent deux nerfs accélérateurs se détachent

du ganglion cervical inférieur ; à droite, comme l'avait constaté

SCHMIEDEBERG , un accélérateur se détache de la branche postérieure de l'anse. Une autre branche part souvent du laryngé inférieur ou du pneumogastrique immédiatement au-dessous de ce nerf. On voit aussi sur les figures 7 et 8 les branches communiquant entre les deux ganglions dont partent les accélérateurs et

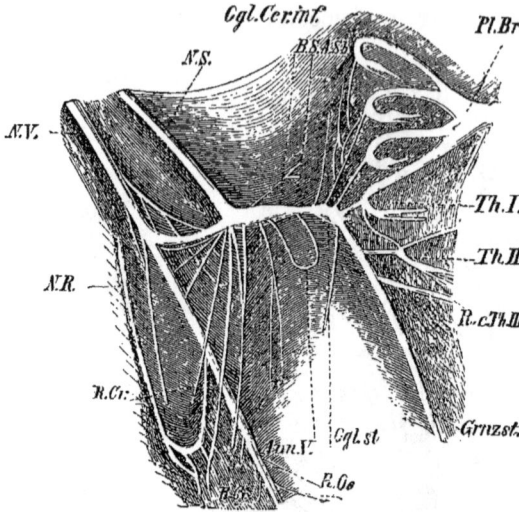

FIG. 7. — Mêmes nerfs du cœur isolés également du côté gauche chez un autre chien (Figure empruntée à la *Méthodique* de CYON).

le plexus cervical et thoracique. Dans la figure 7, empruntée également aux travaux de CYON, le pneumogastrique qui déjà au cou était séparé du sympathique ne traverse pas le ganglion cervical inférieur, mais communique avec lui par une forte anastomose. Le premier ganglion thoracique, très petit, est réuni au dernier cervical, non par

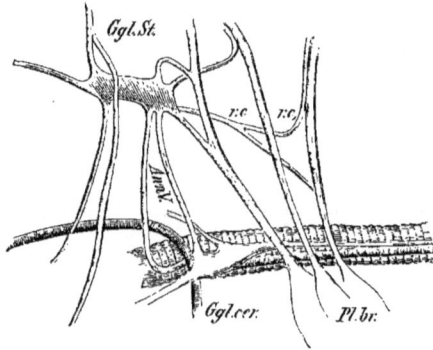

FIG. 8. — Les ganglions du grand sympathique (dernier cervical et thoracique) chez un chien, côté droit (*Méthodique* de CYON).

l'anse de VIEUSSENS, mais par une forte et courte branche.

Les figures 10, 11 et 12 donnent la disposition des nerfs accélérateurs chez le cheval ; les figures 11 et 12. celle du côté gau-

che ; la figure 10, celle du côté droit. On voit que les rapports
entre les dimensions des deux ganglions cervical inférieur et
thoracique supérieur rappellent ceux constatés chez le lapin.

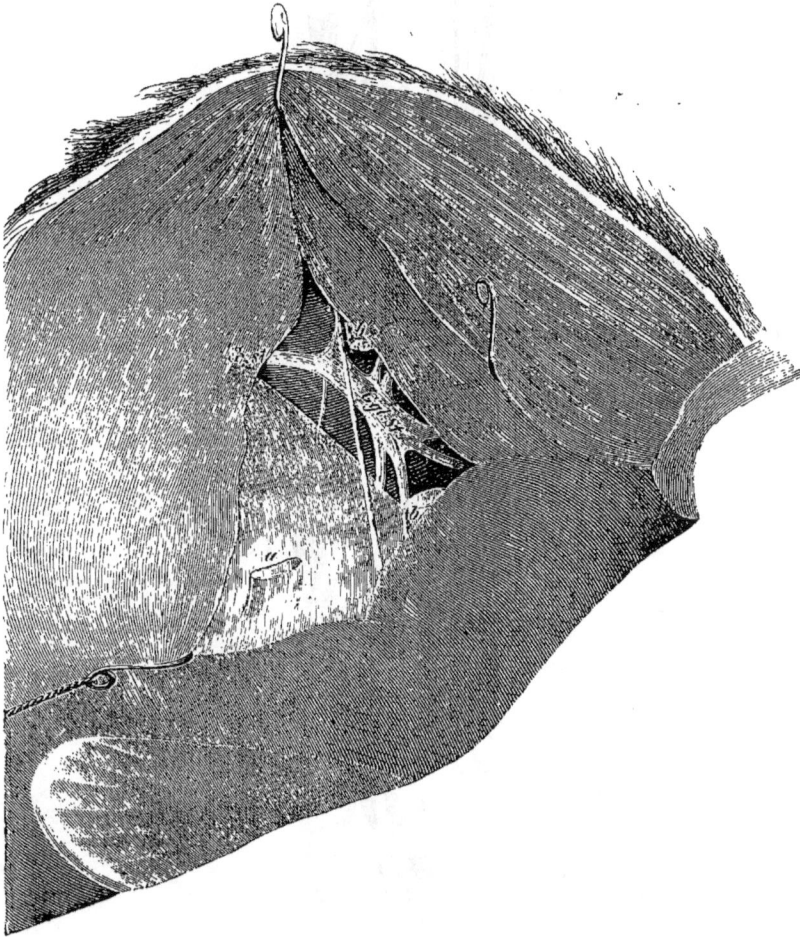

FIG. 9. — Le premier ganglion thoracique chez les chiens, côté droit, vu du dos,
A et *B*, les deux premières côtes, résection sous-périostale. *Gest*, le grand sympathique (d'après GYON, mêmes ouvrages).

Les figures permettent de reconnaître aisément la disposition
des nerfs accélérateurs. Notons une particularité : la branche
cardiaque du laryngé inférieur se détache à droite non du ganglion cervical inférieur, mais du ganglion médial.

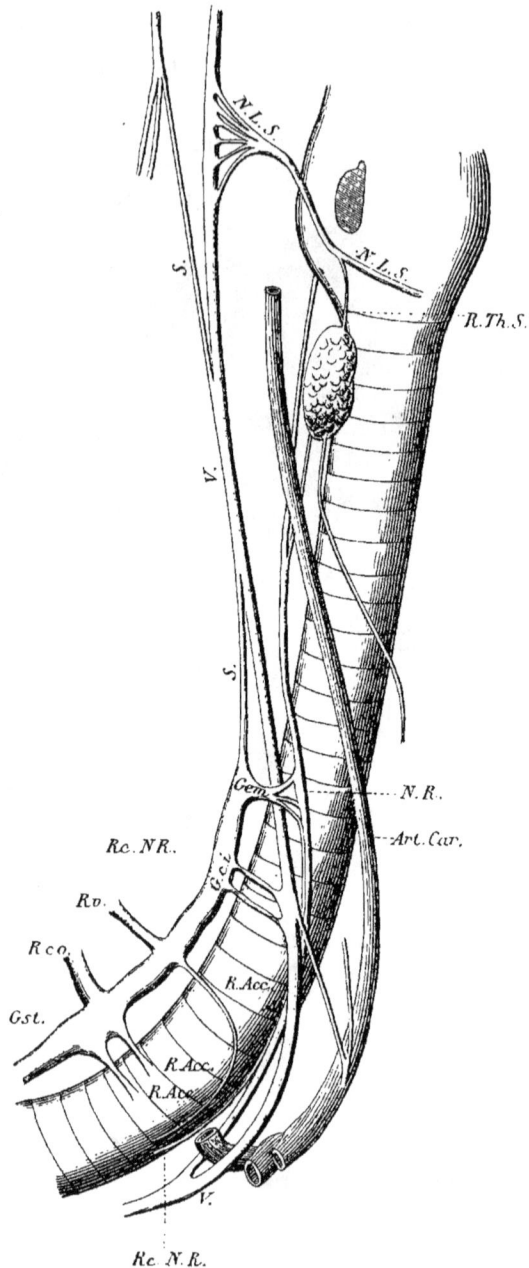

FIG. 10. — Nerfs du cou et du cœur chez un cheval (côté droit), d'après CYON.
N. L. S., nerf laryngé supérieur. — V, pneumogastrique. — S, sympathique. —
Gcm, ganglion cervical moyen. — R. Acc, nerfs accélérateurs. — Gst, premier
ganglion thoracique. — Gci, ganglion cervical inférieur (Voir pour les détails :
Beiträge zur Physiologie der Schilddruese, etc., Bonn, 1898, par CYON).

Parmi les branches qui se rendent du cœur à ces deux ganglions, plusieurs certainement sont destinées aux vaisseaux cardiaques. Cyon en a reconnu une qui partait du premier ganglion

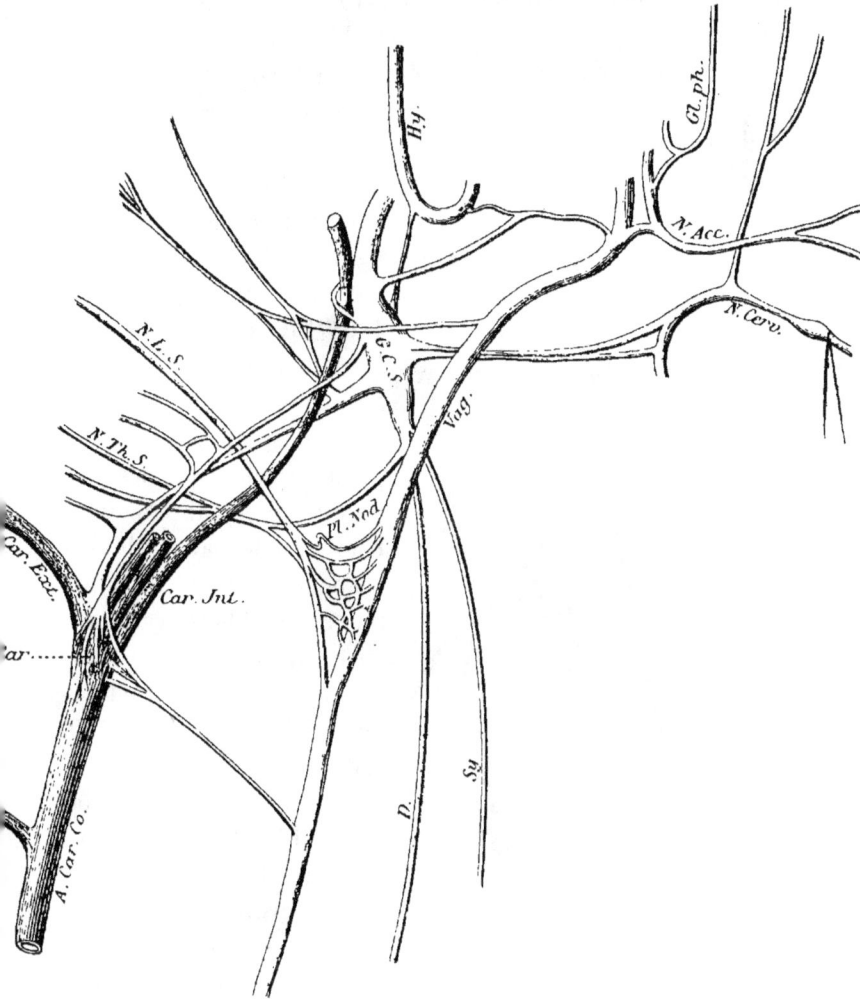

Fig. 11. — Nerfs du cou et du cœur chez le cheval (côté gauche), d'après Cyon.
D, nerfs dépresseurs — Sy, sympathique. — Vag, pneumogastrique. — G. C. S.,
ganglion cervical inférieur. — N. th. s, nerf thyroïdien dépresseur (Voir le même
ouvrage que pour la figure 10).

thoracique. Mais il est probable que parmi les filets nerveux qui
se détachent du dernier cervical il existe aussi des vaso-moteurs
du cœur.

Par quelles voies les nerfs accélérateurs quittent-ils la moelle épinière pour arriver aux ganglions qu'ils traversent avant de parvenir au cœur ? Bezold et Bever (79) en ont indiqué une : un nerf qui du plexus brachial se rend en suivant l'artère vertébral au premier ganglion thoracique. Ils lui ont donné le nom de nerf vertébral. Cyon a vu le nerf vertébral se rendre du côté gauche au dernier ganglion cervical. Dans les figures 6, 7 et 8, empruntées aux travaux de Cyon de 1868 (104), nous voyons chez le chien de nombreuses branches se rendre aux deux ganglions, aussi bien du plexus brachial que des trois premiers nerfs thoraciques. Une grande partie de ces branches contient certainement des fibres vaso-motrices du cœur ; le reste se compose de nerfs accélérateurs. François-Franck (142) confirme ce dernier fait.

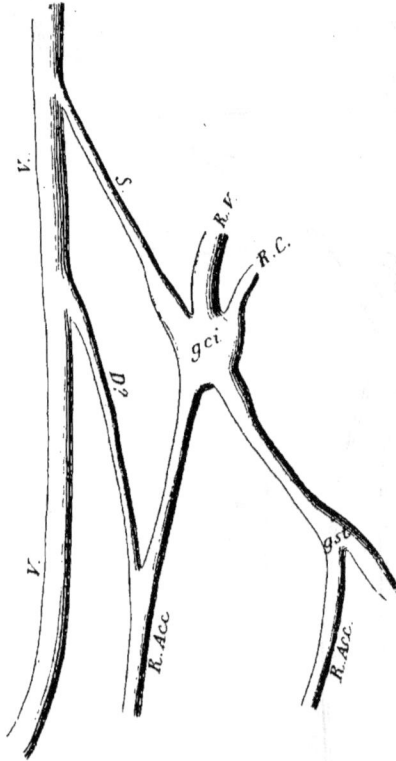

Fig. 12. — Le dernier ganglion cervical et le premier thoracique chez le même cheval du côté gauche ; mêmes désignations que la figure 11.

Le sympathique du cou contient-il également des nerfs accélérateurs ? Bezold affirme avoir plusieurs fois obtenu des accélérations en excitant le bout périphérique du sympathique. Il reconnaissait que c'était là un résultat très inconstant. Ludwig contesta le fait. M. et E. Cyon soutenaient également que l'excitation de ces nerfs reste sans effet sur la fréquence des battements du cœur. Par contre, R. Wagner déclarait avoir observé à plusieurs reprises un ralentissement comme conséquence d'une irritation du bout périphérique du sympathique. En somme, il était généralement reconnu que ce nerf est sans influence sur le cœur. Tout récemment, Cyon (53) a enfin réussi à établir la cause de ces observations contradictoires : il a trouvé que le nerf sympathique du cou peut en effet provoquer une accélération des battements du cœur chaque fois que l'excitabilité des ganglions sympathiques auquel il aboutit subit une augmentation considérable, sous l'influence soit de modifications pathologiques (goitre, thyroïdectomie, etc.), soit de l'introduction dans l'organisme des substances toxiques : iode, extraits des capsules surrénales, etc. Ce fait implique comme conséquence que « les ganglions sympathiques ne sont pas de simples stations de passage pour les nerfs du cœur, mais jouent le rôle de véritables organes centraux qui peuvent produire et influencer les excitations de ces nerfs » (53, p. 114).

Les nerfs sympathiques des vertébrés à sang froid contiennent également des fibres accélératrices. C'est indirectement que Schmiedeberg (80) est arrivé à conclure que le pneumogastrique de la grenouille possède aussi le nerf accélérateur du cou (V. plus loin, p. 62).

Puis Heidenhain, Gaskell et d'autres ont établi que ce nerf est d'origine sympathique et qu'il se joint au pneumogastrique aussitôt après sa sortie du crâne. Des études particulières sur le parcours de ces nerfs accélérateurs chez différents vertébrés à sang froid ont été faites ensuite par Gaskell et Gadow (138). Nous en indiquons plus loin le résultat principal.

§ 2.

ACTION PHYSIOLOGIQUE DES NERFS EXTRACARDIAQUES. HISTORIQUE.

L'accomplissement d'un mouvement simple, la contraction d'un muscle et surtout l'exécution d'un mouvement volontaire coordonné exigent la mise en jeu d'un appareil nerveux très compliqué : cellules ganglionnaires, fibres nerveuses, nerfs moteurs, nerfs inhibitoires, etc. La besogne du muscle cardiaque étant beaucoup plus complexe, chargé qu'il est de travailler

sans arrêt et sans fatigue en contractant ses diverses parties
d'une manière rythmique et synchronique, le système nerveux,
qui régit et coordonne ses mouvements, doit par suite être d'une
complication infiniment plus grande encore. C'est en outre un
fait connu de tout temps, même du populaire, que l'état psychique, l'émotion de l'âme réagit profondément sur le cœur, ce
qui ne peut qu'ajouter à la délicatesse de sa tâche. Néanmoins,
pendant des siècles, l'indépendance du cœur du système nerveux central a été une doctrine généralement admise par les
savants ; il y a à peine un siècle que des anatomistes distingués,
comme BEHRENDS, niaient jusqu'à l'existence des nerfs cardiaques !

La théorie de l'indépendance absolue du cœur par rapport au
système nerveux date de GALIEN qui observa le premier que la
ligature des pneumogastriques et même la section de la moelle
n'empêchent pas le cœur de continuer ses battements. Comme
les partisans les plus avancés de la théorie myogène actuelle,
GALIEN ne voulait reconnaître aux nerfs cardiaques que le rôle
de « nerfs de sensibilité » (54). Ce n'est que vers la fin du xviie
siècle que THOMAS WILLIS (55) et RICHARD LOWER (56) engagèrent
sérieusement la lutte contre les idées de GALIEN. Tandis qu'un
de leurs prédécesseurs, PICCOLOMINI (57), ayant observé dès 1566
que les animaux périssent après la section des deux pneumogastriques, en avait conclu que ces nerfs sont les nerfs moteurs
du cœur, WILLIS et LOWER affirmèrent au contraire que les pulsations du cœur deviennent plus fortes, plus violentes après la
section des pneumogastriques. On peut donc regarder ces deux
expérimentateurs comme les premiers qui aient constaté l'action
régulatrice desdits nerfs. Ils considèrent, en effet, l'accélération
observée comme le résultat d'un trouble dans les pulsations
causées par la section de ces nerfs.

VALSALVA (58) et R. WHYTT (59), de leur côté, observèrent aussi
très exactement l'effet de la section des pneumogastriques sur le
cœur.

Voici comment VON BEZOLD (60) résume, d'après LEGALLOIS,
l'état de la question relative à l'origine des battements du cœur
avant l'apparition de HALLER :

Trois opinions diverses étaient soutenues par les anatomistes et les médecins : 1) Le pneumogastrique n'exerce aucune action sur les mouvements du cœur. La source de ces mouvements se trouve dans le cœur lui-même (GALIEN) ; 2) Le pneumogastrique est une des sources de l'excitation du cœur, lesquelles se trouvent dans le cerveau, dans la moelle et en partie dans le cœur lui-même (WILLIS, LOWER, VALSALVA) ; 3) Le pneumogastrique est le nerf essentiel du cœur (HIPPOCRATE, PICCOLOMINI, BORELLI, WHYTT et STAHL).

Les belles recherches de HALLER (61) sur l'irritabilité du tissu musculaire, ainsi que sur le cœur, semblèrent donner définitivement raison à la première de ces opinions. La doctrine de GALIEN devait forcément triompher.

Ayant complètement séparé le cœur du système nerveux central, ou plutôt croyant l'avoir entièrement séparé, parce qu'il avait coupé les pneumogastriques et le grand sympathique (l'intercostal), HALLER vit le cœur continuer à battre régulièrement. Il en inféra que la persistance de ses mouvements était due à la nature irritable de son tissu musculaire et que « le sang était l'excitant qui mettait ce muscle en action ». Ignorant l'existence de ganglions et d'un système nerveux correspondant dans le cœur lui-même, HALLER ne pouvait pas conclure autrement qu'il ne fit. Pourtant le grand physiologiste était loin de croire les fibres musculaires tout à fait indépendantes des nerfs extracardiaques ; il attribuait à ces derniers une influence sur la *sensibilité* des fibres irritables musculaires du cœur, ce qui, selon notre terminologie moderne, voudrait dire que ces nerfs influençaient leur *excitabilité*. Aussi bien, en tant qu'il conférait au sang le rôle d'excitateur et aux pneumogastriques et sympathiques celui de régulateurs de l'excitabilité, HALLER se rapprochait remarquablement de nos notions actuelles.

Les découvertes de GALVANI et de VOLTA donnèrent une impulsion nouvelle aux recherches sur les nerfs du cœur. On ne se contenta plus d'observer l'effet de la section de la moelle ou des nerfs cardiaques, on chercha à les stimuler à l'aide de courants galvaniques, c'est-à-dire à provoquer leur fonctionnement nor-

mal. Dans le nombre des expérimentateurs, deux surtout,
FOWLER et HUMBOLDT (62), observèrent que le rythme et la force
du cœur variaient sous l'influence de telles excitations et que,
par conséquent, « les pulsations du cœur se modifient sous l'influence nerveuse » (HUMBOLDT). Mais ces observations isolées de
HUMBOLDT, de FOWLER et d'autres, qui semblaient incompatibles
avec la doctrine de l'irritabilité propre du cœur, ne parvenaient
pas à ébranler la foi dans les études magistrales de HALLER.

C'est à LEGALLOIS (63) qu'appartient incontestablement le
mérite d'avoir, pour la première fois, à l'aide d'expériences
directes, soutenu que la moelle épinière exerce une influence
sur le cœur. Après avoir coupé la moelle cervicale chez le chien
et le chat, il établit que la respiration artificielle peut encore
entretenir la vie de ces animaux et que leur cœur continue à
battre. Ensuite il détruisit différentes parties de la moelle et
constata que la destruction *subite* de la moelle épinière arrête
net ces battements. Il observa en outre les changements que la
destruction de la moelle produisait, tant sur la force d'écoulement du sang hors des vaisseaux sanguins sectionnés, que sur la
couleur de ce liquide, et il en tira des conclusions très intéressantes sur la force du cœur. Les méthodes étaient, comme
on le voit, encore assez défectueuses, mais pour l'époque elles
constituaient un progrès considérable, et la conclusion de
LEGALLOIS, que la moelle épinière était la source des forces qui
entretiennent les battements du cœur, trouva alors peu de contra-
dicteurs. FLOURENS se rapprocha encore plus de la vérité en
affirmant, à la suite d'ingénieuses expériences, que la moelle
exerce sur la circulation une double action : sur le cœur et sur
les vaisseaux sanguins, assertion à laquelle LEGALLOIS ne tarda
pas à acquiescer.

Ce fut WILSON PHILIPP (64) qui attaqua le premier les expériences de LEGALLOIS, en soutenant que la destruction *lente* de
diverses parties du cerveau et de la moelle n'empêche pas le
cœur de battre et le sang de circuler ; il alla même jusqu'à prétendre que pareille destruction n'exerçait aucune influence sur
les organes de la circulation. Mais, comme quelque temps après,

lui-même obtenait par des *excitations chimiques* de la moelle épinière tantôt un ralentissement, tantôt une accélération des battements du cœur, il se vit contraint d'aboutir aux mêmes conclusions que LEGALLOIS.

En somme, la doctrine de GALIEN-HALLER fut fortement ébranlée par les expériences de LEGALLOIS. En dehors des savants cités, les autres maîtres de la physiologie, MAGENDIE, LONGET, JOHANNES MÜLLER n'admettaient plus que le cœur fût indépendant du cerveau et de la moelle allongée. MAGENDIE (65) voyait dans les nerfs provenant de la huitième paire et dans les *filets des ganglions cervicaux* les voies par lesquelles ces organes influencent les contractions du cœur. Il essaya même, quoique sans succès, d'expérimenter *sur les ganglions cervicaux* et sur le premier *ganglion thoracique,* pour démontrer directement cette influence. J. MÜLLER, dans son célèbre *Traité de Physiologie,* considère le grand sympathique comme la source de la force motrice du cœur. Dans le cerveau et la moelle épinière ne se trouverait que « la cause conservatrice et excitatrice de cette force ».

REMAK (1), par sa découverte en 1838 de cellules ganglionnaires dans les parois du cœur et par la description détaillée qu'il a donnée en 1844, fit faire un grand pas à la connaissance du mécanisme des battements du cœur. Comme on l'a vu plus haut, VOLKMANN (14) fut le premier qui soumit à l'étude expérimentale diverses parties du cœur en vue d'établir sa théorie sur le rôle des ganglions cardiaques ; avec les travaux de STANNIUS, BIDDER, LUDWIG et autres, cette théorie fut bientôt édifiée sur une base que nous considérons comme inébranlable.

§ 3.

LA DÉCOUVERTE DE L'ACTION INHIBITRICE DES NERFS PNEUMOGASTRIQUES PAR LES FRÈRES WEBER.

Pour pouvoir soumettre les nerfs extracardiaques à une expérimentation plus rigoureuse, il fallait un concours de circonstances particulièrement favorables ; en premier lieu la décou-

verte des courants induits par FARADAY et la construction de la
machine rotative électro-magnétique, ensuite l'introduction de
la méthode graphique en physiologie par LUDWIG (66) et la
construction de son kymographe.

Grâce à la découverte de FARADAY, les frères WEBER (67) purent,
en introduisant à l'aide des nouveaux courants l'excitation
directe de la moelle et des nerfs pneumogastriques, établir l'action
inhibitrice de ces nerfs sur le cœur. La démonstration qu'il
existait dans l'organisme, des nerfs dont le rôle fonctionnel consiste à modérer et même à inhiber les mouvements musculaires,
marque une date importante dans l'étude des fonctions du
cœur. Il est utile de citer ici les paroles mêmes par lesquelles
les célèbres physiologistes expliquent le mode de fonctionnement de ces nerfs modérateurs :

« Le fait est nouveau, qu'un organe musculaire se contractant
involontairement puisse être arrêté dans ses mouvements par
l'influence de ses nerfs ; *il serait sans exemple, si nous voulions
considérer les nerfs pneumogastriques comme des nerfs du cœur
se terminant dans les fibres musculaires, et l'inhibition du mouvement cardiaque comme l'effet de leur action immédiate sur ces
fibres.* Nous avons bien des exemples de pareils arrêts de mouvement dans le système des muscles de la vie animale, mais ces
arrêts se produisent *non par leur mise en activité, mais par leur
mise en non-activité,* sous des influences s'exerçant sur la moelle
épinière. Pareils exemples nous sont donnés par les sphincters
de l'anus et de la vessie, qui par leur action permettent le
passage des matières. Les faits que la volonté peut modérer
certaines contractions convulsives et même arrêter les mouvements réflexes qui se produisent plus facilement après l'enlèvement de cerveau... démontrent que le cerveau peut intervenir
en inhibant les mouvements. *Mais, comme sur ces muscles invo-
lontaires l'action modératrice ne s'exerce pas directement par
leurs nerfs moteurs, mais par la voie de la moelle épinière qui
entretient leurs mouvements, aussi bien l'influence modératrice
des nerfs régulateurs sur les mouvements cardiaques paraît-elle
s'exercer, non directement sur les fibres musculaires, mais par la*

*voie des appareils nerveux qui mettent le cœur en mouvement et
qui se trouvent dans les parois du cœur lui-même.* Ainsi l'activité du cœur interrompue par l'excitation des pneumogastriques
revient d'elle-même, malgré la continuation de leur excitation,
quand par leur épuisement, les nerfs moteurs, débarrassés de
l'action inhibitrice, reprennent leur liberté d'action (67) .»

Un peu avant les frères WEBER, VOLKMANN (68) était déjà parvenu à produire l'arrêt du cœur en excitant les pneumogastriques à l'aide de courants *continus.* BUDGE (69) obtint les
mêmes résultats que les WEBER, presque en même temps qu'eux,
en se servant, lui aussi, d'un appareil électro-magnétique. Si
néanmoins l'honneur de la grande découverte reste attaché
au nom des frères WEBER, c'est que, les premiers, ils ont formulé exactement ce mode d'action nerveuse et en ont saisi toute
la portée fonctionnelle. Pour BUDGE, l'arrêt du cœur à la suite
de l'excitation des pneumogastriques était le résultat d'un tétanos cardiaque; il croyait donc que l'arrêt se produisait en *systole.*
Ce n'est qu'après avoir eu connaissance des travaux des frères
WEBER qu'il se rapprocha de leurs vues sur la nature de l'arrêt
du cœur, sans pourtant adopter entièrement leur explication du
rôle joué par les pneumogastriques. Tandis que les frères
WEBER, conformément à la doctrine de REMAK et de VOLKMANN,
voyaient dans les ganglions cardiaques la cause initiale des
mouvements du cœur et ne regardaient les nerfs pneumogastriques que comme les *modérateurs* de l'action de ces ganglions,
BUDGE restait fidèle aux idées de LEGALLOIS. Il attribuait l'origine des forces motrices du cœur à la moelle allongée; l'arrêt
du cœur par l'excitation électrique ne devait être considéré,
selon lui, que comme un épuisement de ces forces qui normalement sont transmises au cœur par ces nerfs.

Cette théorie attribuant à l'épuisement des nerfs pneumogastriques l'arrêt du cœur, fut reprise par SCHIFF (70), puis par
MOLESCHOTT (71), et soutenue par eux avec une rare vigueur
pendant plusieurs années. Entre ces physiologistes, d'une part,
PFLÜGER (72) et BEZOLD (60) d'autre part, s'engagea alors une
polémique retentissante qui aboutit à la défaite complète de la

théorie d'épuisement. Suivant celle-ci, le pneumogastrique se distinguait par une extrême excitabilité. Les courants électriques, encore trop faibles pour produire une irritation des autres nerfs moteurs, étaient déjà plus que suffisants non seulement pour mettre en action les pneumogastriques, mais même pour les fatiguer, les épuiser, au point que la moindre augmentation de la force des courants parvenait à arrêter leur fonctionnement normal. PFLUGER et BEZOLD, tous deux élèves de DU BOIS-REYMOND, n'eurent pas de peine à démontrer que les faits observés par SCHIFF et MOLESCHOTT étaient dus à des erreurs manifestes de leur méthode expérimentale, et surtout à la manière défectueuse dont ils maniaient les appareils électriques qui leur servaient pour exciter les nerfs. PFLUGER prouva de la façon la plus péremptoire que l'emploi des excitations excessivement faibles a pour premier et seul effet de prolonger les diastoles du cœur, et qu'à aucun moment de l'augmentation de la force des courants excitateurs on ne parvient à observer une accélération des battements. L'usage de la méthode graphique introduite par LUDWIG dans l'étude des fonctions du cœur permettait de rendre ces observations absolument précises.

La théorie de l'épuisement des pneumogastriques péchait d'ailleurs par la base : pour empêcher ces nerfs d'apporter au cœur les forces motrices provenant de la moelle allongée, il y avait un moyen autrement sûr que de les épuiser par des excitations trop puissantes, c'était de les couper, et on sait depuis GALIEN que pareille section n'arrête pas les battements du cœur. Pourquoi leur épuisement amènerait-il cet arrêt ?

La thèse de l'inhibition soutenue par les WEBER rencontra encore d'autres adversaires, en dehors des partisans de l'épuisement. Ainsi BROWN-SÉQUARD (73) et pendant un certain temps aussi GOLTZ (74) considérèrent les pneumogastriques comme les nerfs vaso-moteurs du cœur ; leur excitation devait produire un rétrécissement des artères du cœur et par conséquent priver cet organe du sang, son excitant normal d'après HALLER. Par contre, la section des pneumogastriques, en élargissant ces mêmes vaisseaux, augmenterait subitement l'excitation du

cœur; de là proviendrait l'accélération observée. La thèse de
Brown-Séquard fut victorieusement combattue par Panum (75),
qui observa que l'obstruction complète des artères coronaires,
par un mélange de suif, de cire, d'huile et de noir de fumée,
n'empêche pas le cœur de continuer ses contractions rythmiques.
Les contractions cardiaques s'observent d'ailleurs sur des cœurs
exsangues et même privés de vaisseaux, comme chez les grenouilles et d'autres batraciens. Le pneumogastrique n'en exerce
pas moins son action inhibitrice sur le cœur de ces animaux.

En somme, les contradictions que rencontra la belle découverte des frères Weber furent peu sérieuses, elles ne dépas-
sèrent pas la mesure de l'opposition que soulève habituellement
toute découverte de très grande portée qui fait date dans la
science. Le crédit presque général dont ne tarda pas à jouir la
théorie de l'action modératrice des nerfs pneumogastriques eut
même une petite conséquence préjudiciable à l'étude de l'innervation du cœur : satisfaits d'avoir réussi à démontrer rigoureusement la nature de l'action que le cerveau exerce sur le cœur
par la voie de ces nerfs, les physiologistes négligèrent un peu
de poursuivre ces études, et de rechercher s'il n'existe pas
d'autres voies nerveuses par lesquelles la moelle pourrait
exercer sur le cœur une *action excitomotrice,* dans le sens que
Legallois attachait à ces mots. Les efforts infructueux tentés
par Schiff et Moleschott pour défendre, malgré l'évidence, les
fonctions motrices des pneumogastriques, contribuèrent de leur
côté à fortifier, chez les physiologistes, la conviction que c'était
dans le système nerveux intracardiaque exclusivement qu'il
fallait voir la source des forces motrices du cœur, la moelle
n'intervenant que pour modérer, régler ces forces.

§ 4.

LES DÉCOUVERTES DES NERFS ACCÉLÉRATEURS DU CŒUR
PAR LES FRÈRES CYON.

Le mérite d'avoir de nouveau attiré l'attention sur la possibilité d'autres communications physiologiques entre le cerveau

et le cœur en dehors des pneumogastriques appartient à von
Bezold (60). Ce physiologiste prit pour point de départ de ses
recherches les expériences de Legallois, mais en utilisant les
nouvelles méthodes pour exciter les nerfs et la moelle épinière
au moyen des courants induits, ainsi que les appareils enregistreurs pour l'observation des battements du cœur et de la pression
sanguine. On peut trouver d'une sévérité exagérée le jugement
que Bezold porta sur les expériences de Legallois, ainsi que sur
la commission de l'Académie des sciences qui avait déclaré que
le travail de ce physiologiste était « un des plus beaux et certainement le plus important qui ait été fait en physiologie
depuis les savantes expériences de Haller ». Quand Legallois
écrivait : « C'est du grand sympathique que le cœur reçoit ses
principaux filets nerveux et c'est *uniquement* par ce nerf qu'il
peut emprunter des forces à tous les points de la moelle épinière » (63), il était parfaitement fondé à tirer cette conclusion
de ses expériences. Lui reprocher d'avoir négligé les fonctions
modératrices du pneumogastrique découvertes quarante ans
plus tard, et surtout de s'être servi de méthodes peu précises
— quand l'époque ne comportait pas l'emploi de procédés plus
rigoureux — était d'autant plus injuste, qu'au fond les résultats auxquels avaient abouti les recherches de Bezold ne différaient guère de ceux de Legallois, et, disons-le tout de suite,
étaient entachés d'erreurs analogues à celles, qui avaient vicié
les expériences de son prédécesseur.

« La section, la paralysie de la moelle cervicale amène une
diminution de la fréquence et encore plus de la force des pulsations... L'excitation de la partie cervicale de la moelle épinière,
ainsi que de la moelle allongée, au contraire, provoque une
accélération proportionnelle à la fin de l'excitation et une
augmentation de la force de propulsion du cœur » : — tels
étaient les résultats essentiels des recherches très détaillées de
Bezold. Leur conclusion principale, il la résuma lui-même de la
manière suivante : « Les fibres motrices du cœur originaires
de la partie cervicale de la moelle descendant jusqu'à la partie
lombaire : elles quittent en grand nombre la moelle épinière,

les supérieures près de la dernière vertèbre cervicale et de la première dorsale, les inférieures par la partie inférieure de la moelle lombaire, passent à travers les ganglions du grand sympathique et se rendent ensuite au plexus cardiaque... (60, p. 321-322). »

On voit que résultats et conclusions sont presque identiques à ceux établis par Legallois que nous avons cité plus haut. L'affirmation de Bezold : « Un système nerveux excitateur du cœur, *jusqu'à présent inconnu,* vient d'être découvert » (*l. c.,* même page), était aussi injuste envers la mémoire de Legallois que l'étaient ses attaques contre les recherches de ce grand physiologiste, mort trop jeune pour avoir pu donner toute la mesure de son génie.

Dans ses expériences Bezold tirait de l'augmentation de la pression sanguine pendant l'excitation de la moelle épinière, et de sa diminution pendant la section de cette moelle, des conclusions sur l'augmentation ou la diminution des forces propulsives du cœur. Il procédait donc de même que Legallois, avec cette différence pourtant qu'il mesurait exactement les variations de la pression à l'aide d'un manomètre à mercure, tandis que Legallois devait se contenter de les apprécier approximativement, selon la force plus ou moins grande avec laquelle le sang s'écoulait des vaisseaux sectionnés. Certes, les méthodes de Bezold étaient bien plus précises, mais, comme E. et M. Cyon (76) le font observer avec raison dans un travail consacré à l'apologie de Legallois, cette supériorité de méthode rendait moins excusable chez Bezold que chez son devancier le défaut capital de leur conclusion : c'est d'après les variations de la pression du sang ou de la vitesse de son écoulement qu'ils concluaient aux changements des forces motrices du cœur. Connaissant déjà l'existence des nerfs vaso-moteurs, leur passage dans la moelle épinière et leur puissante influence sur la pression sanguine, von Bezold, après avoir observé la forte élévation de cette pression sous l'influence de l'excitation de la moelle, ainsi que son affaissement au moment de la section de cette dernière, aurait dû comprendre que ces phénomènes ne pou-

vaient dépendre que de l'excitation des nerfs vaso-moteurs ou
de leur paralysie. Les variations dans les forces propulsives du
cœur étaient incapables de produire des modifications aussi
puissantes dans la pression du sang, tandis qu'au contraire elles
pouvaient très bien influencer dans un sens ou dans l'autre la
fréquence des pulsations cardiaques.

Cette explication si simple échappa à von BEZOLD. Ce furent
LUDWIG et THIRY (77) qui, par une série d'expériences décisives, établirent d'où provenaient les erreurs dans l'expérimentation de ce physiologiste. Ainsi, par exemple, LUDWIG et
THIRY observèrent qu'une accélération des battements du cœur,
analogue à celle décrite par BEZOLD, se produisait par suite de
l'excitation électrique de la moelle cervicale, *même dans les
cas où, à l'aide d'un courant galvano-caustique, ils détruisaient
tous les filets nerveux reliant le cœur à la moelle épinière.* Cette
accélération des pulsations par suite de l'élévation de la pression sanguine ne pouvait donc être que la réaction du cœur
contre les augmentations des résistances dans la circulation. Si
cette augmentation de pression se produisait par une occlusion
de l'aorte abdominale, le cœur y répondait le plus souvent par
la même accélération de ses pulsations que dans les cas d'une
excitation de la moelle épinière.

Les objections si puissantes de LUDWIG et THIRY s'appliquaient
naturellement avec la même force aux expériences de LEGALLOIS.
La question d'une influence motrice de la moelle sur le cœur
par la voie du grand sympathique paraissait donc, en 1864, résolue de nouveau dans le sens négatif.

Toutefois LUDWIG et THIRY s'étaient abstenus de nier directement la possibilité d'une pareille influence. Leur conclusion se
tenait strictement aux résultats mêmes de leurs recherches, qui
n'allaient au fond qu'à infirmer les preuves données jusqu'alors,
tant par LEGALLOIS que par BEZOLD, en faveur de l'existence d'une
action directe de la moelle par la voie du grand sympathique.
La question elle-même restait donc entière. Pour la résoudre,
il n'y avait que deux moyens : ou procéder à une expérimentation directe sur les filets nerveux qui du grand sympathique se

rendent au cœur — ce qui présentait de grandes difficultés, vu la ténuité de ces nerfs et leur situation anatomique, — ou réussir à exciter la moelle épinière, sans mettre en même temps en action le système des nerfs vaso-moteurs.

C'est à ces deux moyens de recherches que E. et M. Cyon eurent recours, en 1866, pour amener enfin la solution définitive du problème qui depuis des siècles divisait les physiologistes. Après avoir établi l'existence d'une puissante action directe du cerveau sur le cœur en dehors des pneumogastriques et du système vaso-moteur, ils découvrirent les *nerfs accélérateurs du cœur* qui se rendent au plexus cardiaque par la voie du ganglion cervical inférieur et du ganglion thoracique supérieur. Quelques mois auparavant, en juin 1866, E. Cyon et Ludwig (78) avaient déjà constaté l'existence d'un nerf sensible du cœur qu'ils avaient dénommé le *nerf dépresseur*. Ce nerf provenant du pneumogastrique permettait au cœur de régler par voie réflexe la somme du travail qu'il avait à accomplir, en diminuant les résistances que doit vaincre le sang projeté des ventricules dans le courant circulatoire. Nous revenons plus loin sur le mécanisme de ce nerf. Disons seulement ici qu'au cours de ces recherches les deux auteurs avaient également établi que les nerfs splanchniques sont les vaso-constricteurs principaux de l'organisme. Leur section paralyse les vaisseaux des organes situés dans la cavité abdominale et, par conséquent, diminue la pression sanguine, dans une mesure presque aussi considérable que le fait la section de la moelle épinière au-dessous de la moelle allongée. D'autre part, l'excitation du bout périphérique de ces nerfs augmente dans la même proportion cette pression sanguine.

En s'appuyant sur ce rôle physiologique des nerfs splanchniques, E. et M. Cyon entreprirent, dans le laboratoire de du Bois-Reymond à Berlin, une série de recherches tendant à établir l'influence de la moelle allongée sur le cœur. *Ils possédaient dans la section préalable des nerfs splanchniques un moyen sûr d'exclure pendant l'excitation électrique de la moelle l'intervention du système vaso-moteur.* Sur des animaux curarisés ils sectionnèrent les pneumogastriques, les dépresseurs et le sympathique

du cou, puis les deux nerfs splanchniques. L'excitation électrique de la moelle préalablement séparée à la hauteur de l'atlas
produisit une accélération considérable des battements du
cœur, sans aucun changement dans la pression sanguine. *Il
s'agissait donc d'une action directe de la moelle sur le cœur,
action qui ne pouvait s'exercer que par l'intermédiaire des ganglions du grand sympathique, seule voie de communication restée intacte, et notamment par le dernier ganglion cervical et le
premier thoracique. En effet, l'extirpation de ces ganglions rendit par la suite inefficace toute excitation ultérieure de la
moelle: la fréquence des battements du cœur ne se modifia
plus.*

Ayant ainsi démontré d'une manière irréfutable l'existence de
nerfs, grâce auxquels le cerveau peut augmenter directement
la fréquence des battements du cœur, ainsi que la voie par
laquelle ces nerfs se rendent de la moelle épinière au muscle
cardiaque, E. et M. Cyon s'appliquèrent à les découvrir et à les
soumettre à une expérimentation directe. Ils y réussissent chez
le lapin et le chien. Leurs expériences établirent la marche de
ces nerfs accélérateurs, tels que nous les avons décrits plus
haut (1).

De quelle nature sont-ils? Voici comment E. et M. Cyon
résument les résultats de leurs recherches à ce sujet : « *a)* les
nerfs accélérateurs ne sont pas des nerfs moteurs du cœur se

1. En France, on désigne sous le nom de nerfs de Cyon surtout les nerfs *dépresseurs*. Cette désignation n'est pas tout à fait exacte. Le nerf dépresseur fut découvert par Cyon et Ludwig, tandis que la découverte des nerfs accélérateurs est due
uniquement aux frères Cyon. En outre, le rôle physiologique des nerfs accélérateurs
découverts par les frères Cyon est encore plus considérable que celui du nerf
dépresseur. Nous verrons plus loin que ces nerfs doivent très probablement être
considérés comme jouant un rôle prépondérant même dans l'automatisme des battements du cœur (ch. v, § 9). Si dans la littérature physiologique française le
dépresseur a pris le pas sur les accélérateurs, cela tient surtout à ce que Claude
Bernard, dans son admirable rapport de l'Académie des Sciences sur le Prix de
physiologie expérimentale *(1867),* accordé à E. Cyon pour la découverte du nerf
dépresseur et des nerfs accélérateurs du cœur, a particulièrement insisté sur le
mécanisme merveilleux, et alors encore sans exemple dans la physiologie, d'un
autorégulateur nerveux, qui peut déterminer le travail du cœur et la force des résistances qu'il doit vaincre, jouant ainsi, pour ainsi dire, le rôle d'une soupape de
sûreté (Voir le chapitre iii)...

terminant dans son muscle, parce que : 1° leur excitation ne produit pas de tétanos du cœur ; 2° elle n'augmente même pas le travail du cœur ; en effet, nous avons constaté que les excursions de la colonne de mercure du manomètre diminuent pendant que le nombre de battements du cœur augmente : 3° le cœur possède en lui-même les ganglions moteurs ; 4° le curare ne paralyse pas les nerfs accélérateurs ; 5° les nerfs accélérateurs ne sont pas non plus les nerfs vaso-moteurs du cœur, une occlusion de ces vaisseaux ne produisant pas d'accélération des battements ; 6° ces nerfs ne peuvent être que des nerfs aboutissant aux cellules ganglionnaires du cœur. *Leur action consiste à modifier la division de travail du cœur dans les temps. Ils sont donc des antagonistes du pneumogastrique, en ce sens que l'excitation de ces derniers nerfs ralentit les battements du cœur en augmentant leur étendue, tandis que les nerfs accélérateurs augmentent la fréquence des battements en diminuant leur étendue* » (76).

D'après la théorie de CYON, le rôle de ces filets sympathiques différait donc essentiellement de celui que leur attribuaient LEGALLOIS, BEZOLD et les autres. Ces derniers considéraient ces nerfs comme chargés d'amener au cœur les impulsions *motrices* du cerveau et de la moelle, de servir ainsi de voies de transmission pour les forces que le muscle du cœur puisait dans les centres du système nerveux. Selon CYON, au contraire, le cœur possède la source de ses forces motrices dans ses propres ganglions. L'intervention du cerveau et de la moelle par la voie des pneumogastriques et des accélérateurs n'est destinée qu'à régler l'emploi de ces forces, en les dépensant dans des contractions tantôt rares, mais plus fortes, tantôt fréquentes, mais de force moindre. La théorie des frères WEBER stipulait que les fibres des pneumogastriques aboutissent aux ganglions et non aux fibres musculaires du cœur ; les frères CYON adoptaient une terminaison analogue pour les nerfs accélérateurs qu'ils considéraient comme de purs antagonistes de la première catégorie des nerfs cardiaques.

Ajoutons que dans leur premier travail E. et M. CYON ne pen-

saient pas que les nerfs accélérateurs fussent soumis à une excitation permanente, tonique. Ils avaient bien observé un ralentissement des battements du cœur après la section de la moelle
cervicale (les nerfs splanchniques étaient coupés auparavant),
mais ils l'avaient attribué à tort, comme nous le verrons, uniquement à la diminution de la pression sanguine.

Quelque temps après les recherches des frères CYON, BEZOLD
et BEVER (79) publièrent l'exposé de nouvelles expériences sur
le rôle de la moelle épinière dans l'innervation du cœur. Les
résultats obtenus par eux, tout en étant dans les grands traits
d'accord avec ceux de CYON, en différaient pourtant sur quelques
points essentiels. Ces auteurs avaient également cherché à
éliminer les variations de la pression sanguine pendant l'excitation de la moelle allongée, mais cela en sectionnant la moelle
épinière au-dessous des ganglions thoraciques, au lieu de couper
les nerfs splanchniques, comme le faisaient les CYON. C'est
pourquoi, dans leurs expériences, cette excitation produisait
encore, indépendamment de l'accélération, une assez notable
augmentation de pression. BEZOLD et BEVER en avaient conclu
que les fibres sympathiques, qui, de la moelle, se rendaient au
cœur, étaient susceptibles d'augmenter la force des battements ;
que c'étaient, par conséquent, des *fibres motrices* du cœur dans
le sens de LEGALLOIS et des premiers travaux de BEZOLD, et
qu'elles aboutissaient aux fibres musculaires elles-mêmes.

Des recherches successives exécutées par SCHMIEDEBERG (80)
sur le chien, par BŒHM (81) sur le chat, etc., confirmèrent pleinement les données physiologiques et anatomiques fournies par
E. et M. CYON sur les *nerfs accélérateurs,* et c'est cette dénomination que l'usage leur a conservée.

Ainsi donc, à la fin de 1866, l'existence de deux espèces de nerfs
cardiaques, modérateurs et accélérateurs, fut définitivement
établie et reconnue. Les innombrables recherches dont les nerfs
pneumogastriques et les nerfs accélérateurs furent l'objet depuis
cette époque portèrent sur les origines anatomiques de ces nerfs,
leurs rapports réciproques, le mode de leur action sur le cœur
et la manière dont ils se terminent à la périphérie, cellules

ganglionnaires ou fibres musculaires. Pour pouvoir mieux examiner ces différents travaux, nous préférons abandonner l'ordre chronologique et les grouper selon les questions spéciales auxquelles ils se rattachent.

§ 5.

ACTION DES NERFS PNEUMOGASTRIQUES SUR LE NOMBRE DES BATTEMENTS DU CŒUR.

Par quelles racines les fibres modératrices du pneumogastrique quittent-elles la moelle ? WALLER (82), qui le premier posa cette question, la résolut lui-même d'une manière décisive. Ayant arraché d'un côté le nerf spinal ou accessoire de WILLIS à sa sortie du crâne, il put constater, dix à douze jours après, que l'excitation du pneumogastrique était impuissante à provoquer encore un ralentissement des battements du cœur, tandis que le pneumogastrique de l'autre côté continuait à fonctionner normalement. Comme ce physiologiste avait déjà démontré précédemment qu'un nerf séparé par la section de son centre nutritif dégénère et s'atrophie, il conclut avec raison que les fibres modératrices du pneumogastrique doivent provenir du nerf spinal. Cette conclusion fut ensuite confirmée par SCHIFF (83), en 1858, et par HEIDENHAIN (84), en 1865. Seul GIANNUZZI (85) affirme avoir obtenu, même quatorze jours après l'extirpation du nerf spinal, un ralentissement du cœur par l'excitation du pneumogastrique du même côté. Il croit, par conséquent, que les fibres modératrices quittent la moelle aussi bien par la dixième que par la onzième paire.

Les centres des fibres modératrices des pneumogastriques furent approximativement fixés par WEBER (67), ECKHARD (86), LABORDE (87) et autres. Chez la grenouille, les parties cérébrales dont l'excitation provoque le ralentissement des battements du cœur s'étendent depuis les lobes optiques jusqu'au bout inférieur du *calamus scriptorius*. Comme l'a constaté ECKHARD, l'effet de l'excitation atteint son maximum quand les aiguilles qui

amènent le courant électrique sont fixées dans le calamus. C'est
en cet endroit qu'il faut chercher le véritable centre. L'excitation des lobes optiques des diverses parties du 3me ventricule et
d'autres parties du cerveau provoque le ralentissement des battements du cœur par voie réflexe, comme le produit aussi l'excitation des nerfs sensibles des différentes parties du corps.
Nous reviendrons plus loin sur ces excitations réflexes.

L'action modératrice ou inhibition des pneumogastriques sur
le cœur a été étudiée et constatée également chez presque tous
les vertébrés et même plusieurs invertébrés. Chez les oiseaux,
CL. BERNARD (88) observa de notables ralentissements des battements du cœur, mais il ne parvint pas à obtenir un véritable
arrêt. Par contre, EINBRODT (89) et R. WAGNER (90), en tétanisant
ces nerfs par des courants extrêmement forts, réussirent à arrêter
le cœur pendant un temps d'ailleurs bien court. Chez les mammifères, où l'influence des pneumogastriques a été étudiée avec
plus de soin, l'action modératrice va jusqu'à l'arrêt du cœur,
même quand les excitations ne sont pas trop fortes, mais la
durée de ces arrêts dépasse rarement une minute. Par contre,
chez les vertébrés à sang froid, l'arrêt du cœur résultant de
l'excitation des pneumogastriques dure beaucoup plus longtemps,
des dizaines de minutes et même davantage. Nous avons vu
plus haut que l'élévation de la température diminue l'action
inhibitrice des pneumogastriques chez la grenouille (CYON); par
contre, l'abaissement de la température l'augmente encore.
SCHELSKE (91), plus tard CYON, ont même observé, qu'une fois
l'action inhibitrice des pneumogastriques supprimée par une
élévation de la température, et le cœur arrêté environ à 38° à
40°, l'excitation de ces nerfs chez la grenouille produit des mouvements du cœur, et même un véritable tétanos du muscle cardiaque (CYON). D'après SCHMIEDEBERG (92) et autres, les pneumogastriques des grenouilles contiennent des fibres accélératrices.
L'interprétation de ce dernier phénomène a donné lieu à des
controverses qui présentent un certain intérêt au point de vue
théorique; nous les exposerons plus loin. Mais il ressort clairement des observations sur la force inhibitrice du pneumogas-

trique chez les différents vertébrés que *l'action de ce nerf est d'autant plus prononcée que la température de leur sang est plus élevée*. Parmi les recherches sur les pneumogastriques des invertébrés, il faut signaler celles de FREDERICQ (93) sur les céphalopodes, notamment sur le poulpe commun (*Octopus vulgaris,*. Elles ont établi que le nerf viscéral de ces animaux exerce sur le cœur une action inhibitrice, analogue à celle des pneumogastriques chez les vertébrés. Les expériences de FREDE-RICQ ont été confirmées dans leurs résultats par RANSOM (94) et, tout récemment, par S. FUCHS (95) qui les a complétées. Il y avait lieu de supposer que l'inhibition obtenue par FOSTER (96) chez certains gastéropodes en excitant directement le cœur, était due également à des filets nombreux ou à des cellules gan-glionnaires inhibitrices, quoique ce physiologiste n'eût pas réussi à démontrer chez eux l'existence de nerfs ou de gan-glions cardiaques. Ce fut RANSOM (94) qui découvrit que ces ani-maux aussi possédaient un nerf inhibitoire.

Chez les crustacés, le ralentissement des battements du cœur s'obtient par une excitation de la chaîne ganglionnaire dorsale, comme l'ont démontré DOGIEL ,97) et ensuite PLATEAU (98).

Mentionnons encore quelques observations sur l'arrêt du cœur par l'excitation du pneumogastrique faite sur l'homme. HENLE (99) a provoqué par une telle excitation un arrêt des con-tractions de l'auricule droite chez un individu décapité. CZERMAK (100) est parvenu à ralentir les battements de son propre cœur en exerçant une pression sur le nerf du côté droit près de l'artère carotide. THANHOFFER (101) a même obtenu chez un homme un arrêt complet du cœur en comprimant simultané-ment les deux pneumogastriques du cou. Cet arrêt a amené une dangereuse syncope. D'autres expérimentateurs ont égale-ment essayé de ralentir les battements du cœur chez l'homme par des pressions mécaniques sur les pneumogastriques. Ces expériences ne sont pas sans danger, et ne peuvent, en somme, fournir que des renseignements insuffisants sur ces nerfs : mieux vaut donc s'en abstenir.

PFLÜGER ,72) fut le premier à constater que l'excitation du

pneumogastrique ne produit pas immédiatement son effet sur
le cœur : c'est-à-dire que la phase latente de l'excitation de ce
nerf a une certaine durée. L'action inhibitrice ne commence à
se manifester qu'après qu'une *contraction* du cœur a eu le
temps de terminer son évolution. Schiff (102) et d'autres ont
fait des observations analogues. Mais c'est surtout Donders (103)
qui a exécuté des mensurations exactes de la phase latente.
D'après ses recherches, la durée de cette phase est plus courte
que la période de la contraction du cœur ; elle augmente avec
la diminution des pulsations, et varie certainement avec les
variations de l'excitabilité. Les durées habituelles de la latence
sont, suivant Donders, chez les lapins, de 0,167 secondes pour
une période de contraction de 0,205 secondes ; chez le chien, de
0,208 secondes pour une période de 0,343 secondes, et chez le
cheval de 0,309 pour une période de 0,857 secondes. Notons
cependant que Cyon (104) a observé des latences d'une durée
de 5 à 10 secondes, et cela pendant certaines phases de l'action
des extraits suprarénaux. Il attribue cette durée extraordinaire
à une forte excitation des nerfs accélérateurs que le pneumogastrique ne parvient momentanément à vaincre qu'après un
certain temps.

§ 6.

Action des nerfs pneumogastriques sur la force
des battements du cœur.

Les deux pneumogastriques exercent-ils une action de force
égale sur les contractions du cœur ? Il est très rare que chez le
même animal l'excitation des pneumogastriques des deux côtés
produise des ralentissements tout à fait égaux. D'ordinaire un
pneumogastrique est moins excitable que l'autre. A. B. Meyer
(105) et Gaskell ont bien souvent constaté ce phénomène chez
certaines espèces de tortues. Ils ont rencontré chez elles des
cas où le pneumogastrique gauche était sans action sur le
cœur. Chez des vertébrés on a également observé des différences

notables entre l'action des deux nerfs pneumogastriques dont
l'un est souvent plus puissant que l'autre. Il est donc probable
que la distribution des fibres modératrices n'est pas toujours la
même dans les pneumogastriques, les variations anatomiques
dans la disposition des nerfs cardiaques sont, d'ailleurs, très
nombreuses. Mais c'est à tort qu'on cherche à attribuer une prépondérance constante au pneumogastrique d'un certain côté. La
preuve en est dans les opinions divergentes des observateurs,
dont les uns accordent cette prépondérance au nerf situé à
droite, tandis que d'autres, au contraire, affirment que le
gauche est le plus puissant. Ces contradictions apparentes trou-
veront en partie leur explication dans le chapitre sur les
Poisons physiologiques du cœur, où nous exposons l'action de
plusieurs substances sur l'excitabilité des nerfs cardiaques.

Autrement difficiles à concilier sont les nombreuses contradictions des auteurs sur le rôle même des nerfs modérateurs du
cœur et sur leur mode d'action. Il est évident que la destination physiologique des nerfs pneumogastriques ne peut être
que de régulariser les battements du cœur, de maintenir
l'harmonie de leur rythme et de modifier ce rythme selon les
exigences variables de la circulation dans les organes. L'arrêt
complet du cœur qu'on obtient par une forte excitation artificielle du pneumogastrique ne doit être considéré que comme
une manifestation exagérée, anormale de sa fonction physiologique : le ralentissement des battements.

Et ce n'est pas uniquement le rythme de ces battements qui
doit être soumis à un réglage d'une précision parfaite : le
travail du cœur, lui aussi, doit pouvoir s'adapter aux variations
dans la quantité du sang qu'il est destiné à propulser, ainsi
qu'à l'importance des obstacles que le passage de ce liquide
rencontre dans les différentes parties de l'appareil circulatoire.
Les nerfs cardiaques doivent donc régler aussi bien le nombre
que la force des battements du cœur. Nous avons vu qu'au
moment de la découverte des nerfs accélérateurs les frères
Cyon avaient déterminé avec précision le mode d'action des
nerfs du cœur : *Les pneumogastriques ralentissent les pulsations*

*et en augmentent la force, tandis que les accélérateurs en aug-
mentent la fréquence et en diminuent la force.* En un mot,
ces nerfs antagonistes ne font que modifier la division du
travail du cœur dans le temps.

Lorsque les deux expérimentateurs réussirent à observer le
fonctionnement des nerfs du cœur provenant du grand sympathique — *sans aucune intervention des nerfs vaso-moteurs,* —
leur attention dut se fixer sur ce fait capital : en même temps
que la fréquence des battements du cœur augmentait, leur
amplitude diminuait. L'inverse s'observe, comme on sait,
pendant l'excitation des pneumogastriques : la hauteur des
excursions manométriques augmente en même temps que leur
fréquence diminue. Selon la formule de Cyon, l'intervention des
nerfs cardiaques laissait donc la somme du travail du cœur
constante. Une pareille constance du travail du cœur découlait
déjà des recherches faites antérieurement par Cyon pour étudier
l'influence des variations thermiques, (24) sur le nombre, la
durée et la force des battements du cœur. Nous avons vu plus
haut (ch. 1 § 4) que de ces recherches il a pu déduire les lois
générales de *la constance du travail et des périodes d'activité
du cœur indépendamment de son rythme,* notamment que la
durée de pulsations du cœur ainsi que leur intensité variaient
proportionnellement et en sens opposé à leur nombre dans un
temps donné.

Cyon se croyait par conséquent autorisé à induire de ses
nouvelles observations que « l'excitation des nerfs du cœur ne
modifie que la division du travail dans le temps », lorsqu'il vit que
chez les mammifères les nerfs accélérateurs augmentent la
fréquence des battements, et en diminuent la force, tandis que
l'excitation des pneumogastriques agit dans le sens inverse. La
conclusion paraissait d'autant plus légitime que chez les animaux, sur lesquels ces modifications avaient été observées, les
conditions mécaniques de la circulation exigeaient également
que tout ralentissement des contractions fût suivi d'une augmentation de leur amplitude, et *vice versa.* En effet, dans les expériences antérieures faites sur des cœurs de grenouilles séparés

du corps et dans lesquels un système de tuyaux en verre, par conséquent à parois rigides, maintenait artificiellement la circulation, le ventricule ne pouvait évidemment se remplir pendant la diastole que dans des limites très étroites, tandis que dans les conditions de la circulation normale, les conditions sont tout autres.

Ici la quantité de sang que le ventricule peut projeter dans l'aorte dépend, toutes les autres circonstances restant égales, de la durée de la diastole. Plus elle sera longue, plus le ventricule contiendra du sang au début de la systole; et, comme dans les conditions normales le ventricule se vide entièrement, le travail accompli par la contraction sera plus considérable. Les contractions accélérées avec des diastoles écourtées, doivent, par conséquent être, *ceteris paribus,* moins amples, et *vice versa.* Les exigences théoriques étaient donc à ce point de vue entièrement d'accord avec les observations faites par Cyon au moment de la découverte des nerfs accélérateurs, et la formule donnée de leur action paraissait inattaquable.

Les lois de l'*uniformité du travail et du rythme du cœur* (Marey), de la *conservation de la période de l'excitation physiologique* (Engelmann) et de la *conservation du travail du cœur* (Langendorff), ne sont en réalité que des expressions particulières de la loi plus générale déjà formulée antérieurement par Cyon (24). (Voir plus haut. p. 22.) Appliquée aux nerfs extracardiaques, la loi de Cyon est une nouvelle preuve éclatante que les phénomènes qui ont amené plus tard Marey, Engelmann et Langendorff à formuler leurs lois, sont en réalité des phénomènes nerveux, comme l'avaient soutenu Dastre, Gley, Kaiser et Langendorff lui-même dans ses premières recherches [1].

Malgré une si éclatante confirmation de cette loi, malgré sa parfaite concordance avec les conditions mécaniques du travail du cœur, il s'en faut de beaucoup que les physiologistes soient d'accord sur l'influence que l'excitation des pneumogastriques exerce sur la force des contractions. La raison principale de ce

---

1. Voir aussi à ce sujet, A. Dastre, *Recherches sur les lois de l'activité du cœur.* Paris, 1882, p. 61.

désaccord doit être cherchée d'abord dans la différence des méthodes d'observation, dont les savants font usage et qui sont loin d'offrir toutes le même degré de précision. A cette première cause de dissentiments il faut joindre la perturbation que les théories sur l'origine myogène des fonctions du cœur sont venues jeter dans l'étude de ces fonctions.

Coats, en 1869 (109), émet le premier un avis opposé à celui de Cyon : il soutient que l'excitation des pneumogastriques diminue l'étendue des battements du cœur. Ses expériences furent exécutées dans le laboratoire de Ludwig sur des cœurs de grenouilles reliés à un manomètre analogue à celui dont Cyon s'était servi précédemment (24) et qui permettait des conclusions exactes sur la force des battements et le travail du cœur. Malheureusement Coats travaillait sur les cœurs de grenouilles à moitié mortes et très insuffisamment nourries (Cyon, 53, p. 207). Pour s'en convaincre, il suffit de comparer les graphiques obtenus avant et après Coats à l'aide des mêmes appareils enregistreurs par des expérimentateurs qui avaient également travaillé dans le laboratoire de Ludwig. Les diminutions constatées par Coats étaient, d'ailleurs, de peu d'importance, et ne peuvent aucunement être invoquées comme preuve sérieuse que le pneumogastrique diminue les battements du cœur.

La même objection s'applique avec beaucoup plus de force encore à toutes les expériences sur des cœurs détachés du corps, soit dans leur intégrité, soit par fragments, et chez lesquels une abondante circulation de liquide nutritif n'a pas été soigneusement entretenue.

L'enregistrement des battements du cœur par de petits leviers appliqués sur la surface du cœur ou par des pinces cardiographiques ne peut, d'ailleurs, donner aucune indication rigoureuse sur la force des contractions. Seules méritent d'être prises en considération dans cette question les expériences faites à l'aide des manomètres à mercure, celles qui enregistrent les variations du volume du cœur, celles enfin qui mesurent directement la quantité de sang que le cœur expulse à chaque contraction. Avec le manomètre à mercure appliqué au cœur des vertébrés, on observe toujours une augmentation des excursions de la colonne de mercure pendant l'excitation des pneumogastriques (fig. 13). Certes, quand on expérimente sur des cœurs restés en communication avec le système vasculaire, les excursions de la colonne manométrique ne comportent pas toujours des conclusions aussi exactes sur les pulsations cardiaques, que quand il s'agit de cœurs séparés du corps. Mais dans certaines limites de fréquence et d'amplitude les oscillations de mercure donnent des indications d'une précision suffisante sur les variations de la force des contractions cardiaques. Ces limites sont même très larges dans les applications habituelles du manomètre, où les oscillations du mercure ont à vaincre des résistances provenant de l'élasticité des vaisseaux, et elles suffisent largement pour résoudre la question qui nous occupe ici. « Ces limites, dit Cyon (53, 254), sont le plus souvent très faciles à établir. Mais, même en dehors de ces limites, les augmentations de ces oscillations pendant les contractions trop rares et leurs diminutions dans le cas contraire ne sont pas de nature à induire en erreur sur la nature de leur origine. Quand on obtient des oscillations de 1 à 2 millimètres pendant l'excitation des nerfs accélérateurs ou de 100 millimètres et au delà pendant l'excitation des pneumogastriques, comme cela est arrivé si souvent dans nos expériences, on ne peut réellement avoir de doute que le travail du cœur ne soit considérablement plus fort dans ce dernier cas que dans le premier. » Les graphiques (p. 70, fig. 13, 14 et 15), empruntés aux derniers travaux de Cyon, ne laissent subsister aucun doute sur la justesse de cette appréciation.

Plus sérieuse est une autre objection qu'on a opposée aux preuves tirées des observations faites sur l'action des pneumogastriques à l'aide du manomètre à mercure: la grandeur des excursions de la colonne manométrique peut dépendre non seulement de la quantité du sang jeté par chaque contraction dans l'aorte, mais aussi de la diminution des résistances dans l'aorte par suite de la baisse de la pression sanguine. A cette objection Cyon (53) répond, premièrement que cette baisse de

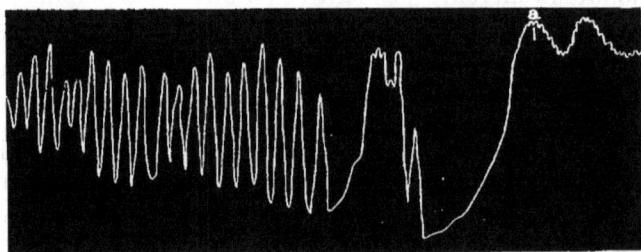

Fig. 13. — Excitation du nerf pneumogastrique chez un chien au point *a*.
Tracé d'après Cyon.
Ce tracé, comme les tracés suivants, se lit de droite à gauche [1].

pression, on peut la diminuer en sectionnant dans le thorax
toutes les branches du pneumogastrique, hormis celles qui se

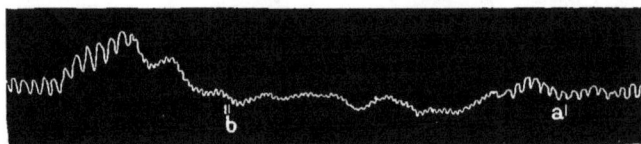

Fig. 14. — Pulsations accélérées (*Ibidem*).

rendent au cœur. Il cite, en outre, les observations où l'excitation des pneumogastriques produit des augmentations de ces

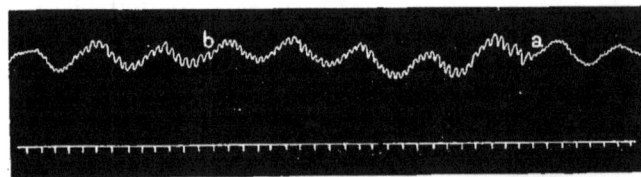

Fig. 15. — Pulsations ralenties et renforcées par suite de l'excitation du pneumogastrique avec baisse à peine perceptible de la pression sanguine chez un chien
(*Ibidem*).

excursions, quoique la pression sanguine reste sans changement ou même soit considérablement augmentée, comme, par

1. Tous ces graphiques sont réduits de la moitié ou des deux tiers de leur
grandeur.

exemple, après l'ablation des thyroïdes, ou après l'injection de substances qui augmentent la pression sanguine, ou même simplement lorsque la compression de l'aorte augmente d'elle-même la pression sanguine et excite les pneumogastriques (fig. 15).

Les recherches faites à l'aide d'appareils, mesurant les variations et le volume du cœur pendant ses contractions, témoignent également que leur force augmente sous l'influence de l'excitation des pneumogastriques. De telles expériences furent exécutées par Roy et Adami (110), qui observèrent toujours une augmentation de ces variations pendant l'excitation des nerfs inhibitoires. Par contre, Tigerstedt et Johansson (111), usant de méthodes analogues, ne constatèrent de pareilles augmentations que dans les cas d'excitation faible. Le résultat variait dans l'un ou l'autre sens quand les courants excitateurs augmentaient de force; les variations diminuaient avant l'arrêt complet du cœur quand les excitations devenaient très fortes. Dans son traité (*Physiologie de la Circulation*), Tigerstedt, pour expliquer la contradiction entre ses recherches et celles de Roy et Adami, dit que les excitations employées par ces derniers étaient relativement peu fortes. La contraction ne serait donc qu'apparente, « puisque, tous les observateurs étant d'accord qu'avec l'excitation faible des pneumogastriques, les contractions du cœur deviennent plus étendues » (112, p. 248). Il est évident que les excitations par des courants faibles se rapprochent le plus des excitations naturelles, surtout quand il s'agit d'appareils nerveux d'une sensibilité si extrême. Or, ce qui importe le plus dans de pareilles études physiologiques, c'est d'établir le mode de fonctionnement normal des organes.

Avant de passer aux travaux de Pawlow (108) qui a fait des mensurations directes des quantités de sang lancées par le ventricule dans l'aorte, rappelons encore que les recherches de Roy et d'Adami ont démontré qu'on ne peut juger des variations de la force du cœur en se servant des résultats obtenus par la mesure des changements de son diamètre. D'autre part, Bayliss et Starling (113) qui ont observé une diminution de la force cardiaque pendant l'excitation des pneumogastriques, l'attribuent à l'asphyxie du cœur, à une dilatation de ses parois, etc., c'est-à-dire à des circonstances incidentes. Ils sont d'avis qu'en réalité cette force ne diminue pas sous l'influence des pneumogastriques.

Mc WILLIAM (114) a, pour ses expériences, fait usage de pinces cardiographiques et de leviers enregistreurs posés sur le cœur, c'est-à-dire de méthodes peu aptes à résoudre définitivement le problème. Néanmoins lui aussi a pu constater que les excitations faibles des pneumogastriques augmentent la force des contractions cardiaques.

Les recherches de PAWLOW (115) ouvrent une nouvelle voie dans l'étude de l'action des pneumogastriques. Des expériences antérieures (108) avaient déjà amené ce physiologiste à rechercher, s'ils ne contiendraient pas deux sortes de fibres nerveuses, les unes diminuant, les autres augmentant la force des battements du cœur, et cela indépendamment des variations dans leur fréquence. Avant PAWLOW, GASKELL (116) et HEIDENHAIN (116), prenant pour point de départ les expériences de COATS (109), avaient cherché à élucider dans quelles conditions une diminution de la force cardiaque pouvait se produire sans une modification de nombre des pulsations. HEIDENHAIN avait observé que la force des battements diminuait, sans changement dans leur fréquence, lorsqu'on excitait les pneumogastriques chez les grenouilles avec de doubles coups de courants induits se succédant à des intervalles de 2″ à 5″; encore ne constatait-on ce phénomène que sur des cœurs fatigués. Cette observation, qui concordait, d'ailleurs, avec une autre de GASKELL — qu'un arrêt cardiaque ne s'obtient que sur des cœurs en parfait état de nutrition, — aurait dû attirer d'autant plus l'attention de ces auteurs que les résultats de COATS avaient été obtenus, comme nous l'avons dit plus haut, sur des cœurs épuisés et mal nourris, que par conséquent ils ne prouvaient rien.

En réalité, les conclusions des deux expérimentateurs tendaient plutôt à reconnaître que l'arrêt de cœur, à la suite de l'excitation des pneumogastriques, pouvait être amené non seulement par une prolongation de la diastole, mais même par la diminution constante de l'amplitude des pulsations du cœur. GASKELL parvint même à trouver une troisième cause d'arrêt du cœur dans la faculté que posséderaient les pneumogastriques de diminuer considérablement dans le muscle cardiaque la transmissibilité des excitations.

Les méthodes employées par GASKELL pour mesurer la force des battements de cœur ne sont pas irréprochables. La méthode de suspension notamment, appliquée au cœur entier, comme l'avait fait GASKELL, est loin de donner des indications justes sur les variations de la force de contraction cardiaque. Il suffit de rappeler la manière excessivement compliquée dont sont distribuées les fibres musculaires dans les diverses parties du cœur, pour comprendre combien il est risqué de vouloir tirer des conclusions exactes sur la force des battements du cœur, par les élongations ou le raccourcissement du cœur entier. (Voir les critiques de cette méthode dans l'étude de CYON, MYOGEN ODER NEUROGEN ? (139).

En dehors des erreurs particulières dans la détermination des variations d'intensité des battements du cœur sur les graphiques obtenus par des pinces cardiographiques, par le levier enregistreur ou la méthode de suspension, etc., les expériences de ce genre exécutées par des physiologistes anglais pendant la dernière vingtaine d'années sont souvent sujettes encore à une autre source d'erreur qu'il est indispensable de relever.

Depuis le vote de la loi antivivisectioniste, les physiologistes anglais sont forcés de narcotiser jusqu'à l'insensibilité complète tous les animaux soumis à des expériences de physiologie. Ils emploient dans ce but le plus souvent la solution A. C. E. Cette exigence d'une loi absurde n'a d'ailleurs nullement empêché la propagation et la généralisation en Angleterre de la pratique des vivisections : nulle part on n'opère avec plus de précision et d'habileté. Malheureusement aussi quand il s'agit d'expériences sur les systèmes cardiaque et vaso-moteur, l'emploi des narcotiques les plus en usage chez les physiologistes anglais, fausse trop souvent le résultat. Déjà la morphine exerce, comme on sait, une action considérable sur certaines parties de ces systèmes nerveux. Autrement graves sont les modifications que le chloroforme, l'éther, le chloral et d'autres substances analogues provoquent dans le fonctionnement des centres cardiaques et vaso-moteurs. Outre l'action directement paralysante que ces substances exercent sur certains de ces centres, elles modifient, et même elles renversent souvent la manière dont ces centres répondent aux excitations réflexes. Déjà en 1873 Cyon signala ces importantes modifications, qui l'avaient puissamment aidé à préciser la première loi de l'excitation ganglionnaire. (Voir plus loin § 7, ch. iv.)

Nous sommes convaincus que la plupart des indications contradictoires, entre les observations sur l'action des nerfs cardiaques et vasomoteurs faites par les physiologistes anglais et celles d'autres physiologistes qui eux n'étaient pas astreints à l'emploi de la solution A. C. E., proviennent justement des modifications que ces substances provoquent dans le fonctionnement des centres nerveux. Howell et Cyon avaient déjà signalé cette source d'erreurs à propos des expériences d'Oliver et Schafer sur l'action des extraits de l'hypophyse (229).

Dans tous les cas les données contradictoires sur l'action du pneumogastrique sur le cœur que nous venons de citer n'étaient pas de nature à permettre des conclusions définitives.

§ 7.

LES EXPÉRIENCES DE PAWLOW; LES NERFS QUI RENFORCENT LES BATTEMENTS DU CŒUR INDÉPENDAMMENT DE LEUR FRÉQUENCE : LES NERFS DYNAMIQUES, RENFORCÉS (ACTIONSNERVEN) DE CYON.

La vraie solution du problème soulevé par ces contradictions fut donnée par les recherches dont Pawlow prit l'initiative. Cet habile expérimentateur posa dès le début la question, s'il ne se trouvait pas dans le pneumogastrique des fibres ayant des fonctions physiologiques diverses, les unes qui diminueraient, les autres qui augmenteraient la force des battements du cœur. La

question pouvait être résolue par deux voies: la voie pharmaco-
logique et la voie anatomique. Si l'on réussissait à trouver des
substances susceptibles de paralyser certaines fibres nerveuses
du pneumogastrique en laissant les autres intactes, le problème pouvait être soumis à une expérimentation directe.
Bogojavlensky avait constaté que dans certaines phases de
l'empoisonnement par la *Convallaria maialis,* l'excitation des
pneumogastriques provoque une diminution de la pression et
un abaissement de la hauteur des pulsations sans influencer
leur fréquence. Cette observation décida Pawlow à choisir ce
poison pour ses expériences. En même temps, il eut recours à
l'excitation isolée de diverses branches qui se détachent du
ganglion cervical inférieur après sa jonction avec le pneumogastrique. La première branche intérieure de ce ganglion
paraissait n'agir que sur la force des battements du cœur, dont
elle ne modifiait le nombre que d'une manière insuffisante.
Cette action consistait en un abaissement de la pression sanguine.

Pawlow hésita pourtant à tirer de cette série d'expériences
des conclusions positives. Un pareil abaissement n'impliquait
d'ailleurs pas forcément une diminution de la force cardiaque.
Notons, en outre, qu'il ressort de la disposition anatomique des
nerfs en question donnée par Pawlow à la page 512[1] que le
nerf qui provoquait cet abaissement était celui que Cyon (52 et
76) a indiqué comme le prolongement du *nerf dépresseur.*

Les expériences de Pawlow, destinées à démontrer l'existence de nerfs susceptibles d'augmenter la force des battements
du cœur sans en modifier leur nombre, ont donné des résultats plus certains. Pour mesurer les variations de cette force,
Pawlow a eu recours à l'appareil perfectionné de Ludwig,
dont Stolnikow s'était servi pour mesurer la quantité de sang
projeté par le cœur dans l'aorte à chaque systole (115). Il résultait de ces expériences que cette quantité augmente constamment par suite de l'excitation d'une certaine branche de pneu-

1. Cette disposition est reproduite dans la *Physiologie de la circulation* de Tigerstedt, à la page 273.

mogastrique, — la forte *branche antérieure,* — (ou le grand
nerf cardiaque antérieur de WOOLDRIDGE) (118) qui se détache
au-dessous du laryngé inférieur, ou avec lui. La fréquence des
battements du cœur peut augmenter pendant cette excitation,
mais l'augmentation des forces cardiaques paraît en être indépendante, puisqu'elle se produit également en dehors de cette
accélération.

L'excitation directe du pneumogastrique ayant dans plusieurs
cas provoqué aussi une augmentation du volume du sang projeté par chaque contraction, PAWLOW a répété la même expérience sur un chien atropinisé. Le résultat variait suivant que
l'expérimentateur excitait le pneumogastrique gauche ou le
droit; ce dernier paraissait inefficace, tandis que le premier
augmentait notablement le volume du sang projeté.

Presque en même temps que furent exécutées les premières
expériences de PAWLOW, GASKELL (116) publia ses recherches sur
le *nerf coronaire* des tortues : l'excitation de cette branche du
pneumogastrique, qui se rend du sinus veineux au ventricule,
produisit tantôt une diminution, tantôt une augmentation des
pulsations cardiaques. GASKELL semble, d'ailleurs, attribuer
aux nerfs accélérateurs la propriété d'augmenter les pulsations
du cœur et aux pneumogastriques celle de les diminuer (119).
D'après ses expériences sur le nerf coronaire, il contiendrait
donc des fibres d'origine différente.

Tout récemment, CYON (53) a repris l'importante question de
l'influence des pneumogastriques sur la force des contractions
du cœur. Ses études sur les rapports entre les corps thyroïdes
et les nerfs du cœur ont révélé, quant à l'action de ces dernières, de nombreuses particularités qui jettent une vive
lumière sur le problème en question. On trouvera ces recherches exposées plus loin dans le chapitre des poisons physiologiques du cœur. Disons seulement ici qu'elles ont permis de
varier dans de larges limites l'excitabilité et le fonctionnement
des nerfs pneumogastriques et accélérateurs. CYON a trouvé
notamment que la brusque suppression des deux glandes thyroïdes
doit amener des troubles très variés dans le fonctionnement

des nerfs du cœur, troubles dont l'aspect peut encore se modifier sous l'influence des actions réparatrices ou compensatrices
par lesquelles d'autres organes, les parathyroïdes (GLEY) et
l'hypophyse, cherchent à remédier à l'absence des thyroïdes.
On observe ainsi, dans la sphère de l'activité des nerfs cardiaques, des manifestations extrêmement curieuses — une *vraie
anarchie des nerfs du cœur*, comme s'exprime CYON, et ces
anomalies aident puissamment à comprendre le jeu régulier des
organes à l'état normal.

Plusieurs de ces déviations dans le fonctionnement des pneumogastriques se rapportent directement au problème de l'augmentation de la force cardiaque sous l'influence de ces nerfs.
Parmi les nombreuses variations de leur excitabilité, CYON a
rencontré des cas où le seul résultat de l'excitation des pneumogastriques consistait dans une augmentation de la force des battements du cœur avec un très léger ralentissement des battements ;
mais sans aucune variation de la pression sanguine. Ces augmentations des excursions manométriques peuvent aller jusqu'à 15
ou 20 fois la hauteur normale, et cela aussi bien, quand les pneumogastriques sont excités directement, que quand ils subissent
une excitation réflexe ou due à l'injection d'extraits organiques
comme, par exemple, l'extrait de l'hypophyse (voir plus loin au
chapitre des poisons physiologiques). CYON propose de désigner
ces pulsations sous le nom de *pulsations renforcées (Aktionspulse)*,
pour les distinguer des pulsations habituelles des pneumogastriques qui sont accompagnées d'une forte diminution de la pression sanguine. Ces *pulsations renforcées* ou *dynamiques* se distinguent encore par ce trait caractéristique qu'elles ne sont
interrompues par aucune pause diastolique : l'ascension systolique commence aussitôt que la courbe diastolique a achevé sa
descente (Voir les fig. 34 et 40, p. 180 et 188).

Ces pulsations sont-elles identiques à celles observées par
PAWLOW et obtenues par l'excitation de la forte branche interne
du ganglion cervical inférieur ? Il est difficile à première vue
de l'affirmer avec certitude. Malheureusement PAWLOW, dans
son travail exécuté chez LUDWIG (115), ne donne point d'indica-

tions précises sur les variations de la pression sanguine, qui
ont pu accompagner l'augmentation de volume du sang projeté
dans l'aorte par les contractions du cœur. Les graphiques et
tableaux que cet auteur reproduit dans l'exposé de ses recherches antérieures n'indiquent que des augmentations de la pression sanguine, sans aucune élévation perceptible des excursions
cardiaques. Or, l'augmentation de la pression sanguine seule
peut être obtenue par l'irritation d'autres branches du ganglion
cervical inférieur, qui ne sont nullement des nerfs cardiaques.
Ainsi déjà, dans ses premiers travaux sur les nerfs accélérateurs,
Cyon (76 et 52) avait constaté que l'excitation des deux branches
qui forment l'anneau de Vieussens élève la pression sanguine
d'une dizaine de millimètres, mais ne modifie aucunement les
battements du cœur. Poursuivant ces études plus tard avec
Alodof (124), Cyon trouva que par ces deux branches passent
les nerfs vasoconstricteurs du foie : leur excitation élève dans
l'artère hépatique la pression de 50 millimètres et plus. Leur
section provoque le diabète.

Néanmoins Cyon incline à admettre l'analogie des pulsations
renforcées obtenues dans ses expériences avec celles que Pawlow
a constatées en irritant la forte branche externe du pneumogastrique. Les battements du cœur sont figurés, dans le travail de
Pawlow (115) par deux graphiques obtenus à l'aide du manomètre à
ressort de Fick. Les augmentations des excursions cardiaques que
ces dessins indiquent, comme se produisant au moment de l'irritation du nerf en question, sont incontestables, et, quoiqu'elles
ne soient pas à comparer pour l'intensité avec les pulsations
renforcées (*Aktionspulse*) de Cyon, il faut tenir compte non seulement de la diversité des circonstances, au milieu desquelles
elles se manifestent dans les expériences des deux physiologistes,
mais aussi de la différence des appareils enregistreurs employés
par l'un et par l'autre.

Après avoir mesuré la vitesse de la circulation sanguine dans
les veines pendant l'excitation des pneumogastriques, Cyon s'est
convaincu que cette vitesse augmente considérablement pendant
les contractions cardiaques ralenties et notablement renforcées ;

l'augmentation est particulièrement forte dans les veines thyroïdes (la vitesse est 4 ou 6 fois plus grande qu'avant l'excitation des pneumogastriques), mais elle ne laisse pas d'être encore
très notable dans les autres veines du corps. Le mécanisme de
cette augmentation est plus complexe que dans le cas observé par
PAWLOW, mais il repose, en partie au moins, sur le même phénomène.

Ce qui autorise surtout à considérer les *pulsations renforcées*
comme dues à l'excitation des nerfs quittant les pneumogastriques *au-dessous* du dernier ganglion cervical, c'est l'observation suivante : CYON a plusieurs fois obtenu les mêmes pulsations
par voie réflexe en excitant le bout central du ganglion cervical, *quand les deux pneumogastriques étaient coupés au cou,*
c'est-à-dire quand les seules communications par lesquelles
l'excitation pouvait être transmise au cœur étaient le dernier
ganglion cervical et le premier dorsal. *L'excitation même réflexe
des branches cardiaques de ces ganglions est donc à même de produire les pulsations renforcées* (Voir 53).

Toutefois, jusqu'à nouvelles preuves, il ne me paraît pas
indispensable d'admettre l'existence de fibres nerveuses particulières dans le pneumogastrique ; on peut considérer les pulsations
renforcées comme résultant de *l'excitation simultanée et harmonieuse des fibres modératrices du pneumogastrique et des fibres
accélératrices du grand sympathique qui sont diversement mélan-
gées dans les branches cardiaques du dernier ganglion cervical.*
Je suppose même que la contraction normale du cœur est, quant
à la force et à la durée, la résultante d'une excitation harmonieuse de ces deux sortes de fibres ; que, par conséquent, elle
a toujours le caractère de la contraction renforcée (*Aktionspulse*).
Les nerfs dont l'excitation provoque ces contractions,
je les désigne sous le nom de *Nerfs dynamiques (Aktions-
nerven)*. Nous reviendrons sur ce sujet à propos de la théorie
de l'innervation du cœur.

La démonstration faite ici de l'augmentation des contractions
cardiaques sous l'influence des pneumogastriques se rapporte
uniquement, comme on l'a vu, aux contractions des ventricules.

L'action de ces nerfs sur les oreillettes du cœur fut, elle aussi, l'objet de nombreuses et ingénieuses recherches qui arrivèrent, presque sans rencontrer de contradiction, à un résultat concordant : l'excitation des pneumogastriques diminue la force des contractions des oreillettes. BAYLISS et STARLING, FRANCK (125) et autres soutinrent que cette diminution peut se produire même *sans* un ralentissement des battements des oreillettes. Dans ses expériences, FRANCK prit soin de couper les pneumogastriques au-dessous des nerfs cardiaques et en même temps de sectionner la moelle allongée. De la sorte il prévenait les confusions pouvant provenir d'une action sur les vaso-moteurs des autres branches de pneumogastriques ; dans ces conditions la diminution de la pression sanguine ne pouvait, semblait-il, reconnaître pour cause que l'irritation des branches cardiaques de ces nerfs. Une action opposée — ralentissement des battements des oreillettes sans affaiblissement des contractions de celles-ci — n'a pu être observée, ni par BAYLISS et STARLING (110), ni par ROY et ADAMI (110).

Presque tous les auteurs sont également d'accord que l'action inhibitrice des pneumogastriques, en ce qui concerne le nombre des pulsations, est plus puissante sur les oreillettes que sur le ventricule. Plusieurs, comme, par exemple, GASKELL, soutiennent même que chez la tortue, l'arrêt de ce dernier n'est que la conséquence de l'arrêt des premiers ; le pneumogastrique n'aurait chez cet animal aucune action directe sur le ventricule. FRANCK conteste, d'ailleurs, l'exactitude de cette assertion. En tout cas, elle ne serait pas applicable aux cœurs des mammifères ; ceci vient d'être démontré, tout dernièrement encore, par une série d'expériences de KNOLL (126). Cet auteur a étudié les effets variables que produisent les excitations du pneumogastrique sur les quatre parties du cœur dont il enregistrait les variations. Il y aurait quelques réserves à faire sur la sûreté des procédés employés pour ces notations. Mais les recherches de KNOLL fournissent néanmoins plusieurs données précises sur les *rapports successifs* des contractions des quatre parties du cœur. Il résulte notamment de ces expériences que les ventricules peu-

vent être influencés par l'excitation des pneumogastriques tout
à fait indépendamment de la manière dont y répondent les oreillettes. Et il en est de même, soit que l'excitation ait lieu directement par voie électrique, ou par la production de l'asphyxie.
La modification de l'intensité des contractions des oreillettes
est expliquée par KNOLL, de la même façon que par ses prédécesseurs. Quant aux ventricules, il a constaté que si, dès le
début de l'excitation, les intervalles entre leurs contractions se
prolongent, l'intensité de ces contractions augmente notablement. Ajoutons encore que KNOLL aussi paraît disposé à admettre
que les pneumogastriques contiennent plusieurs espèces de fibres
nerveuses.

Nous ajouterons ici encore quelques mots sur la question si
controversée de la dilatation active du cœur pendant la diastole
sous l'influence nerveuse.

Une dilatation active du cœur sous l'action de ses fibres musculaires longitudinales est-elle possible, ou la dilatation diastolique est-elle due uniquement aux forces élastiques des ventricules cardiaques ? La longue controverse qui a eu lieu à ce sujet
entre LUCCIANI et Mosso s'est terminée plutôt à l'avantage de la
seconde solution du dilemme. Il n'existe aucune preuve que les
fibres musculaires du cœur puissent par leurs contractions amener une dilatation des ventricules. Mais l'impossibilité d'une
pareille dilatation étant même admise, l'influence nerveuse
pourrait néanmoins augmenter la dilatation diastolique et cela
de la même manière que les nerfs vaso-dilatateurs élargissent
les petites artères, c'est-à-dire en inhibant la contraction tonique de ces fibres musculaires. Pareille action impliquerait
naturellement la supposition que la tonicité du cœur est au
moins en partie d'origine nerveuse. Ce n'est qu'ainsi qu'on peut
expliquer le fait que la pression intrapéricardiale, nécessaire
pour empêcher la dilatation diastolique du cœur, doit être plus
considérable quand les nerfs pneumogastriques sont intactes
que quand ils sont sectionnés (STEFANI, 134). Cela indiquerait
que ces nerfs participent à la dilatation du cœur pendant la
diastole. On sait d'ailleurs que les pneumogastriques contien-

nent de nombreux vaso-dilatateurs qui desservent plusieurs organes dans les cavités thoraciques et abdominales.

L'observation faite par STEFANI (135) que l'excitation du bout périphérique du pneumogastrique nécessite une augmentation de la pression intrapéricardiale susceptible d'empêcher la dilatation diastolique, parle également en faveur d'une action dilatatrice de ces nerfs.

Récemment CYON a réussi à observer directement une dilatation du cœur pendant la diastole provoquée par l'excitation du pneumogastrique. Cette observation fut faite dans des conditions qui n'admettent plus l'objection faite aux observations de Stefani, qu'elle pourrait être amenée par une dilatation réflexe des vaisseaux. En effet l'observation de CYON (132) a été faite dans les conditions suivantes : la circulation cérébrale a été rendue indépendante du cœur et se faisait artificiellement selon la méthode dont nous avons parlé plusieurs fois (voir ch. v, § 9). D'autre part la circulation thoracique a été rendue complètement indépendante du reste du corps grâce à une communication directe établie entre l'aorte descendante et la veine cave inférieure. Une partie du sang sortant du ventricule gauche parcourait ainsi les extrémités supérieures ; le reste retournait directement par l'aorte et par la veine cave dans le cœur droit. Or, le pneumogastrique ne possède de vaso-dilatateurs que pour les poumons. L'excitation du bout périphérique de ces nerfs ne pouvait donc aucunement influencer la dilatation diastolique par suite d'une action vaso-dilatatrice, la ligature de la veine cave ayant coupé toute possibilité d'un afflux du sang venant de la région abdominale.

L'excitation des nerfs pneumogastriques chez un animal ainsi préparé avait donné à CYON les résultats suivants : les oscillations manométriques dans les deux sens étaient devenues très considérables ; de 4 à 5 millimètres elles sont arrivées à 160-170 millimètres de la colonne de mercure. La figure 45 est empruntée à une des expériences de ce genre [1].

1. Voir plus loin la figure 45 au chapitre IV, § 6.

On voit que l'augmentation de l'intensité des contractions cardiaques pendant l'excitation du pneumogastrique a été très considérable. Mais ce qui caractérise particulièrement les oscillations cardiaques ainsi obtenues, c'est qu'au maximum de la diastole le manomètre indiquait une pression négative de 28 millimètres de la colonne de mercure, c'est-à-dire que cette dernière est descendue d'autant au-dessous de zéro.

Étant donné que la région dont le cœur pouvait attirer le sang était très restreinte dans cette expérience, la hauteur des systoles ne pouvait pas dépasser une certaine valeur. On devait donc s'attendre à ce que la pression minimale pendant la diastole se tiendrait dans les mêmes limites. Il n'en était pourtant pas ainsi : elle descendait au-dessous de la ligne zéro. Ce phénomène ne peut pas être attribué aux oscillations propres du mercure ; avant tout il manquait dans les graphiques les inflexions propres à de pareilles oscillations. Il est également peu probable que l'absence de ces inflexions ait tenu à la coïncidence de leurs phases avec les phases des contractions cardiaques ou en d'autres mots que la systole commençante empêchait la production de l'inflexion. En effet, les durées des contractions cardiaques pendant l'excitation du pneumogastrique variaient dans des limites assez larges. D'ailleurs pendant les nombreuses inscriptions faites avec ce manomètre, même quand les variations atteignaient la même valeur, je n'ai jamais observé une descente de la colonne du mercure au-dessous de la ligne de zéro. Le phénomène observé ne peut donc être attribué qu'aux conditions spéciales de l'expérience, c'est-à-dire à la manière dont l'aorte et la veine cave avaient été liées au manomètre.

Dans tous les cas l'observation de Cyon parle en faveur de l'action nerveuse sur le tonus du cœur, sans pourtant démontrer d'une manière définitive la faculté du pneumogastrique de produire directement des dilatations diastoliques.

Ces expériences avaient démontré encore une fois d'une manière incontestable, que l'excitation du pneumogastrique augmente notablement la force des contractions ventriculaires ; la communication directe entre l'aorte et la veine cave inférieure excluait toute possibilité d'attribuer l'augmentation des oscillations cardiaques à une action des vaso-dilatateurs du nerf excité.

Les autres questions qui concernent les modes d'action du pneumogastrique du cœur seront discutées plus loin, après l'exposé du fonctionnement des nerfs accélérateurs.

§ 8.
MODE D'ACTION DES NERFS ACCÉLÉRATEURS.

Nous avons exposé plus haut la manière dont les frères CYON ont envisagé le rôle des nerfs accélérateurs. BEZOLD, qui au début était disposé à les considérer comme nerfs moteurs du cœur, s'est plus tard rangé à l'avis de CYON, qu'ils modifient la fréquence des pulsations sans augmenter le travail du cœur.

Telle fut également l'opinion de SCHMIEDEBERG (80). Lui aussi a constaté que la hauteur des excursions manométriques diminue plutôt avec l'accélération des battements du cœur : « Souvent au maximum de l'accélération, écrit-il, la différence entre la position du mercure pendant la systole et la diastole est si minime qu'elle devient imperceptible, et il devient difficile d'apercevoir les pulsations (80, p. 45). » Dans son travail exécuté dans le laboratoire de LUDWIG, SCHMIEDEBERG, en discutant la question de savoir pourquoi la tension artérielle reste invariable sous l'influence de l'excitation des accélérateurs, conclut que le nombre des pulsations compense la diminution de tension provenant de leur moindre étendue. Pour autant que la hauteur de la pression artérielle autorise des conclusions sur le travail du cœur, SCHMIEDEBERG s'est donc déclaré d'accord avec CYON : les accélérateurs ne modifient que la distribution du travail dans le temps.

Dans ses expériences sur les accélérateurs de la grenouille, SCHMIEDEBERG (128) est arrivé à une conclusion identique. BŒHM (81), qui a donné la disposition des nerfs accélérateurs chez le chat, observa, lui aussi, que la force des contractions

cardiaques diminue avec l'augmentation de leur fréquence. De
même Bowditch (129), dans son travail sur les interférences
entre les accélérateurs et les pneumogastriques. Il a pu observer
plusieurs fois une élévation de la pression sanguine en même
temps que l'accélération sanguine des battements du cœur. Mais
lui-même a soin de faire remarquer qu'il n'existe aucune concordance entre ces deux phénomènes et qu'ils tiennent évidemment, comme l'affirmait déjà Schmiedeberg, à la présence de deux
sortes de fibres nerveuses dans les nerfs soumis à l'excitation :
l'une de ces fibres agit sur la pression sans influencer la fréquence, tandis que l'autre, au contraire, modifie le nombre des
pulsations et reste sans effet sur la pression. Les graphiques que
Bowditch reproduit à l'appui de cette conjecture la rendent
éminemment vraisemblable. Rappelons que déjà, dans son premier travail sur les accélérateurs en 1866, Cyon avait constaté
dans l'anse de Vieussens la présence de purs vaso-constricteurs,
sans effet aucun sur la fréquence des battements du cœur. Or
le nerf que Schmiedeberg reproduit dans son tableau des nerfs
cardiaques, comme étant celui qu'il avait soumis à l'excitation,
est justement une branche de cette anse. Ajoutons que, chez son
chien, cette branche, par une disposition très exceptionnelle, se
détache directement de l'anse. Le plus souvent elle provient
directement du pneumogastrique, après son passage par le ganglion cervical inférieur.

Un autre élève de Ludwig, Baxt (130), a poursuivi les études
commencées par Bowditch ; il est d'accord avec ses prédécesseurs.

Il est vrai que d'autres observateurs, Heidenhain (117), Gaskell
(131), Mills (140), Roy et Adami (140), Bayliss et Starling (113),
etc., se prononcent dans un sens opposé. Nous reviendrons tout
à l'heure sur les recherches des trois premiers auteurs, dont les
affirmations se rapportent à des vertébrés à sang froid. Roy et
Adami ont observé dans la plupart des cas que les contractions
cardiaques — celles des oreillettes aussi bien que celles des ventricules — augmentaient de volume pendant l'excitation des
nerfs accélérateurs. Ces auteurs reconnaissent eux-mèmes qu'il

n'existait aucun rapport entre cette augmentation et les variations dans la fréquence des battements du cœur. Souvent même la première se produisait sans aucune accélération. Mêmes observations chez BAYLISS et STARLING. Les résultats de ces recherches ne contredisent donc qu'en apparence ceux des expériences précédentes. Il s'agit évidemment des mêmes phénomènes qu'ont observés CYON, SCHMIEDEBERG et BOWDITCH, de l'excitation de deux différentes sortes de fibres nerveuses. Les variations dans la distribution anatomique des nerfs provenant du dernier ganglion cervical et du premier thoracique sont si nombreuses, et les fonctions de ces nerfs si diverses — accélérateurs, modérateurs, dépresseurs, vaso-constricteurs pour le foie, vaso-moteurs pour le cœur lui-même, etc., — *qu'on ne peut parler d'une excitation d'un nerf accélérateur que dans le cas où on obtient pour seul effet une augmentation de la fréquence sans un changement notable de pression.* C'est même pour cette raison que le lapin, chez lequel les accélérateurs ont été primitivement découverts par CYON, se prête mieux que tout autre animal à ces expériences. La distribution des nerfs offre chez lui une régularité beaucoup plus grande. La confusion entre les véritables nerfs d'accélération de CYON et d'autres branches du dernier ganglion cervical ne se rencontre que trop souvent. Récemment encore, THEODORO MUMM, dans un travail exécuté dans le laboratoire de physiologie de Berlin a cru expérimenter sur les nerfs accélérateurs, tandis qu'en réalité il n'avait affaire qu'aux filets nerveux du pneumogastrique de PAWLOV. Aussi obtenait-il le plus souvent des augmentations et des ralentissements des battements du cœur au lieu d'accélération (voir CYON, Myogen oder Neurogen? 139, p. 274).

Il résulte encore d'une autre observation de ROY et ADAMI que souvent, dans leurs recherches, ils n'avaient nullement affaire à des accélérateurs purs. Aussi affirment-ils que, les nerfs pneumogastriques étant sectionnés, l'excitation des accélérateurs serait impuissante à augmenter la fréquence des battements du cœur. Or, dans toutes les expériences de CYON qui ont servi à établir l'existence de ces nerfs, nous trouvons la mention que les pneumogastriques avaient été coupés dès le début. Bezold, Ludwig et Thiry agissaient, d'ailleurs, de même dans leurs recherches antérieures relativement à l'influence de la moelle épinière sur le cœur.

Tout ce qui précède se rapporte uniquement aux nerfs accélérateurs des mammifères. Chez les vertébrés à sang froid l'existence de ces nerfs fut pour la première fois affirmée par Schmiedeberg (128). Après avoir, à l'aide de l'atropine, paralysé chez les grenouilles les nerfs inhibitoires du pneumogastrique, il constata que l'excitation de ce dernier ne provoquait plus qu'une accélération des battements du cœur. Déjà précédemment Wundt (136) avait fait une observation analogue : quand de fortes doses de curare ont supprimé l'action modératrice des pneumogastriques, on obtient en les excitant une accélération des battements. Bientôt Schelske (91) publia une autre observation paraissant se rapporter au même phénomène : quand le cœur s'est arrêté par suite d'une élévation de la température à 35° et au delà, l'irritation du pneumogastrique à l'aide de l'électricité produit des contractions cardiaques. Ce fait, révoqué en doute par plusieurs autres observateurs, fut pleinement confirmé par Cyon (24) qui, dans les mêmes conditions, parvint à obtenir par l'excitation de ce nerf des contractions tétaniques ou toniques.

Le fait en lui-même était donc hors conteste : quand les fibres modératrices du pneumogastrique sont mises dans l'impossibilité de fonctionner par l'effet soit du curare (Wundt), soit de l'élévation de la température (Schelske, Cyon), soit de l'atropine (Schmiedeberg), son excitation électrique provoque des contractions tétaniques ou simplement accélérées. Nous avons vu que Schmiedeberg en a tiré la conclusion qu'indépendamment de leurs fibres modératrices, ces nerfs contiennent encore des fibres accélératrices. Cyon (137) indiquait la possibilité d'expliquer autrement le même fait : se basant sur l'hypothèse que l'inhibition était un phénomène d'interférence, on pouvait admettre que, l'action inhibitrice étant suspendue par une cause quelconque, l'irritation parvenant aux cellules ganglionnaires, libres de toute autre excitation, les met en état de fonctionnement. Il

a été prouvé, toutefois, par des expériences ultérieures que
l'explication de Schmiedeberg était exacte et que les nerfs pneumogastriques chez les vertébrés à sang froid contiennent réellement des nerfs accélérateurs. Heidenhain (117), et après lui
Gaskell (131), ont montré que les fibres accélératrices du pneumogastrique des grenouilles dérivent du sympathique et le
rejoignent à leur sortie du cerveau. Peu après, Gaskell et
Gadow (138) étudièrent les nerfs accélérateurs chez les tortues,
les crocodiles, les alligators et autres vertébrés à sang froid.
« Ces nerfs cardiaques, qui visiblement accélèrent le rythme
des battements et augmentent la force des contractions, ont le
même parcours chez tous les vertébrés à sang froid examinés
jusqu'à présent », disent ces auteurs (138, p. 369). Aucun
détail n'est donné sur la manière dont les observations ont été
recueillies, ni sur les méthodes à l'aide desquelles on a constaté
l'augmentation de la force des contractions. Pourtant quelques
preuves indiscutables n'eussent pas été inutiles pour légitimer
la conclusion que chez les vertébrés en question les accélérateurs se distinguent réellement d'une façon si éclatante des
mêmes nerfs chez les mammifères. Cette réserve n'enlève naturellement rien à la valeur anatomique des recherches faites par
Gaskell et Gadow [1].

§ 9.

LES RAPPORTS FONCTIONNELS ENTRE LES NERFS PNEUMOGASTRIQUES ET LES NERFS ACCÉLÉRATEURS.

Les relations physiologiques entre ces deux sortes de nerfs
constituent pour la théorie de l'innervation du cœur un problème d'une importance capitale. Nous avons vu dès le début Cyon
(76 et 52) se prononcer en faveur de l'antagonisme absolu entre
les pneumogastriques et les accélérateurs. Dans son travail sur
l'action de l'acide carbonique et de l'oxygène sur le cœur (30),

1. Je reviens encore sur le rôle des nerfs accélérateurs dans le § 9 du chapitre v.

le même auteur était déjà disposé à croire que les fibres de ces nerfs antagonistes se terminent dans des cellules ganglionnaires différentes. Plus tard, dans son mémoire présenté à l'Académie des sciences de Saint-Pétersbourg, en développant une théorie du fonctionnement des nerfs inhibitoires basée sur des interférences des excitations nerveuses dans les cellules ganglionnaires, Cyon (137 ; 52, p. 109) revient sur l'antagonisme des pneumo-gastriques et des accélérateurs ; il admet même que, si la prédominance des premiers se manifeste par voie d'interférence, ils doivent nécessairement produire une certaine déperdition des forces excitatrices, déperdition largement compensée par une accumulation des forces motrices dans le cœur, par suite du ralentissement des battements du cœur, et, par conséquent, de l'augmentation de leur amplitude. C'est de cette manière que le pneumogastrique modifierait la distribution du travail cardiaque dans le temps.

Une certaine prédominance du pneumogastrique sur les accélérateurs ressortait aussi de la présence de ces derniers dans son tronc, fait que Schmiedeberg a constaté chez la grenouille. Dans les conditions normales l'excitation *électrique* de ce nerf produisait toujours un ralentissement et même un arrêt du cœur. Cette possibilité pour le nerf inhibitoire de vaincre l'excitation de son antagoniste n'indiquait, d'ailleurs, nullement que dans les conditions *normales* du fonctionnement de ces deux nerfs, il le domine également. La supposition était déjà inadmissible, alors qu'on ignorait encore que les accélérateurs se trouvent, eux aussi, dans une excitation tonique. Si le pneumogastrique devait toujours détruire l'effet des accélérateurs, la présence de ces derniers nerfs deviendrait superflue.

En 1872, Bowditch (129) entreprit d'élucider par des expériences *ad hoc* la question des interférences entre les deux antagonistes. Ces recherches n'aboutirent pas à des résultats décisifs. Si dans certaines expériences le pneumogastrique, même légèrement excité, paraissait vaincre le nerf accélérateur soumis à une excitation maximale, dans d'autres, par contre, le nerf accélérateur semblait pouvoir contre-balancer l'excitation du pneumogastrique. Pour approfondir les causes de cette contradiction, Baxt (130) institua une longue et minutieuse série d'études qui le conduisirent à des conclusions en apparence absolument opposées aux opinions admises jusqu'alors. Voici les résultats de ses recherches : 1) Pendant l'excitation parallèle des deux nerfs, aucun compromis ne se produit entre l'action de l'un et celle de l'autre ; l'action du pneumogastrique supprime toujours celle de l'accélérateur, quelle que soit la force respective des excitants qui irritent ces deux nerfs ; 2) Après la cessation de l'excitation du pneumogastrique, l'accélération des pulsations n'est pas produite par les nerfs accélérateurs délivrés de l'action antagoniste, mais par un changement dans l'état du cœur lui-même. En un mot, les deux nerfs ne seraient plus des antagonistes : ils agiraient sur deux points différents du cœur.

Nonobstant l'inadmissibilité d'une pareille prédominance absolue du pneumogastrique, la conclusion de Baxt fut pendant plus de vingt ans considérée comme hors conteste par la majorité des physiologistes. Ce n'est qu'en 1892 que Meltzer (140) souleva contre cette théorie des objections parfaitement motivées. Après avoir examiné attentivement les tableaux des expériences de Baxt, Meltzer montra qu'en réalité il en ressortait que, chaque fois que l'accélérateur fut excité en même temps que le pneumogastrique, le nombre des pulsations était plus considérable que quand ce dernier fut seul soumis à l'excitation et, qu'en outre, « plus l'excitation de l'accélérateur était puissante, plus considérable était son influence sur le résultat de l'excitation des deux nerfs ». Il résulterait donc des expériences mêmes de Baxt, soumises à une analyse plus approfondie, que ses conclusions n'auraient pas dû être si absolues. Meltzer conclut avec raison que les deux nerfs sont des antagonistes, et que l'effet de leur excitation simultanée est la résultante de leurs actions réciproques.

Vers la même époque une observation faite par Bayliss et Starling (113) parut aussi indiquer que les conclusions de Baxt (130) ne répondaient pas à la réalité des faits : après avoir obtenu un arrêt des oreillettes en soumettant le pneumogastrique à une excitation de force moyenne, les deux expérimentateurs purent provoquer une accélération des battements du cœur par l'excitation des accélérateurs.

Mais ce n'est que tout récemment que la théorie de Baxt fut battue en brèche par des expériences directes qui ruinèrent définitivement son crédit. Ces expériences très variées furent exécutées par Reid Hunt (141) dans le laboratoire de l'Université Johns Hopkins. La conclusion principale que l'auteur en tire est la suivante : « Quel que soit le mode de l'excitation simultanée des accélérateurs et des pneumogastriques, que les premiers soient soumis aux courants électriques pendant l'excitation des seconds, ou *vice versa*, ou enfin que l'excitation des deux nerfs commence en même temps, pendant une période de temps plus ou moins prolongée, le résultat est toujours le même : l'effet sur la fréquence des pulsations dépendra toujours du rapport entre les forces des excitants appliqués aux deux nerfs... Autant que l'effet de l'excitation de ces deux nerfs se manifeste par les variations du *rythme des contractions* ventriculaires, *ces nerfs sont des antagonistes purs* » (*loc. cit.*, p. 178 et 179).

On voit que la conclusion de Reid Hunt est conforme à celle que donnait Cyon en 1866, au moment de la découverte des nerfs accélérateurs. En même temps que le physiologiste américain, mais par des procédés différents, Cyon (53) est parvenu à prouver expérimentalement que la sommation des effets de l'excitation simultanée des nerfs pneumogastriques se rapporte *aussi bien au rythme qu'à la force des contractions*. Cette conclusion a été tirée d'expériences faites en excitant soit directement, soit par voie réflexe, les filets accélérateurs et inhibitoires qui traversent le ganglion cervical inférieur. Des expériences antérieures avaient démontré à Cyon que le sympathique du cou peut, dans certaines circonstances, produire des effets accélérateurs sur le cœur, et que, notamment par suite d'affections strumeuses ou de la thyroïdectomie l'excitabilité du système sympathique, nerfs et ganglions, est considérablement augmentée. Pouvant obtenir la même exagération de l'excitabilité à l'aide d'injections d'iode, substance qui en même temps diminue l'excitabilité des pneumogastriques (BARBÉRA, 121), CYON possédait ainsi le moyen d'abaisser à volonté l'excitabilité des uns et de rehausser celle des autres. Les conclusions de ces nombreuses expériences ont mis hors de doute que : 1° les résultats des excitations simultanées des pneumogastriques et des accélérateurs dépendent à un haut degré de l'état d'excitabilité de leurs ganglions cardiaques ; 2° les effets immédiatement postérieurs de telles excitations sont des conséquences directes de celles-ci ; ils diffèrent dans chaque cas selon la nature de la résultante des excitations simultanées des deux nerfs.

Dans plusieurs expériences CYON a observé qu'en comparant les effets de l'excitation des nerfs antagonistes (avec leurs suites immédiates) sur le rythme des battements et la pression sanguine, on trouve qu'ils se contre-balancent presque entièrement, c'est-à-dire que le nombre des pulsations et la pression moyenne du sang pendant l'excitation sont égaux à ceux observés pendant le même laps de temps avant l'excitation : preuve directe que les deux antagonistes ne font que varier le mode de travail du cœur selon les besoins du moment. *Au lieu de remplir sa fonction par une série de pulsations petites, mais fréquentes, le cœur le fait par des contractions plus rares, mais plus fortes.* La somme de l'énergie dépensée par les ventricules reste la même, ou peu s'en faut. L'erreur de BAXT provient apparemment de ce qu'il ne s'est servi pour ses expériences que de chiens, chez lesquels la disposition anatomique des nerfs cardiaques est soumise à des variations nombreuses. REID HUNT a expérimenté sur des chiens, des chats et des lapins; CYON, sur des lapins et des chiens. D'ailleurs, pour décider la question si le pneumogastrique prédomine réellement quand la force d'excitation de deux nerfs est égale, il aurait fallu aussi soumettre à l'excitation en même temps que ce nerf *tous* les accélérateurs du même côté.

Les expériences de ce genre exigent également que l'on prenne en considération les phases de latence des deux nerfs. La latence des accélérateurs est beaucoup plus longue que celle des pneumogastriques, et sa durée, qui varie elle-même dans des limites assez larges, peut aller jusqu'à 10″ et même 20″. Cette longue durée indique clairement que les nerfs accélérateurs se terminent dans les ganglions moteurs du cœur, et non dans les muscles. Elle peut aussi s'expliquer en partie par ce fait que, pour manifester son effet sur la fréquence des battements du cœur, l'excitation artificielle des nerfs accélérateurs est obligée de vaincre auparavant la résistance des nerfs ralentisseurs. Si la phase de latence des pneumogastriques est plus courte, cela peut tenir à la prédominance des ralentisseurs ou, comme nous l'avons dit, à ce que le tronc de ce nerf contient toutes les fibres inhibitoires situées du même côté. Tout récemment, d'ailleurs, Cyon a trouvé que dans certaines circonstances, telles que la forte excitation de tous les nerfs accélérateurs par l'injection intraveineuse de l'extrait des capsules surrénales, la durée de la latence des pneumogastriques peut elle aussi devenir notablement plus longue et durer jusqu'à 5″ ou 10″.

CHAPITRE III

LES NERFS CENTRIPÈTES DU CŒUR ; LE NERF DÉPRESSEUR

§ 1.

ANATOMIE DU DÉPRESSEUR CHEZ LES MAMMIFÈRES ET LES VERTÉBRÉS A SANG FROID.

Nous avons décrit les mécanismes nerveux à l'aide desquels le cœur peut régler la *force* et la *fréquence* de ses contractions. Mais le travail mécanique qu'il accomplit à chacune d'elles ne dépend pas seulement de la masse de sang qu'il projette dans la circulation, et de la vitesse de cette projection ; le sang, à sa sortie des ventricules, rencontre des résistances considérables qui proviennent de la pression existant dans le système artériel. Une grande partie des forces vives du cœur est dépensée pour vaincre ces résistances, qui, elles, sont déterminées par la pression moyenne existant dans l'aorte ou dans l'artère pulmonaire au moment de la contraction des ventricules. Cette pression moyenne subit des variations constantes en rapport direct avec la quantité de sang contenu dans le système vasculaire, et en rapport inverse avec le diamètre des petites artères, par lesquelles le sang pénètre dans les capillaires. Or, ces deux valeurs, la quantité du sang et le diamètre des artères, sont soumises à des fluctuations très considérables ; les unes se répètent régulièrement, liées au fonctionnement normal des organes ; d'autres sont accidentelles et brusques ; celles-là sont d'autant plus dangereuses pour le cœur. Contre les unes et les autres le cœur doit être à même de se protéger par des mécanismes spéciaux. Non seulement il doit être en mesure d'écarter les dangers qui menacent l'intégrité de ses parois, et sa faculté de vider son contenu, mais il faut aussi qu'il puisse diminuer le travail qui lui incombe, si des causes intrinsèques ne lui permettent pas de faire la dépense des forces motrices nécessaires pour vaincre de grandes résistances.

Un de ces mécanismes est donné par le *nerf dépresseur* découvert par Cyon et Ludwig en 1866.

Voici en quels termes Cyon et Ludwig ont décrit la position et la marche de ce nerf chez les lapins : « Le dépresseur commence par deux racines *g* et *h* (voir la fig. 16 reproduite ici d'après l'original), dont l'une part du nerf pneumogastrique, l'autre d'une de ses branches, le nerf laryngé supérieur. Souvent le nerf ne possède qu'une racine ; dans ce cas elle émane ordinairement du nerf laryngé. Devenu indépendant, le dépresseur se dirige vers l'artère carotide et, se plaçant près du nerf sympathique du cou *a*, il suit le même parcours que lui, mais en reste séparé presque jusqu'à l'entrée dans la cavité thoracique. Nous n'avons constaté sur quarante lapins qu'une seule exception à ce parcours du dépresseur : vers le milieu du cou, ce nerf rejoignait le pneumogastrique et rentrait dans sa gaine. A cet endroit le pneumogastrique formait un petit plexus, dont le dépresseur se détachait de nouveau pour suivre son parcours habituel (78). »

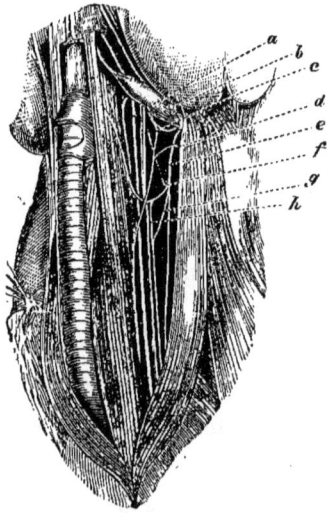

Fig. 16. — Le nerf dépresseur chez le lapin (d'après Cyon et Ludwig).

g et *h*, les deux racines du dépresseur. — *f*, le laryngé supérieur. — *c*, pneumogastrique. — *a*, le nerf sympathique. — *b*, le nerf hypoglosse. — *e*, la branche descendante de l'hypoglosse.— *d*, le pneumogastrique.

Avant d'entrer dans la cavité thoracique, le dépresseur forme anastomose avec le ganglion cervical inférieur dont, d'après une description ultérieure de E. et M. Cyon (76) les deux branches intérieures constituent sa continuation ; ces deux branches se rendent au cœur entre l'aorte et l'artère pulmonaire. Il arrive parfois que du côté gauche un petit filet nerveux se détache du ganglion cervical inférieur et se rend au dépresseur. A l'endroit où il rencontre ce dernier nerf, on trouve un petit ganglion. La figure 7 empruntée à la première communication de Cyon et Ludwig, reproduit cette disposition.

En 1867, Stelling (143), expérimentant sur le dépresseur du lapin et du lièvre, a généralement confirmé les données anatomiques et physiologiques de Cyon et Ludwig. Roever (144) a aussi constaté la présence d'une petite intumescence ganglionnaire au point de jonction du nerf dépresseur avec une branche du dernier ganglion cervical. Au sortir de ce gonflement, deux filets du dépresseur se rendent dans le tissu adipeux entre l'aorte et l'artère pulmonaire ou pénètrent dans la paroi de l'aorte. Kazem Beck (145), auteur d'une étude très étendue sur la marche du nerf dépresseur chez divers animaux, a plusieurs fois observé qu'une branche du sympathique du cou se détachait *plus haut* que le dernier ganglion cervical et formait anastomose avec le dépresseur. D'après ce savant, plusieurs branches du plexus cardiaque entourant l'artère pulmonaire se rendent sur la surface antérieure du ventricule gauche et se répandent entre la musculature du ventricule et le feuillet viscéral du péricarde. D'autres ramifications se propagent sur la surface antérieure du ventricule droit et peuvent être suivies jusqu'à la pointe du cœur où elles entourent les vaisseaux coronaires.

Récemment Cyon (53) a décrit plusieurs nouvelles variétés de la marche du dépresseur chez le lapin ; une entre autres très rare, déjà observée à la première préparation de ce nerf dont elle a amené la découverte, consistait en une anastomose longue de plusieurs centimètres, qui, vers le milieu du cou, se détachait du pneumogastrique et se rendait au sympathique. Ce n'est que tout dernièrement que Cyon a pu soumettre cette anastomose du dépresseur à l'excitation électrique. Parmi d'autres variétés signalées, il en faut noter une, déjà mentionnée

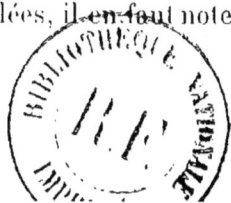

par ROEVER : du côté gauche on trouve deux dépresseurs montant le long du sympathique, tout à fait indépendants ou séparés seulement depuis le milieu du cou, l'un d'eux se rend au nerf laryngé supérieur, l'autre au pneumogastrique ou au sympathique. Deux variétés chez le même animal, reproduites par CYON (146, pl. I), méritent également d'être citées : du côté gauche, on trouvait, en dehors d'un dépresseur se rendant directement au laryngé supérieur, un autre pouvant facilement être isolé dans la gaine même du pneumogastrique sur une longueur de deux centimètres ; plus haut, à la hauteur du laryngé supérieur, cette branche se détachait de nouveau du pneumo gastrique pour se rendre au ganglion cervical supérieur. C'est elle qui forme ce que CYON appelle la *troisième racine* du dépresseur, dont il sera bientôt question. Du côté droit, chez le même lapin, le dépresseur recevait deux racines du laryngé supérieur et une troisième du sympathique. Cette dernière quittait bientôt le dépresseur et se dirigeait vers la glande thyroïde.

. D'autres fois on voit des filets nerveux émaner du petit plexus que vers le milieu du cou le dépresseur forme avec le sympathique.

Mais, en général, la marche du nerf dépresseur est très régulière chez le lapin, c'est pourquoi cet animal se prête mieux que tout autre aux expériences physiologiques sur ce nerf.

Relativement au mode de terminaison du nerf dépresseur dans le muscle cardiaque, on a peu de données. SMIRNOW (147) a observé dans des cœurs de mammifères certains filets nerveux dont se détachent des fibres ayant des terminaisons toutes particulières, analogues à celles que GOLGI a signalées dans les tendons des muscles ordinaires. Elles affectent la forme d'arbrisseaux terminaux (*Endbaümchen*) et se trouvent de préférence dans le tissu conjonctif de l'endocarde des oreillettes, surtout dans le septum ; on les rencontre aussi, quoique en moins grand nombre, dans l'endocarde de la partie supérieure des ventricules. Quelques expériences sur la dégénérescence consécutive à la section du pneumogastrique et des dépresseurs chez des lapins et des chats ont permis à SMIRNOW de conclure avec une grande probabilité que ces arbrisseaux sont les terminaisons de ce dernier nerf.

Chez le *chat,* le nerf dépresseur a une marche bien plus irrégulière que chez le lapin. Les premières recherches faites à ce sujet par E. Bernhardt (148) ont établi que très souvent ce nerf n'existe pas à l'état isolé. Là où il était indépendant, ses relations avec le pneumogastrique et le sympathique présentaient trois variétés : 1° Le dépresseur se joignait à une petite branche provenant du ganglion cervical inférieur ; 2° Il entrait dans ce ganglion ; 3° Au niveau de la première côte il se divisait en plusieurs branches qui se rendaient directement au cœur ; une de ces branches formait anastomose, avec le ganglion cervical inférieur. Kowalewsky et Adamuck (149), sur 50 chats opérés, n'ont rencontré que 5 fois un dépresseur isolé. Roever (144), au contraire, prétend n'en avoir constaté l'absence que 3 fois du côté gauche et 22 fois du côté droit sur 100 sujets opérés.

Bernhardt, Roever et Kazem Beck s'accordent à signaler chez le chat l'existence de nombreuses anastomoses entre les branches des nerfs accélérateurs et celles du nerf dépresseur. Boehm (150) a également noté de pareilles anastomoses, aussi bien dans le ventricule que dans l'oreillette. Sur l'anatomie du nerf dépresseur chez le *chien,* les auteurs sont moins d'accord. Dreschfeld (151) n'a pas réussi à trouver un dépresseur isolé chez cet animal ; par contre, Bernhardt (148, p. 16), Roever (144, p. 71) et Langenbacher (152) affirment l'existence d'un dépresseur chez le chien. Kreidmann (153) et Finkelstein (154), qui ont étudié l'anatomie du nerf dépresseur dans l'espèce canine, admettent tous deux la possibilité d'isoler ce nerf dans la partie supérieure de la gaine commune du pneumogastrique et du sympathique, non loin du laryngé supérieur. Le plus souvent, en isolant le dépresseur situé entre le pneumogastrique qui est en dehors de ce nerf et le sympathique qui est en dedans, on trouve qu'il possède deux racines, provenant, l'une du laryngé, l'autre du pneumogastrique. Kasem-Beck a réussi quatre fois à séparer ainsi le dépresseur jusqu'à son entrée dans le muscle cardiaque. Deux fois même il a tenté avec succès d'exciter les bouts centraux de ce nerf, et il a obtenu l'abaissement de la pression sanguine.

Suivant Wooldridge (155), les fibres du nerf dépresseur se répandent chez le chien surtout sur les surfaces antérieure et postérieure des ventricules. Les indications qu'Ellenberger et Baum (156) donnent sur le parcours du dépresseur chez le chien concordent en général avec celles de Kreidmann. Par contre, on ne trouve aucune désignation de ce nerf sur la figure détaillée qu'ils donnent des nerfs du cou (fig. 184, p. 527). Selon Cyon (53, p. 133), le nerf désigné sur cette figure comme nerf pharyngien inférieur n'est autre que le nerf dépresseur ; comme celui-ci, il commence par deux racines, dont l'une pro-

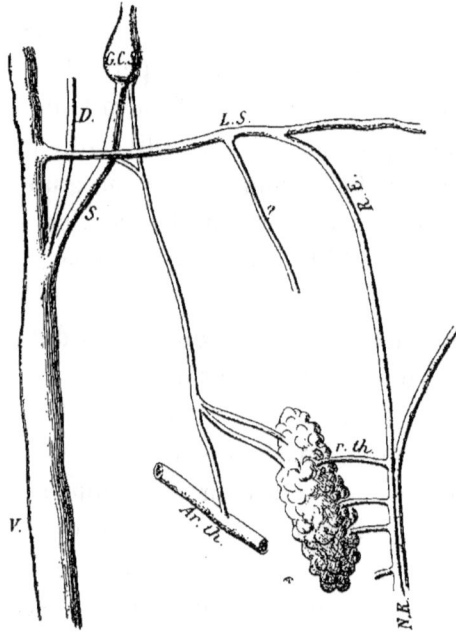

Fig. 17. — Le nerf dépresseur chez le chien (d'après Cyon).

V, nerf pneumogastrique. — D, nerf dépresseur. — S, sympathique. — G, C, S, ganglion cervical supérieur. — L, S, laryngé supérieur. — N, R, laryngé inférieur.

vient du pneumogastrique, l'autre du nerf laryngé supérieur. Chauveau, dans son ouvrage classique d'anatomie comparée, n'attribue, d'ailleurs, au chien qu'un seul nerf pharyngien.

Cyon (146) a récemment expérimenté sur le dépresseur du chien, isolé dans la gaine commune aux trois nerfs. Il n'a pas trouvé chez les animaux soumis à ces expériences une racine provenant du laryngé supérieur, mais, par contre, il décrit dans un cas une fine branche qui se rendait au ganglion cervical supérieur. Dans un autre cas, une branche du dépresseur for-

mait anastomose avec le nerf thyroïdien. Nous reproduisons ici
les deux dessins donnés par Cyon du dépresseur du chien. Le
trajet du dépresseur indiqué dans la figure 101 offre, comme
on le voit, une ressemblance parfaite avec celui de ce nerf chez
le lapin. Cyon estime que les variations observées dans la disposition anatomique du chien tiennent à la diversité des races
étudiées.

Chez le *cheval*, Cyon
(157) a, dès 1870, con-
staté par des expériences
physiologiques l'exis-
tence d'un nerf dépres-
seur distinct du pneu-
mogastrique et du sym-
pathique du cou. On
trouvera reproduite ici
(fig. 19) la disposition
anatomique qu'il a don-
née de ce nerf. Chez le
cheval, ainsi que l'in-
dique ce dessin, le nerf
dépresseur possède, en
sus des deux racines *a*
et *b* analogues à celles
du lapin, une troisième

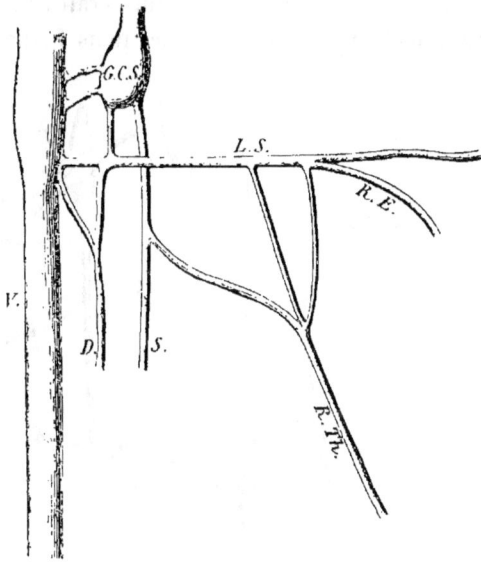

Fig. 18. — Le dépresseur chez le chien
(d'après Cyon).
Mêmes désignations que dans la figure 17. —
R, Th, nerf thyroïdien.

racine A qui forme une forte anastomose avec le ganglion
cervical supérieur E et continue sa marche vers une destination
qui n'a pas encore été établie d'une manière bien précise. La
figure 103 montre les rapports intimes de ces trois racines entre
elles et avec les nerfs pneumogastriques et laryngé supérieur.
On voit que ces rapports sont assez compliqués et notamment
que la troisième racine du dépresseur a trois origines différentes : deux branches procèdent de ces deux nerfs et la
troisième *c* de la racine *b*. Conjointement avec le laryngé supérieur, ces racines forment un véritable plexus nerveux à la
hauteur du gonflement supérieur du pneumogastrique.

En 1880, Finkelstein a étudié, au seul point de vue anatomique, la distribution du dépresseur chez le cheval. Il en donne
deux variétés dont l'une ne diffère pas de celle de Cyon, sauf
que la troisième racine a échappé à l'attention de Finkelstein.
Suivant une seconde variété, le dépresseur effectuerait son parcours dans une gaine qui lui serait commune avec le sympathique et le pneumogastrique, mais Finkelstein n'a pas réussi

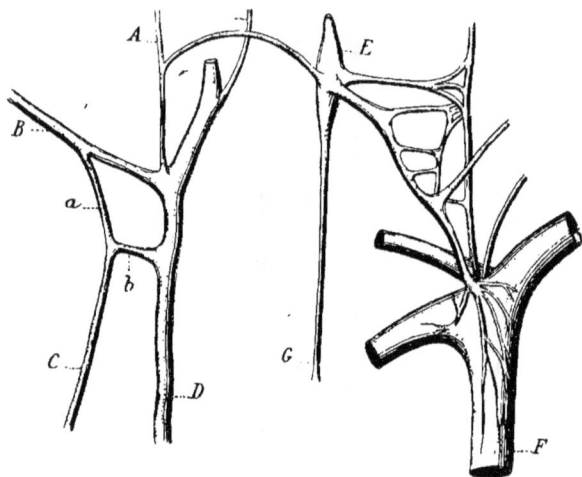

Fig. 19. — Nerf dépresseur chez le cheval (d'après Cyon).

D, pneumogastrique. — a, b, les deux racines du dépresseur. — A, troisième
racine du même nerf. — E, ganglion cervical supérieur. — g, sympathique. —
C, artère carotide.

à isoler ces trois nerfs; il suppose l'existence du dépresseur
dans le plexus du pneumogastrique qu'il reproduit. Cyon a
récemment opéré chez un cheval qui offrait cette seconde
variété dans la disposition du dépresseur. Mais il est parvenu,
du vivant même de l'animal, à isoler le sympathique et le
dépresseur de la gaine commune et à les soumettre à l'expérimentation. La dissection a ensuite démontré que la branche
du dépresseur soumise à l'expérience se rendait au ganglion
cervical supérieur. Nous avons reproduit cette disposition du
dépresseur dans la figure 19 qui représente la distribution des

nerfs du cou et du cœur chez le cheval (p. 102). D'après le résultat de l'expérience, Cyon considère cette branche comme correspondant à la troisième racine du dépresseur.

Voici la description que Kreidmann a donnée du dépresseur chez le *mouton*: à droite il se détachait du laryngé supérieur et, après un parcours libre de 7 ou 8 centimètres, il entrait dans la gaine du pneumogastrique; à gauche, il fallait isoler le dépresseur dans la gaine de ce dernier nerf. J'ai eu récemment l'occasion d'exciter chez un mouton le dépresseur du côté droit. J'ai trouvé qu'il était, dans son parcours libre, assez étroitement lié avec le sympathique, et qu'il formait avec lui un petit plexus à la hauteur du ganglion cervical médian.

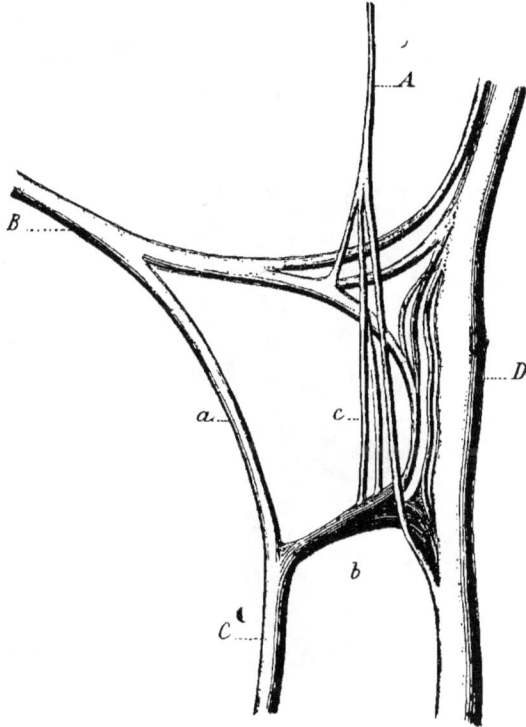

Fig. 20. — Les trois racines du dépresseur chez le cheval (d'après Cyon).
Mêmes désignations que dans la figure 19.

Langenbacher et Kasem-Beck ont aussi constaté la présence du dépresseur chez le *porc* ; il est beaucoup plus développé du côté gauche que du côté droit, et il n'a que peu d'anastomoses avec le pneumogastrique et le sympathique.

Kreidmann et Finkelstein, comme avant eux Bernhardt, ont cherché à déterminer quel nerf du cou correspondrait chez l'homme au dépresseur des animaux. Kreidmann indique comme jouant ce rôle une petite branche du laryngé supérieur qui commence par deux racines et, après un parcours libre, rentre dans la gaine du pneumogastrique où elle doit être isolée à la hauteur du laryngé supérieur. Nous reproduisons ici (fig. 21) une des figures données par KREIDMANN d'après le parcours du côté gauche. Ce qui nous a fait préférer cette distribution, c'est qu'elle correspond exactement à celle que nous a offerte dernièrement un singe chez lequel nous avons soumis ce nerf à l'excitation électrique. FINKELSTEIN affirme n'avoir pu constater la présence de cette branche que deux fois sur cinq cadavres. Il incline à considérer comme le nerf dépresseur chez l'homme, un nerf émanant de la branche cardiaque du laryngé supérieur. Ce nerf tantôt resterait isolé sur tout son parcours, tantôt se rattacherait au nerf *cardiaque long* qui provient de la partie supérieure du sympathique du cou.

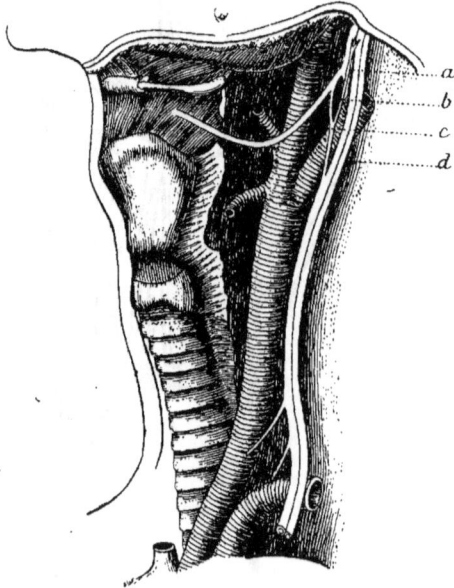

FIG. 21. — Le dépresseur chez l'homme (d'après KREIDMANN).

a et *b*, les deux racines du dépresseur. — *c*, nerf laryngé supérieur. — *d*, pneumogastrique et sympathique.

Des deux versions sur le parcours du dépresseur chez l'homme, laquelle est exacte ? Il serait d'une très grande importance de le vérifier par voie expérimentale. Cette constatation ne présenterait en elle-même aucune difficulté dans un temps où les opérations sur les goitres sont devenues si fréquentes. Rien ne serait plus facile que d'introduire une canule dans l'artère thyroïde d'un goitre destiné à être enlevé ou oblitéré, et de relier

cette canule à un manomètre. L'excitation électrique momentanée d'une des branches nerveuses du cou que nous venons
d'indiquer n'offrirait aucun inconvénient; on devrait, bien
entendu, éviter la section et même la ligature de ces nerfs.
L'effet de dépression sanguine, si caractéristique pour une
pareille excitation, une fois obtenu, il faudrait déterminer
nettement l'origine et la position exacte du nerf. A une époque
où plusieurs chirurgiens n'hésitent guère à pratiquer la section
du sympathique au cou et même l'extirpation des ganglions
cervicaux, et cela en se basant sur des fonctions plus que problématiques de ces importantes parties du sytème nerveux, il
est urgent de leur faire remarquer qu'en sectionnant le sympathique du cou ils détruisent aussi très probablement le nerf
dépresseur, c'est-à-dire qu'ils privent le cœur de son principal
appareil préservateur et le reste de l'organisme d'un important
régulateur de la circulation.

Parmi les *vertébrés à sang froid*, c'est surtout chez les tortues
qu'a été observée la présence du dépresseur. GASKELL et GADOW
(158) ont signalé sur la *Testudo greaca* et la *Chelonia imbricata*,
une branche nerveuse semblable au dépresseur des mammifères.
T. WESLEY MILLS (159) a vu un nerf de même genre se détacher
du ganglion jugulaire chez la *Testudo cephala* et la *Pseudoemys
rugata*. KASEM-BECK décrit le nerf dépresseur de l'*Emys caspica*
et de la *Testudo ibera*. Ce nerf a souvent deux racines provenant du ganglion jugulaire et du tronc laryngo-pharyngien.
Selon cet auteur, on trouve aussi un nerf analogue chez le
brochet (Esox lucius); mais, au lieu de provenir du ganglion
jugulaire, il proviendrait du ganglion inférieur du pneumogastrique (ganglion *trunci vagi*).

WESLEY MILLS, ainsi que KASEM-BECK, ont obtenu chez les
tortues un arrêt du cœur et ensuite une accélération par l'excitation (centrale?) de ce nerf.

§ 2.

ROLE PHYSIOLOGIQUE DU NERF DÉPRESSEUR; SON MODE DE FONCTIONNEMENT.

L'excitation électrique du bout périphérique de ce nerf reste sans effet visible sur la pression sanguine et sur le nombre des battements du cœur. Mais celle de son bout central provoque immédiatement un notable abaissement de la pression, ainsi qu'un ralentissement des battements. Tel est le fait fondamental établi par Cyon et Ludwig (146) dès les premières recherches expérimentales qu'ils entreprirent après la découverte de ce nerf. L'abaissement de la pression dans ces expériences atteignait le tiers et souvent même la moitié de la pression normale : il se maintenait pendant la durée de l'excitation électrique à cette valeur minimale. Ce n'est qu'au moment où l'excitation cesse que la pression sanguine s'élève de nouveau et revient à la hauteur normale. Il n'en est pas ainsi du ralentissement des battements du cœur qui accompagne la baisse de la pression : celui-ci atteint vite son maximum, bien avant que la pression ne soit arrivée à son niveau le plus bas et, au lieu de se maintenir, il commence à diminuer, faisant place à un retour des pulsations à leur nombre normal, et parfois même à une légère accélération.

Cette désharmonie entre le cours de l'abaissement de la pression et celui du ralentissement des pulsations indiquait déjà assez clairement que les deux phénomènes sont indépendants l'un de l'autre. Cyon et Ludwig ont en outre démontré directement cette indépendance en établissant, par des expériences *ad hoc*, que le nerf dépresseur exerce une double action réflexe, l'une sur les centres vaso-moteurs, l'autre sur les centres des nerfs pneumogastriques. La section de ces derniers suffisait le plus souvent pour que l'excitation du dépresseur restât sans effet direct sur le nombre des pulsations. Une ou deux fois, notamment dans leur expérience VI, ils ont même observé

après cette section une accélération des battements du cœur
comme suite d'une pareille excitation. CYON et LUDWIG étaient
alors portés à considérer ce phénomène comme une suite indirecte de la pression intracardiaque et peut-être même intracrânienne, comme un effet particulier de la baisse générale de la
pression. Nous verrons bientôt qu'il est dû, au contraire, à une
action réflexe sur les nerfs accélérateurs qui, pendant l'excitation du dépresseur, se transmet à travers la troisième racine de
ce nerf, découverte récemment par CYON.

Quant à la baisse de la pression, CYON et LUDWIG avaient
constaté, dès le début de leurs recherches, qu'elle était générale,
qu'on l'observait aussi bien dans le domaine des carotides que
dans celui des artères crurales et qu'elle était particulièrement
considérable dans les vaisseaux de l'abdomen. La cause de cette
baisse de pression se révélait à l'œil nu par la dilatation des
petits vaisseaux aussi bien sur les intestins que sur les reins et
autres organes abdominaux. Il était donc évident que l'abaissement de la pression sanguine provoqué par l'excitation du nerf
dépresseur résultait non d'un affaiblissement quelconque de la
force cardiaque, mais d'une diminution des résistances dans les
circuits vasculaires.

Mais CYON et LUDWIG tenaient à démontrer cette origine de la
dépression sanguine par des expériences directes. Ils ont
observé, notamment, que l'excitation du dépresseur devenait
presque sans effet sur la pression générale, si en même temps
on prenait soin d'augmenter artificiellement les résistances
dans la circulation périphérique par une occlusion momentanée
de l'aorte abdominale au-dessous du diaphragme.

Toutefois, la confirmation la plus éclatante de leur conjecture
sur l'action du dépresseur fut fournie par leurs expériences sur
les *nerfs splanchniques*. Après avoir constaté que la baisse de la
pression sanguine était due en majeure partie à la dilatation
des vaisseaux abdominaux, ce qui était, d'ailleurs, tout naturel
vu l'énorme capacité de ces vaisseaux, les auteurs cherchèrent
à établir quels sont les vaso-constricteurs qui dominent la circulation abdominale. C'est ainsi qu'ils furent amenés à décou-

vrir le rôle prédominant que les *nerfs splanchniques* jouent dans la circulation générale par la grande quantité de nerfs vaso-constricteurs qu'ils contiennent.

La section d'un nerf splanchnique parvenait à abaisser de 30 à 50 millimètres la pression sanguine dans la carotide (la pression fut mesurée par un manomètre à mercure). La section d'un second splanchnique augmentait encore notablement cette dépression.

D'autre part, l'excitation du bout périphérique d'un nerf splanchnique sectionné élevait la pression sanguine fort au-dessus même de sa hauteur primitive. L'élévation de la pression était presque identique à celle que produit une occlusion complète de l'aorte à sa sortie du diaphragme. Une fois que le rôle des *nerfs splanchniques*, en tant que vaso-moteurs princi-paux de l'organisme, eût été établi, il fut aisé à Cyon et Ludwig de vérifier leur manière d'envisager l'action du nerf qu'ils venaient de découvrir : l'excitation du dépresseur succédant à une section préalable des deux splanchniques devait rester sans effet sur la pression sanguine, ou plutôt n'exercer qu'un effet restreint. Les expériences confirmèrent pleinement cette prévi-sion : tandis qu'avant la section la pression était diminuée du tiers ou de la moitié, on n'obtenait plus qu'une baisse minime de 10 à 12 millimètres, soit à peine d'un dixième de sa valeur primitive, et cela bien que le ralentissement des pulsations car-diaques — les pneumogastriques étant demeurés intacts — restât aussi considérable qu'avant la section des splanchniques. Cette baisse minime de la pression indique en même temps que, *si l'action du dépresseur est surtout puissante sur le système vasculaire de l'abdomen, elle s'étend également aux autres artères du corps.*

De l'ensemble de leurs expériences, Cyon et Ludwig conclu-rent que le nerf dépresseur exerce une double action réflexe : 1° excitante sur les centres des pneumogastriques, et 2° paraly-sante sur les centres des vaso-constricteurs, c'est-à-dire que son excitation diminue considérablement le tonus de ces derniers centres. Par rapport aux centres vaso-constricteurs, le nerf dépresseur doit être considéré comme un nerf *inhibiteur par voie réflexe*.

Voici en quels termes les auteurs apprécient la portée physiologique du mécanisme nerveux qu'ils venaient de découvrir : « Aux différents procédés par lesquels les diverses parties de l'appareil circulatoire s'adaptent mutuellement, il en faut ajouter un nouveau, des plus importants à coup sûr, grâce auquel *le moteur principal de la circulation parvient à régler lui-même les résistances qu'il doit vaincre... Le cœur, quand il est trop rempli, soit par manque de forces propulsives, soit par un afflux de sang trop considérable, subit des excitations qui lui permettent, à l'aide des nerfs dépresseurs, de modifier le nombre de ses battements, ainsi que les résistances qui s'opposent à son évacuation.* »

Le mécanisme des nerfs dépresseurs constitue donc comme une soupape de sûreté préservant le cœur de la dilatation excessive et dangereuse qu'occasionnerait une trop grande accumulation du sang dans ses cavités : en cas de danger, ce mécanisme automatique peut amener une dépression du sang en provoquant *par voie réflexe* un ralentissement des battements du cœur et un élargissement des petites artères dans tout le corps. Ce nerf sensible du cœur signale, pour ainsi dire, au cerveau les dangers qui menacent le muscle cardiaque et, en produisant une paralysie momentanée des centres vaso-moteurs, il ouvre les écluses qui permettent au cœur de se vider sans obstacle [1].

Leur rôle physiologique ne comportant qu'une intervention accidentelle pour prévenir un trop grand afflux du sang dans le cœur, il s'ensuit que les nerfs dépresseurs ne se trouvent pas dans un état d'excitation tonique ; le plus souvent, leur section ne provoque pas de changement appréciable dans la pression sanguine, comme l'ont démontré CYON et LUDWIG.

Les nombreuses recherches expérimentales dont les nerfs

---

1. Qu'il me soit permis de citer un mot de CLAUDE BERNARD dit en décembre 1866 quand, pour la première fois, je lui exposai la découverte des dépresseurs ainsi que celle des nerfs accélérateurs publiée quelques mois après : « Je serais curieux de savoir comment les darwiniens s'y prendront pour expliquer de si merveilleux mécanismes à l'aide de l'adaptation ou de la sélection. »

dépresseurs furent l'objet depuis 1866 n'ont nullement modifié
les bases sur lesquelles Cyon et Ludwig en avaient établi le
fonctionnement. Comme nous l'avons exposé dans la partie
anatomique de cette étude, on a reconnu l'existence de ces nerfs
chez différents animaux. Là où les dépresseurs ont pu être
soumis à l'expérimentation physiologique, leur mode d'action
s'est trouvé être exactement pareil à celui observé chez le
lapin. Roever et Bernhardt chez le chat, Cyon chez le cheval,
Kasem-Beck et Cyon chez le chien, d'autres expérimentateurs
encore, ont pu constater que, généralement, c'est par une baisse
persistante de la pression sanguine et par un ralentissement
passager des pulsations que se manifeste l'action de ces nerfs.

Au début, il est vrai, on a de plusieurs côtés essayé d'expliquer la baisse de la pression observée au moment de l'excitation
des dépresseurs, comme une conséquence indirecte du ralentissement des battements du cœur. L'inanité d'une semblable
explication résultait déjà des premières recherches de Cyon et
Ludwig, qui, comme nous l'avons vu, avaient prouvé par des
expériences indiscutables l'indépendance complète de ces deux
effets parallèles de l'excitation du dépresseur. Nous reproduisons ici deux graphiques (22 et 23) dont chacun retrace un de ces
effets: la fig. 22, la baisse de la pression sans ralentissement
des battements du cœur, et la fig. 23, un fort ralentissement des
battements presque sans baisse de la pression. Dans le premier
cas, c'est l'action réflexe sur les pneumogastriques qui a été
abolie ; dans le second c'est, au contraire, l'action sur le centre
vaso-moteur qui a été empêchée par les conditions de l'expérience (fig. 22 et fig. 23).

Sur plusieurs points de détail, les données expérimentales
fournies par Cyon et Ludwig sur les dépresseurs ont été élargies
ou complétées. Ainsi, dans une étude spéciale, N. Sewall et
D. W. Steiner (161) ont précisé davantage quelques particularités du fonctionnement normal de ces nerfs.

En produisant artificiellement de grandes élévations de la
pression sanguine, tantôt par l'occlusion des carotides qui,
selon l'observation antérieure de Sigm. Mayer, provoque une

semblable hausse, tantôt par l'asphyxie, ces auteurs ont pu se convaincre que dans les deux cas la hauteur à laquelle parvenait la pression était bien moins considérable, quand, préalablement, les deux dépresseurs avaient été sectionnés. Une

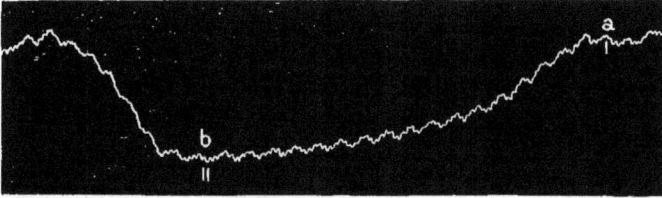

Fig. 22. — Excitation du nerf dépresseur chez un lapin, chez lequel une injection intraveineuse d'iode a provoqué une paralysie de deux pneumogastriques. On constate une baisse considérable de la pression sanguine sans ralentissement des battements du cœur (d'après Cyon, *Recherches sur la physiologie de la thyroïde, etc.*, p. 153).

observation analogue a été également faite précédemment par NAWALICHINE. Il est donc évident que l'intervention des nerfs dépresseurs a pu notablement atténuer les effets de l'asphyxie ou de l'occlusion des carotides sur la pression sanguine. Ces

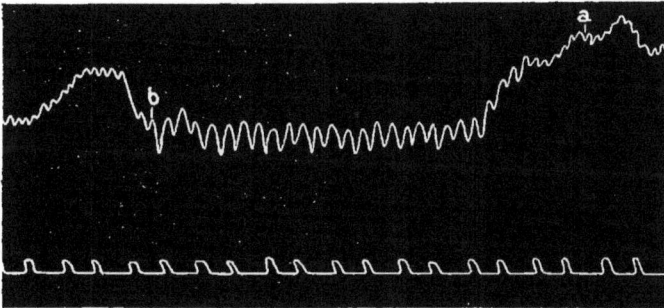

Fig. 23. — Excitation du nerf dépresseur; cette excitation provoque surtout un ralentissement des battements du cœur; la baisse de la pression sanguine est insignifiante (d'après Cyon).

auteurs ont plusieurs fois observé des élévations de la pression au moment de la section des dépresseurs. Tout récemment, au cours de nouvelles expériences sur ces nerfs, Cyon a fait des observations analogues. Ce phénomène n'indique nullement l'existence d'un tonus du dépresseur, mais prouve seulement,

selon la judicieuse remarque de Sewall et Steiner, l'extrême
sensibilité du mécanisme auquel il préside. *Pendant l'expéri-*
mentation l'élévation de la pression dans le cœur était combattue
par le dépresseur, mais, au moment même de sa section, l'éléva-
tion de la pression, n'étant plus contrariée, a pu alors se produire
intégralement. Si dans leurs premières expériences Cyon et
Ludwig n'ont pas observé cette élévation, cela tient probablement à ce qu'ils opéraient sur des animaux immobilisés par le
curare. La récente observation de Pawlow (165) sur le dépresseur analogue à celle de Sewall et Steiner doit être interprétée
de la même manière.

Nous avons déjà indiqué les études faites en vue de préciser
davantage la distribution des fibres des dépresseurs dans le cœur
lui-même. Parmi ces recherches, celles de Wooldridge méritent
une mention spéciale, parce qu'elles ont été exécutées par voie
expérimentale. Leur auteur avait donc le moyen de vérifier par
l'action sur la pression sanguine et la fréquence des battements
du cœur si les fibres en question se rapportaient réellement au
nerf dépresseur. Ces expériences exécutées dans le laboratoire
de Ludwig ont montré que c'est de préférence l'excitation des
nerfs situés sur la surface postérieure du cœur qui provoque
deux effets identiques à ceux produits par la mise en action des
nerfs dépresseurs.

En dehors des vaisseaux abdominaux, sur lesquels l'action
vaso-dilatatrice due au dépresseur s'exerce d'une manière particulièrement prononcée, y a-t-il d'autres artères qui subissent
son action ? L'étude de cette question présente certaines difficultés provenant de l'influence prédominante que le volume des
vaisseaux abdominaux exerce sur celui des autres vaisseaux,
et surtout sur ceux situés à la périphérie du corps. Cette prédominance des vaisseaux régis par les splanchniques est particulièrement grande chez les lapins, comme l'avaient démontré les
expériences de Cyon et Steinmann, en 1870. Elle a pour effet
qu'une grande dilatation de ces vaisseaux empêche *par voie*
purement mécanique une dilatation trop prononcée des vaisseaux périphériques, la quantité de sang dont dispose le corps

étant limitée. Cet antagonisme *mécanique* entre la circulation
viscérale et la circulation périphérique ne doit pas être confondu
avec un autre antagonisme entre les mêmes systèmes vasculaires, dû celui-là à l'action réflexe des nerfs sensibles sur les
nerfs vaso-moteurs. Cette action, selon Cyon (52, p. 110-127,
etc.), est double : 1° Elle provoque une *excitation* des centres
des vaso-constricteurs et par conséquent produit un *rétrécissement général* des petites artères, et 2° une inhibition partielle
des *centres locaux* qui dominent les artères appartenant à la
même région que les nerfs sensibles excités, par conséquent
une *dilatation* des vaisseaux de cette région (expériences de
Schiff, Snellen, Loven et autres). Cette action nerveuse, qui fut
plus tard étudiée par Dastre et Morat (210), doit amener
dans certaines circonstances, — par exemple quand les nerfs
sensibles de la peau sont soumis à l'excitation — une dilatation
des vaisseaux cutanés et un rétrécissement des vaisseaux viscéraux. Le résultat est, selon l'heureuse expression de ces auteurs, un *balancement entre la circulation cutanée et la circulation
viscérale*.

Quand c'est le nerf sensible du cœur, le dépresseur, qui est
soumis à l'excitation, l'antagonisme *mécanique* entre les deux
circulations doit être seul pris en considération. L'action
réflexe de ce nerf se manifeste, en effet, par une inhibition
générale des centres vaso-constricteurs, c'est-à-dire par une
dilatation générale de toutes les petites artères du corps. Mais,
grâce à l'énorme quantité de sang qui afflue dans les larges
vaisseaux abdominaux (où les résistances à cet afflux sont
d'ailleurs moindres qu'à la périphérie), il est souvent difficile
de constater avec certitude le relâchement des vaisseaux périphériques.

Parmi les recherches faites pour étudier l'action du dépresseur sur les autres parties du corps, il faut citer le travail de
Dastre et Morat (210) sur la circulation bucco-linguale, et surtout l'étude très complète de Bayliss (171).

Cette dernière a passé en revue les effets de l'excitation du
nerf dépresseur sur presque toutes les parties du corps. C'est à

l'aide de la méthode pléthysmographique que fut faite l'investigation de la plupart de ces effets. Bayliss a pu ainsi constater que le volume des extrémités augmente notablement sous l'influence de ces excitations ; il en est de même pour les intestins. Par contre, selon Bayliss, l'action du dépresseur sur la langue est nulle. Sur le cou et la tête Bayliss ne fait que confirmer les observations de Cyon et Ludwig et de Stelling. Le volume de l'oreille non plus ne paraissait pas augmenter pendant l'excitation du dépresseur ; celui du rein a même un peu diminué de 4 millimètres. Il s'agissait évidemment dans ce dernier cas d'un effet passif sur les vaisseaux du rein par suite de l'énorme afflux du sang vers les intestins. (Voir plus loin.)

Hürthle (211) a étudié les effets du dépresseur sur la circulation crânienne, à l'aide d'un manomètre fixé dans le bout périphérique de la carotide. Il a pu constater ainsi une légère baisse de la pression. Pourtant Bayliss n'a pas réussi à confirmer cette observation.

Tout récemment Cyon (53, 20-24) a étudié l'action du dépresseur sur les vaisseaux des glandes thyroïdes et a pu constater que cette action est très prononcée, et cela malgré l'antagonisme *mécanique* entre la circulation abdominale et celle des organes périphériques. Cyon admet même une action particulière du dépresseur sur la circulation du corps thyroïde et le passage direct de plusieurs fibres vaso-dilatatrices du dépresseur aux artères de ces corps, soit par la voie des laryngés supérieurs, soit par celle du plexus nerveux que forme souvent le premier de ces nerfs avec le sympathique et le pneumogastrique.

Le rôle principal des corps thyroïdes étant, selon Cyon, la protection du cerveau contre les subits afflux de sang par suite de trop grands accroissements de la pression sanguine, il est très naturel que le nerf dépresseur, appelé à combattre les effets de pareils accroissements sur le cœur, intervienne d'une manière directe dans la circulation thyroïdienne.

Dernièrement F. Winkler (163) a exécuté une longue série d'expériences sur les nerfs dépresseurs dans le laboratoire de von Basch, confirmant et développant plusieurs points concer-

nant le fonctionnement de ces nerfs, qui avaient été établis par
Cyon et Ludwig. Une série de ces expériences étudiait l'influence
que l'excitation du nerf dépresseur produit sur la pression sanguine dans le système veineux. Comme conséquence naturelle
de la baisse considérable de la pression sanguine dans les
grandes artères, par suite de la dilatation des petites artères,
la pression veineuse diminuait aussi très notablement. Une
observation analogue fut faite par Bayliss, qui a également constaté que l'excitation du dépresseur produit une baisse notable
de pression dans la veine cave inférieure (171). Ces données
sont entièrement d'accord avec les lois générales de la vitesse de
la circulation dans les veines, établie par Cyon et Steinmann.

Dans une recherche plus récente (162), Winkler a étudié les
modifications de la pression dans l'oreillette gauche, pendant
l'excitation du même nerf. Comme il fallait s'y attendre, cette
pression diminue également quelques secondes après la baisse
de la pression artérielle. En somme les recherches de Winkler
démontrent d'une manière directe que le rôle du nerf dépresseur est de protéger le cœur contre une trop forte pression, en
abaissant la pression d'abord dans tout le système artériel, ce
qui facilite l'écoulement du sang du ventricule et diminue l'afflux du sang dans les oreillettes.

Une recherche histologique exécutée récemment dans le laboratoire physiologique de Halle par Köster et Tschermak (164)
sous la direction de Bernstein, a démontré l'existence de terminaisons du nerf dépresseur également au début de la crosse
de l'aorte. Des expériences avec augmentation artificielle de la
pression dans la crosse de l'aorte ont montré que la dilatation
de ces parois peut également exciter les terminaisons périphériques du dépresseur et provoquer les mêmes effets que les
excitations périphériques des terminaisons nerveuses qui se
trouvent dans le cœur lui-même. Ajoutons que Cyon et Ludwig dans leur exposé des fonctions du nerf dépresseur avaient
déjà signalé la distribution de ces ramifications dans les parois
de l'aorte et de l'artère pulmonaire à leur sortie du ventricule
(voir 52, p. 40). Köster et Tschermak croient donc à tort que la

présence de ces ramifications diminue en quoi que ce soit le rôle du dépresseur comme nerf sensible du cœur. Bien au contraire elles ne font qu'élargir la signification de ce nerf comme régulateur des résistances que le cœur rencontre dans l'appareil circulatoire et, par conséquent, du travail que le cœur doit accomplir.

L'existence des terminaisons du dépresseur dans le cœur avait été démontrée expérimentalement en dehors de Cyon et Ludwig aussi par les recherches de Wooldridge (155). La démonstration anatomique des ramifications et des terminaisons de ces nerfs dans le cœur a été donnée directement entre autres, par Smirnoff (147) et par Wooldridge (155) par voie expérimentale.

§ 3.

Origine centrale des dépresseurs.

Par quelles voies les nerfs dépresseurs quittent-ils la boîte crânienne? E. Spalitta et M. Consiglio (166) ont entrepris de rechercher si les fibres nerveuses du dépresseur pénètrent dans le cerveau conjointement avec celles des pneumogastriques, ou si elles se séparent de ces dernières à l'endroit de leur jonction avec la branche interne du nerf spinal de Willis. Les expériences des physiologistes italiens ont démontré que l'arrachement préalable de ce dernier n'abolit pas l'action du dépresseur sur la pression sanguine, tandis que celle sur la fréquence des pulsations disparaît. Il en résulte aux yeux de ces auteurs que les dépresseurs contiennent des fibres de deux sortes: les unes, dont l'excitation agit sur le centre vaso-moteur et qui suivent les pneumogastriques jusque dans la boîte crânienne ; les autres qui ne provoquent que l'action réflexe sur les nerfs pneumogastriques. La présence de deux sortes de fibres nerveuses dans le dépresseur est en elle-même très vraisemblable. Toutefois nous devons observer que les résultats des expériences de Spalitta et Consiglio n'imposent pas cette conclusion d'une manière

absolue. Nous savons par les expériences de WALLER (167) que
les fibres inhibitrices du pneumogastrique quittent la moelle
par la voie du nerf accessoire de WILLIS. Si donc l'excitation
du dépresseur n'amène pas un ralentissement des battements
du cœur, le fait peut très bien avoir pour cause non la destruction des fibres nerveuses du dépresseur qui *se rendent* à
la moelle, mais celle des fibres du pneumogastrique qui en
sortent.

Il est vrai qu'il résultait déjà des premières expériences de
CYON et LUDWIG (par exemple, des exp. IV et V, voir aussi 52,
p. 41) que la section d'un seul pneumogastrique du côté où se
trouve le dépresseur excité n'abolit nullement le ralentissement
des pulsations, l'excitation se transmettant également sur le
pneumogastrique du côté opposé. KASEMBECK (145) a fait la même
observation sur le chien et sur le porc. Si cette action sur le
pneumogastrique contralatéral se produisait toujours et dans
toutes les circonstances, la conclusion de SPALITTA et CONSIGLIO
serait légitime. Mais il n'en est pas ainsi : comme l'a tout récemment démontré S. FUCHS (168), le ralentissement provoqué *uniquement* par le pneumogastrique *contralatéral* exige une excitation du dépresseur bien plus intense. Pour que la conclusion
de SPALITTA et CONSIGLIO fût inattaquable, il aurait fallu établir
que l'excitation du dépresseur *après* la destruction d'un *seul*
nerf spinal avait été exécutée avec des courants *très forts*. Autrement l'objection que nous venons de formuler peut toujours
être soulevée.

S. FUCHS a serré bien davantage la question de l'origine des
nerfs dépresseurs, et ses expériences lui ont permis d'établir
notamment par quelles parties des racines des pneumogastriques ils entrent dans la boîte crânienne. Il s'agissait d'examiner
les faisceaux de fibres qui forment les racines réunies des nerfs
glosso-pharyngien, pneumogastrique et spinal. GROSSMANN (169)
ayant constaté que, chez le lapin, les fibres nerveuses provenant de la moelle allongée qui forment ces racines traversent
le foramen jugulaire en trois faisceaux : supérieur, moyen et
inférieur, S. FUCHS est parti de là, et a réussi à démontrer par

la section ou l'excitation de ces racines que les fibres du dépresseur se trouvent dans le faisceau supérieur, le même qui, d'après
les recherches de Th. Beer et A. Kreidl (170), contient également
les fibres du pneumogastrique, dont l'excitation provoque un
ralentissement ou un arrêt de la respiration. Dans ce faisceau
supérieur on peut facilement distinguer deux filets nerveux,
dont l'inférieur est le plus fort. C'est par ce dernier que passe
le nerf dépresseur pour se rendre dans la moelle allongée.

Toutes les racines du dépresseur suivent-elles cette voie pour
arriver au cerveau ? Au moment où furent exécutées les recherches dont il vient d'être parlé, on ne possédait sur la troisième
racine de ce nerf que les indications anatomiques fournies pour
le cheval par Cyon (157) en 1870. Sans doute Bayliss (171)
avait déjà attiré l'attention sur ce fait que l'excitation du bout
central du dépresseur *après* la section des deux pneumogastriques provoque souvent une notable accélération des pulsations, fait qui, d'ailleurs, résultait déjà des premières expériences
de Cyon et Ludwig sur ce nerf (52, exp. IV) ; mais on ignorait
encore que dans ce cas l'action réflexe sur les accélérateurs se
transmettait par la voie d'une racine spéciale. Ce n'est que
tout récemment que Cyon (53) l'a établi à l'aide de l'expérimentation physiologique. Il ressort de ses expériences que la
troisième racine du dépresseur, aussi bien chez le lapin et
chez le chien que chez le cheval (voir fig. 19), traverse le ganglion cervical supérieur : il est donc à peu près certain qu'elle se
rend au cerveau avec les filets sympathiques de ce ganglion.

Dans le courant des expériences de Cyon sur le rapport des
nerfs dépresseurs avec les corps thyroïdes, il a eu plusieurs
fois l'occasion de procéder chez les lapins à la résection des
nerfs dépresseurs et sympathiques. L'examen des animaux ainsi
opérés plusieurs semaines après la résection, a montré que
le bout central du nerf dépresseur est resté jusqu'à un certain
point excitable. En effet, les excitations produisaient chez ces
animaux, *thyréodectomés* en même temps, une légère baisse de
la pression sanguine et de notables accélérations des battements du cœur. Une recherche anatomique récente d'Atha-

NASIU (172) donne l'explication de ces faits en apparence para-
doxaux : les fibres nerveuses du dépresseur qui traversent les
premiers ganglions cervicales (3° racine des dépresseurs d'après
CYON) prennent justement racine dans ces ganglions.

Nous avons reproduit plus haut la disposition anatomique de

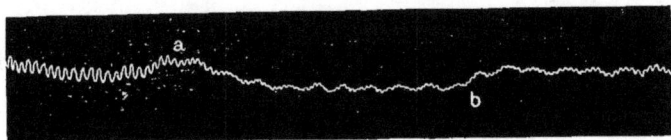

Fig. 24. — Excitation du dépresseur chez un lapin auquel Gley avait enlevé, le
    5 mars 1898, les deux glandes thyroïdes.
L'excitation du dépresseur fut faite par CYON et GLEY le 19 décembre de la même
    année. On voit qu'elle a provoqué une accélération notable des battements du
    cœur avec une légère diminution de la pression sanguine. La grande excitabilité
    des nerfs accélérateurs chez le lapin est démontrée par la figure 25.

cette troisième racine du dépresseur. Dans ses recherches sur
la glande thyroïde, CYON reproduit également une disposition
analogue chez le lapin. L'excitation de cette troisième racine
du dépresseur produit une accélération notable des battements
du cœur en agissant par voie réflexe sur les nerfs accélérateurs.

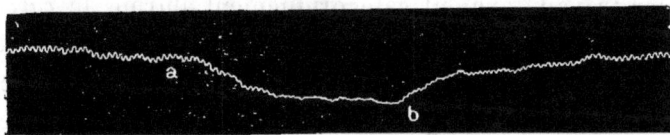

Fig. 25. — Excitation du bout périphérique du nerf sympathique du cou.
Cette excitation a provoqué également une considérable augmentation des batte-
    ments du cœur (de 24 à 45 en 10 secondes) avec une dépression un peu plus pro-
    noncée que pendant l'excitation du nerf dépresseur.

Cette action réflexe se laisse surtout très facilement observer
chez les animaux thyréodectomés, chez lesquels, comme nous
le verrons plus loin, l'excitabilité du nerf dépresseur est considérablement augmentée.

Nous reproduisons ici deux graphiques (fig. 24 et 25) qui
donnent une démonstration éclatante des effets de pareilles
excitations chez un lapin thyréodectomé.

Sur les parties du cerveau que le dépresseur traverse pour

se rendre aux centres des nerfs sur lesquels il exerce une excitation réflexe, on ne possède aucune donnée expérimentale précise. STELLING (143) a montré, dès l'année 1867, que la section de
la partie cervicale de la moelle épinière annule définitivement
l'action du dépresseur, au moins sur le système vaso-moteur.
Le fait s'explique très aisément : la section de la moelle ayant
supprimé toute action du centre vaso-moteur situé dans le cerveau sur les vaisseaux périphériques, il est évident que l'influence du dépresseur sur ce centre ne saurait plus se manifester.

§ 4.

RAPPORTS DES DÉPRESSEURS AVEC LES CENTRES VASO-MOTEURS ; LEURS CENTRES TERMINAUX.

La question du trajet que suivent les fibres du nerf dépresseur
pour aboutir aux centres nerveux sur lesquels elles exercent
leur action se rattache directement au problème de la nature de
cette action. On a vu plus haut que CYON et LUDWIG, dès leur
premier travail, avaient catégoriquement affirmé le *caractère
inhibitoire* de l'action de ce nerf sur le centre vaso-moteur.
Cette conclusion leur fut imposée tant par leurs expériences
directes sur les deux splanchniques (voir plus haut), que par
l'étude du mécanisme intime par lequel s'exerce généralement
l'action des nerfs vaso-dilatateurs. En effet, quelque temps avant
la découverte du nerf dépresseur, CH. LÓVEN (173) avait, dans
le laboratoire de LUDWIG, démontré par des expériences décisives (excitation du nerf auriculaire-cervical et d'autres nerfs
sensibles) que la dilatation des vaisseaux produite par les
nerfs dits vaso-dilatateurs est la suite d'une *inhibition* de l'excitation tonique, due aux cellules ganglionnaires vaso-motrices
situées au centre ou à la périphérie. Il ne saurait, d'ailleurs,
être question d'une autre explication, aussi longtemps qu'on
n'aura pas démontré l'existence dans les petites artères de
fibres musculaires dont l'excitation produirait *directement une*

dilatation vasculaire. A plus forte raison donc une dilatation générale des vaisseaux, telle que la provoque l'excitation des nerfs dépresseurs, devrait être attribuée à l'inhibition du tonus des centres vaso-constricteurs.

Malgré le caractère inattaquable de cette conclusion, plusieurs expérimentateurs ont essayé de prouver que le dépresseur n'exerce sa fonction physiologique qu'en excitant un centre vaso-dilatateur, dont on supposait l'existence dans le bulbe ou plus haut dans le crâne. C'est, croyons-nous, OSTROOUMOFF (174) qui le premier émit l'opinion que le dépresseur pouvait *peut-être* agir par l'excitation d'un centre vaso-dilatateur. Il fondait cette hypothèse sur des observations faites à l'aide d'excitations électriques, d'un rythme très lent, appliqué aux vaso-moteurs. Ces expériences auraient prouvé que les fibres dilatatrices sont susceptibles d'être mises en jeu par des excitations plus rares que les vaso-constricteurs situés dans le même tronc nerveux. Grâce à cette particularité, on pouvait obtenir des excitations isolées des vaso-dilatateurs, sans que les vaso-constricteurs entrassent en action.

Il serait superflu de discuter ici le bien fondé de cette conclusion de OSTROOUMOFF, par la simple raison que, même admise, elle ne saurait avoir aucun rapport avec le mode d'action du nerf dépresseur.

Comme le reconnaît d'ailleurs cet auteur lui-même, des recherches sur les nerfs splanchniques pourraient plutôt fournir des indications justifiant une pareille conception du fonctionnement du dépresseur. Des expériences dans cette voie furent exécutées ensuite par ROSE BRADFORD (175). En excitant le bout périphérique du splanchnique par des courants d'induction à des intervalles d'une seconde, il affirme avoir obtenu une baisse de la pression sanguine. Ce résultat ne fut pas confirmé par d'autres observateurs. En fait, la *hausse* de la pression à la suite d'une excitation (avec des courants peu fréquents) des splanchniques est moins grande qu'après une excitation ordinaire, mais jamais il ne se produit une *baisse* de cette pression. Les expériences du même auteur sur les changements de volume des reins pendant l'excitation des nerfs splanchniques, par des courants à interruptions lentes ou rapides, lui ont permis d'observer, en même temps qu'une baisse de pression, une diminution de volume des reins. Il en conclut que les splanchniques contiennent des vaso-dilatateurs pour certains organes abdominaux. PAL (176) aurait trouvé que, quand on excite les splanchniques par des courants trop faibles pour provoquer une élévation de la pression, l'écoulement du sang des vaisseaux pancréatiques augmente néanmoins. JOHANSSON (177) a également trouvé dans les splanchniques quelques vaso-dilatateurs qu'il suppose se rendre aux intestins. Dans le même ordre d'idées, il faut mentionner les expériences de LAFFONT (178). Ce dernier a essayé d'établir que les trois premières racines dorsales contiennent des vaso-dilatateurs pour le foie et que leur section est à même de rendre inefficace l'action du dépresseur. D'abord, le premier de ces faits est en contradiction avec les expériences de CYON et ALADOFF (179, voir 52) qui ont démontré par la mensuration simultanée de la pression sanguine dans l'artère hépatique et dans l'artère carotide que les fibres nerveuses, qui du premier ganglion thoracique se rendent au dernier ganglion cervical — une des branches de l'anse de VIEUSSENS — contiennent, au contraire, des *vaso-constricteurs* du foie (voir plus haut, p. 78). Leur *section* produit une vaso-dilatation dans le foie ainsi que le diabète. Ce fait expliquerait que l'action du dépresseur produit un effet moindre sur la pression générale après la section des trois racines dorsales. En effet une telle section équivaudrait presque à celle des splanchniques. C'est par ces trois racines également que, selon CL. BERNARD (180) et CYON (52), passent les vaso-constricteurs des extrémités antérieures. L'observation de LAFFONT est aussi en désaccord avec les nombreuses expériences d'autres auteurs qui ont trouvé des vaso-dilatateurs du foie dans les pneumogastriques. FRANÇOIS FRANCK et HALLION (182) concluent, d'autre part, de leurs recherches récentes que les splanchniques possèdent des vaso-dilatateurs pour certaines parties des intestins et pour les reins. Il suffit pourtant de jeter un coup d'œil sur les graphiques joints à l'exposé de leurs expériences pour se convaincre que ces dernières autoriseraient plutôt des conclusions favorables à l'absence de tels vaso-dilatateurs dans les splanchniques. En effet la vaso-dilatation se produisait non *pendant* l'excitation de ces nerfs, mais *après*.

Dans toutes les recherches dont nous venons de parler, il n'a pas été non plus tenu suffisamment compte de l'antagonisme qui existe entre la circulation périphérique et la circulation abdominale, antagonisme démontré déjà par les travaux de CYON et STELNMANN (183 voir 52) en 1870, et dont nous avons parlé plus haut. Souvent même, on a trop négligé aussi le caractère *passif* des dilatations qui doivent forcément se produire dans certaines parties des organes viscéraux quand, par suite de la contraction des vaisseaux plus puissants de la région voisine, le sang est chassé de cette dernière. Les preuves jusqu'à présent fournies en faveur de la présence de fibres dilatatrices dans les splanchniques sont donc encore bien problématiques. Lors même que cette présence serait démontrée pour quelques organes, cela ne prouverait nullement qu'il existe un centre vaso-dilatateur dans le bulbe ou dans une partie du cerveau, ni que le dépresseur soit à même d'exciter ce centre. Comme le dit avec raison BIEDL (185), après l'examen détaillé de ses recherches personnelles et de celles des autres auteurs sur ce sujet : « La quantité des vaso-dilatateurs dans les splanchniques est trop insignifiante, ou plutôt le domaine vasculaire qu'ils régissent a une étendue trop faible pour pouvoir exercer une notable influence sur la circulation générale ou pour pouvoir se manifester par une baisse générale de la pression sanguine pendant l'excitation des splanchniques (461). » Il est vrai que ce même auteur, après avoir ainsi affirmé l'impossibilité d'influencer d'une manière appréciable la pression générale par l'excitation des vaso-dilatateurs des splanchniques, n'en conclut pas moins, quelques pages plus loin (469), que « l'action du dépresseur est probablement (*sic*) une conséquence de l'excitation réflexe des vaso-dilatateurs des intestins ».

Ainsi donc les tentatives d'expliquer l'action du dépresseur

par une excitation réflexe des fibres vaso-dilatatrices des nerfs
splanchniques sur un prétendu centre vaso-dilatateur ont plutôt abouti à un résultat opposé. Cyon a récemment produit
quelques objections nouvelles contre une semblable interprétation de l'action du dépresseur. Dans ses expériences avec des
injections d'iodothyrine, il a observé une si grande augmentation de l'excitabilité du dépresseur que les baisses de la pression provoquées par ce nerf dépassaient souvent les deux tiers
de la pression normale. Une fois même un animal est mort
subitement pendant l'excitation du dépresseur par suite de la
paralysie complète de tous les vaso-constricteurs. « Les effets
des vaso-dilatateurs, écrit Cyon (53, 106), sont généralement
très capricieux et inconstants; ils exigent toujours une phase
latente d'une certaine durée. Par contre, l'action des dépresseurs est d'une constance absolue ; elle se manifeste *aussitôt*
après l'excitation. » La même observation a été faite par tous
les physiologistes qui ont eu l'occasion d'étudier l'action de ces
nerfs. Or celle du dépresseur est très longue et persistante. Bayliss
(171), qui, comme nous l'avons vu plus haut, a fait une étude très
complète de l'action que l'excitation du dépresseur exerce sur les
différentes parties du corps, voit également dans ce fait une
objection contre l'attribution de cette action à une excitation
des centres vaso-dilatateurs. Il est néanmoins porté à l'admettre,
et cela pour deux considérations. La première est que, selon
l'hypothèse de Gaskell, l'action inhibitrice a un caractère anabolique. Or Bayliss n'a pas pu constater que la nutrition et
l'excitabilité du centre vaso-constricteur augmentaient après
une longue excitation du dépresseur. En admettant même ce
fait comme indiscutable, il donnerait plutôt à penser que l'hypothèse de Gaskell n'a pas un caractère définitif. La seconde
considération est tirée des observations de Bradford. Nous
venons d'indiquer qu'elles aussi ne prouvent rien en faveur
d'une action du dépresseur sur les vaso-dilatateurs.

Plusieurs auteurs ont cru pouvoir invoquer à l'appui de cette
thèse quelques observations faites sur l'action de certaines substances qui diminuent l'excitabilité du dépresseur. Ainsi, par

exemple, GLEY et CHARRIN (186), au cours de leurs intéressantes recherches, sur l'action des produits sécrétés par le bacille pyogénique sur le système nerveux vaso-moteur, ont observé que l'injection de 10 à 20 c. c. de la solution d'une culture filtrée détermine une grande diminution de l'excitabilité du dépresseur. Ayant en même temps constaté que les réflexes vaso-constricteurs n'étaient point affaiblis, ces auteurs ont conclu de leur observation sur le dépresseur que ce nerf agissait sur les vaso-dilatateurs. Cette conclusion n'est nullement forcée : presque toujours, en effet, quand l'action des centres vaso-constricteurs est très accentuée, comme, par exemple, dans l'asphyxie, celle des dépresseurs est diminuée, et cela par la simple raison que ces nerfs ont à vaincre des résistances plus considérables.

GLEY et CHARRIN ont d'ailleurs fait une autre observation qui indique clairement qu'il s'agissait bien d'une action inhibitrice du dépresseur. En effet, en même temps qu'ils voyaient diminuer l'excitabilité de ce nerf, ils ont pu constater que l'irritation du bout central du nerf auriculaire-cervical perdait aussi beaucoup de son efficacité sous l'influence des produits sécrétés par le bacille pyogénique. Or, comme cette vaso-dilatation est provoquée par un acte inhibitoire, nous avons donc là le même effet que sur le dépresseur.

Bien plus, MORAT et DOYON (187), qui ont pu confirmer l'observation faite par GLEY et CHARRIN sur le dépresseur, ont constaté que l'excitabilité des pneumogastriques diminue, elle aussi, sous la même influence. Nous nous trouvons donc ici en face du même phénomène que nous avons exposé longuement dans le chapitre relatif aux poisons physiologiques du cœur (132) : conformément aux lois de l'excitation ganglionnaire formulées par nous, les poisons qui se produisent dans l'organisme même, agissent dans un sens identique sur les nerfs de même catégorie et dans le sens opposé sur leurs antagonistes (troisième loi de l'excitation). L'iodothyrine et l'hypophysine, par exemple, exaltent aussi bien l'excitabilité des pneumogastriques que celle des dépresseurs. La substance active des capsules surrénales, l'épinéphrine, comme l'a dénommée ABEL

(188) ou la suprarenine (Furth) agit sur les mêmes nerfs dans
un sens diamétralement opposé. La thyroïdectomie en privant
l'organisme de l'iodothyrine et peut-être aussi en accumulant
de l'iode dans le sang (Barbèra, 121), exerce sur les nerfs dépresseurs et pneumogastriques une diminution de l'excitabilité.

Tschirwinsky (190) a publié sur les dépresseurs de nombreuses
expériences qui l'ont conduit à des conclusions erronées. Ayant
constaté que plusieurs produits toxiques, comme, par exemple,
le chloral, diminuent l'action du dépresseur — fait déjà reconnu
en 1874 par Cyon (53, p. 129-143) et étudié depuis par Heidenhain
et ses élèves, ainsi que par d'autres — Tschirwinsky, par un
raisonnement dont la justesse nous échappe, croit y trouver la
preuve que ce nerf agit en excitant un centre vaso-dilatateur.
L'effet connu du chloral sur les ganglions vaso-constricteurs centraux et périphériques suffit largement pour expliquer cette diminution de l'action du dépresseur. Quant à l'*interversion* que
Tschirwinsky aurait observée dans l'action de ce nerf, Cyon a
vainement cherché pendant de longues années à l'obtenir chez
des animaux soumis à l'influence de divers toxiques ou privés des
hémisphères cérébraux : toutes ces tentatives sont restées infruc-
tueuses. Pourtant une pareille interversion, analogue à celle
que Cyon a découverte sous les mêmes influences dans l'action
des autres nerfs sensibles sur les centres vaso-constricteurs,
aurait apporté un éclatant témoignage à l'appui de sa première loi de l'excitation ganglionnaire (voir § 7, ch. iv).

C'est justement parce que le dépresseur se comporte à cet
égard autrement que tous les autres nerfs sensibles du corps, que
Cyon, après l'insuccès des tentatives signalées plus haut, s'est
vu amené à admettre que le mode de communication des fibres
nerveuses du dépresseur avec le centre vaso-constricteur diffère
essentiellement de celui des autres nerfs sensibles, *autrement
dit, qu'entre la terminaison de ces fibres et le centre vaso-constricteur se trouve intercalé un appareil intermédiaire qui, quel
que soit l'état de ce centre, ne permet qu'une action inhibitrice
de leur excitation tonique.*

Cette hypothèse répond, d'ailleurs, entièrement à la desti-

nation physiologique du dépresseur. Les récentes expériences
de Cyon sur les relations intimes qui existent entre le nerf dépresseur et les glandes thyroïdes ont permis à Cyon (53) de préciser
davantage la nature de cet appareil intermédiaire : « Les extir-
pations des glandes thyroïdes, ainsi que les injections d'iode,
diminuent considérablement et, pour un certains temps, annu-
lent presque l'excitabilité du dépresseur. L'iodothyrine, aussi
bien d'ailleurs que le phosphate de soude (Barbera), est à même
d'augmenter cette excitabilité, et éventuellement de la rétablir,
si elle est entièrement abolie.

« Il est vrai que sous les deux premières influences les centres
et les nerfs vaso-constricteurs voient leur excitabilité légèrement exaltée, mais non au point de ne pouvoir être vaincue par
l'action du dépresseur... En effet, la pression sanguine se
maintient habituellement à la même hauteur quand l'injection
de l'iodothyrine rétablit cette action momentanément suspendue... On aurait pu croire que cette suspension dépendait d'une
diminution de l'excitabilité du tronc du dépresseur. Mais on
peut écarter avec certitude une pareille possibilité par les
observations faites maintes fois que, à une certaine phase de la
thyroïdectomie, l'action du dépresseur sur les pneumogastriques
reste encore intacte, tandis que celle sur les vaso-constricteurs
est abolie... On est donc forcé d'exclure l'influence de la thyroïdectomie sur les fibres nerveuses du dépresseur lui-même
et d'admettre que cette opération n'agit que sur *les organes centraux de ces nerfs, c'est-à-dire sur les appareils ganglionnaires
qui forment leurs terminaisons.* Les injections d'iodothyrine,
d'iode et de phosphate de soude parlent dans le même sens : *elles
exercent leur pleine action sur le dépresseur, même quand ce
nerf est préalablement sectionné et ligaturé.* Dans ce cas, ces
substances n'agissent évidemment que sur les centres de ce
nerf (53, 108-109). »

Cyon conclut, en outre, que ces appareils intermédiaires existent en double, un pour chaque dépresseur. Cela ressort avec
évidence du fait que souvent un dépresseur est déjà paralysé,
quand l'autre est encore en pleine activité.

Il n'y a naturellement rien de commun entre ces appareils terminaux de nature ganglionnaire qui relient les dépresseurs au centre vaso-constricteur et les prétendus centres vaso-dilatateurs sur lesquels, d'après l'hypothèse, agiraient les dépresseurs : *les premiers, en effet, exercent leur action inhibitrice sur les centres vaso-constricteurs situés dans le cerveau même,* tandis que les centres vaso-dilatateurs dont on suppose l'existence dans le cerveau posséderaient des fibres nerveuses spéciales qui, en passant surtout par les nerfs splanchniques, agiraient *à la périphérie* sur les petites artères.

Tout récemment PORTER et BEYER (192) avaient réussi à prouver directement que l'action des dépresseurs est bien une action inhibitrice sur les vaso-constructeurs. Ils ont fourni ces preuves par deux solides expériences : la première consistait à exciter, en même temps, les bouts centraux des dépresseurs et les bouts périphériques des nerfs *splanchniques.* Les dépresseurs agissaient dans ce cas sur des centres vaso-moteurs pendant une élévation de la pression sanguine, produite par l'excitation des vaso-constricteurs des splanchniques. Si ces derniers nerfs contenaient réellement des fibres vaso-dilatatrices, la baisse de la pression sanguine pendant cette double excitation, aurait dû être bien plus considérable, que pendant l'excitation des dépresseurs seuls. Or, c'est juste le contraire qu'observèrent PORTER et BEYER ; la baisse n'atteignait la moitié de la valeur que dans l'excitation des dépresseurs seuls.

La seconde série d'expériences est non moins concluante : ils augmentaient la pression sanguine artificiellement par l'injection dans la veine jugulaire de la solution saline physiologique. Dans ce cas également les effets de l'excitation des dépresseurs étaient plutôt plus considérables que pendant l'excitation simultanée des nerfs splanchniques (CYON, 194).

Les appareils terminaux des dépresseurs peuvent-ils être mis en activité directement, sans que l'excitation leur soit transmise du centre à la périphérie par la voie des dépresseurs ? Les observations récentes sur les oscillations périodiques de la pression sanguine, connues sous le nom d'*ondulations de*

TRAUBE, permettent de répondre d'une manière positive à cette question.

5.

LES OSCILLATIONS PÉRIODIQUES DE TRAUBE ET LES NERFS DÉPRESSEURS.

On distingue deux genres d'ondulations périodiques dans la pression sanguine : 1° les oscillations provoquées artificiellement par la suspension de la respiration, décrites par TRAUBE (195) et ensuite étudiées par HERING (193) et 2° les oscillations périodiques *spontanées,* que CYON (196) a le premier observées chez les animaux respirant normalement, et qui furent ensuite l'objet des recherches de S. MAYER (197) et autres. CYON a proposé de ne pas séparer ces oscillations spontanées de celles observées par TRAUBE, les unes et les autres paraissant être provoquées par le même mécanisme.

Voici les différentes versions émises par les auteurs au sujet de leur origine : a) les oscillations de TRAUBE sont dues : 1° à la présence de substances comme le CO_2 ou autres qui, accumulées dans le sang, excitent le centre vaso-constricteur (TRAUBE, CYON, KNOLL) ; 2° elles dépendent des impulsions périodiques que le centre respiratoire communique au centre vaso-constricteur (HERING), ou des excitations transmises à ce dernier centre tant par les nerfs presseurs et dépresseurs situés dans les parois des vaisseaux, que par d'autres nerfs sensibles (LATSCHENBERGER et DEAHNA, 198). b) Les oscillations périodiques spontanées de CYON qui se produisent pendant la respiration naturelles sont provoquées : 1° par l'excitation des centres vaso-moteurs, dans le cerveau et à la périphérie, due à l'accumulation de CO_2 ou au manque d'oxygène (CYON) ; 2° par les impulsions que le centre respiratoire transmet au centre vaso-moteur par l'intermédiaire d'un centre nerveux spécial intercalé entre les deux (S. MAYER) ; 3° probablement par des excitations périphériques (KNOLL, 199).

Ces oscillations périodiques, aussi bien celles décrites par
TRAUBE que celles observées par CYON, sont ce qu'on appelle dans
la physiologie des oscillations de troisième ordre de la pression
sanguine. TRAUBE dans sa première communication a déjà fait
cette désignation des oscillations observées, dont il a nettement
distingué celles de premier ordre, qui proviennent des battements du cœur, et celles de second ordre, qui sont des oscillations respiratoires. Les oscillations de second ordre sont aussi
constantes et normales que les oscillations de premier ordre,
tandis que les oscillations de troisième ordre n'apparaissent
que dans des conditions anormales, provoquées artificiellement
(TRAUBE) ou spontanément (CYON). Les oscillations secondaires
ou respiratoires furent étudiées pour la première fois par LUDWIG
et EINBRODT. Elles furent depuis l'objet de nombreuses recherches. Tout en différant dans la manière d'expliquer le mécanisme
par lequel le mouvement respiratoire provoque ces oscillations
de la pression sanguine, tous les physiologistes qui ont fait ces
recherches sont d'accord qu'il s'agit là de phénomènes de changement de pression dans la cavité thoracique. Elles sont complètement indépendantes de l'action des nerfs vaso-moteurs. Par
contre tous les physiologistes nommés plus haut, qui avaient
sérieusement travaillé sur les oscillations de troisième ordre,
étaient d'accord avec TRAUBE, pour attribuer ces oscillations à
l'intervention du système vaso-moteur et pour affirmer qu'elles
n'avaient rien à faire avec les oscillations respiratoires du
second ordre.

Ce n'est que tout dernièrement qu'une confusion entre les
oscillations du troisième ordre et celles du second ordre,
commençait à se manifester chez quelques expérimentateurs.
L'auteur de cette confusion qu'on croirait presque impossible,
est pourtant un physiologiste très expérimenté, Léon FREDERICQ.
Dans son premier travail sur les oscillations respiratoires de la
pression artérielle chez les chiens (200) il parla de l'influence
vaso-motrice sur ces oscillations dans des termes qui semblaient
indiquer une confusion entre les diverses oscillations. Il parlait
très vaguement il est vrai d'une influence vaso-motrice qui

prendrait part à la formation des oscillations respiratoires.
Ce n'est que tout récemment qu'un élève de FREDERICQ, Léon
PLUMIER, dans un travail exécuté à l'Institut de Physiologie de
Liège, a nettement souligné la confusion faite par son maitre
entre les oscillations de troisième ordre décrites par TRAUBE et
étudiées ensuite par HERING, CYON, KNOLL et autres, et les oscillations respiratoires. Il suffit de jeter un coup d'œil sur les nombreux graphiques publiés dans le travail de PLUMIER (201), et
qui reproduisent parallèlement la courbe de la pression sanguine et la courbe de la respiration pour voir que FREDERICQ et
PLUMIER ont pris les simples oscillations respiratoires décrites
depuis plus de 50 ans, pour des oscillations de TRAUBE-HERING.
Le texte du travail de PLUMIER est non moins explicite que
les graphiques. PLUMIER reproche même assez vivement à
CYON, à LATSCHENBERGER et DEAHNA, à H.-C. WOOD, et à Arthur
BIEDL et Max REINER de n'avoir pas commis pareille erreur ! Par
contre il se croit d'accord sur ce point avec HERING ; et c'est là
que se trouve l'origine de son erreur. Nous avons vu plus haut
que HERING cherchait à expliquer les oscillations de TRAUBE,
par des oscillations périodiques que les centres nerveux respiratoires communiquent aux centres vaso-constricteurs. S. MEYER
a précisé davantage l'hypothèse de HERING en admettant l'existence d'un centre nerveux spécial intercalé entre le centre
respiratoire et le centre vaso-moteur, et destiné à servir d'intermédiaire entre ces deux derniers. De là à une confusion des
oscillations de TRAUBE avec les oscillations respiratoires de
second ordre, il y a loin. Le fait seul, que les oscillations de
TRAUBE n'apparaissent qu'exceptionnellement, et dans des conditions déterminées, aurait dû empêcher une confusion aussi
regrettable, confusion qui n'a été rendue possible que par le
fait que ni FREDERICQ ni PLUMIER n'avaient eu l'occasion d'observer des graphiques avec des véritables oscillations de TRAUBE.
De pareils graphiques ont pourtant été publiés par de nombreux
auteurs, entre autres par CYON dans son premier travail sur ces
oscillations paru en 1874 dans l'Archive de PFLUGER (196), où
sur la planche des graphiques on trouve, entre autres, 2 figures,

c et *a*, qui représentent les trois ordres d'oscillations ; elles sont désignées par les lettres *a, b, c*. Nous en reproduisons plus loin la figure 26. Voir aussi les récents travaux de Cyon sur la glande thyroïde, l'hypophyse, etc., où sont reproduites d'innombrables graphiques, qui indiquent clairement la différence qui existe entre les oscillations de Traube et les oscillations respiratoires.

Une confusion d'une tout autre nature est sur le point d'embrouiller complètement les notions sur la portée des oscillations de troisième ordre. La diversité d'origine de ces oscillations, dont le mécanisme reste pourtant toujours identique, a induit en erreur plusieurs expérimentateurs novices, qui croyaient découvrir de nouveaux genres d'oscillations, chaque fois que la forme de ces oscillations différait un peu de celle décrite par des auteurs précédents. On est ainsi arrivé à multiplier sans raison aucune, le nombre des oscillations irrégulières de la pression sanguine. La confusion augmenta encore par suite de la désignation abusive de chaque forme de ces oscillations par le nom de l'auteur, qui a cru les décrire pour la première fois ! Pareille multiplication de désignations ne fait que rendre plus difficile encore l'entente sur le mécanisme de leur production.

Toutes les oscillations, aussi bien celles qui sont produites artificiellement (Traube) que celles qui paraissent spontanément (Cyon) ont deux traits communs : 1° elles sont toutes de troisième ordre, c'est-à-dire qu'elles superposent sur les deux oscillations normales, celles des pulsations cardiaques (1er ordre) et celles des oscillations respiratoires (2e ordre) ; 2° Toutes les oscillations de troisième ordre ont pour origine les variations dans l'excitation des centres nerveux vaso-moteurs. C'est pourquoi, dès la découverte des oscillations spontanées, Cyon s'était refusé à leur donner une désignation spéciale, insistant qu'il fallait leur attribuer le nom de Traube. Et cela aussi bien, afin de rendre hommage à l'éminent physiologiste et clinicien qui les a constatées et décrites pour la première fois, que pour éviter toute confusion à l'avenir. Cela n'a pas empêché que les uns désignn t ces oscillations spontanées tantôt sous le nom des oscillations de Cyox, les autres sous celui de Sigmund Mayer, qui les étudia trois ans après Cyox, en ayant d'ailleurs soin d'établir que Cyox avait été le premier à constater leur existence.

Si tous les auteurs, qui ont fait les premières recherches, sur les oscillations de troisième ordre, étaient d'accord pour attribuer leur origine à des phénomènes vaso-moteurs, le mérite d'avoir indiqué pour la première fois le mécanisme de ce phénomène, appartient à LATSCHENBERGER et DÉAHNA. Dans un travail minutieux ils ont cherché à démontrer que les oscillations de troisième ordre sont provoquées par des excitations qui sont envoyées tour à tour aux centres vaso-moteurs, tantôt par les fibres presseurs et dépresseurs, situés dans les parois des vaisseaux, tantôt par d'autres nerfs sensibles.

Ce fut ensuite Bayliss qui avait attiré l'attention sur ce fait important que les oscillations périodiques de troisième ordre disparaissent pendant l'excitation des dépresseurs. Cyox (53) fut amené à reprendre l'étude de cette question au cours de ses recherches sur les glandes thyroïdes et leurs rapports avec les nerfs du cœur, particulièrement avec le nerf dépresseur. Ses expériences sur les animaux thyroïdectomisés, et sur les effets des injections d'iodothyrine lui ont permis d'observer un grand nombre d'oscillations périodiques spontanées de la pression sanguine, et d'en étudier la formation et la disparition sous les diverses influences nerveuses. C'est ainsi qu'il a, de prime abord, établi que le nombre et la force des contractions cardiaques sont sans influence sur les oscillations de TRAUBE, comme l'avait déjà observé HERING. La *première condition indispensable pour leur apparition est toujours donnée par une élévation de la pression sanguine, surtout dans la boîte crânienne,* quelle que soit la cause de cette élévation : accumulation de CO_2, manque d'O, ou excitation du centre vaso-moteur par divers poisons. tels que le cyanure de potassium (TRAUBE) ou le curare, au moment de la disparition de la paralysie, ou enfin des variations anormales de quantités *des poisons physiologiques du cœur,* contenus dans le sang, ces variations devant

forcément troubler dans l'un ou dans l'autre sens la tonicité des
nerfs vaso-constricteurs et vaso-dilatateurs (Cyon). La nature
de ces oscillations reste la même ; leur forme varie selon
l'état d'excitabilité des centres nerveux dont dépend la périodicité des oscillations et selon l'intensité de leur excitation. La
grande régularité qui les distingue indique déjà *que deux
forces antagonistes et contradictoires sont aux prises dans leur
production*. Les symptômes de cette lutte se manifestent par la
succession régulière, presque rythmique, des élévations et des
abaissements de la pression sanguine. Il ne peut donc s'agir dans
l'espèce que d'une modification dans les conditions de la lutte
des nerfs dépresseurs contre la subite augmentation de la pression, le rôle de ces nerfs étant précisément de combattre ou
d'atténuer une semblable augmentation. Ainsi une notable
diminution de l'excitabilité des dépresseurs doit fatalement
aboutir à ces oscillations de Traube.

La section des dépresseurs ne doit pas forcément supprimer
les ondulations de Traube : l'excitation des centres terminaux
de ces nerfs dans le cerveau par la subite élévation de la pression peut provoquer les mêmes effets sur la pression sanguine.

Ajoutons que tout à fait indépendamment et presque en même
temps que Cyon, Livon (202) est arrivé à une explication analogue de l'origine des oscillations du troisième ordre. Dans le
courant des études sur les propriétés hypertoniques et hypotoniques de certains produits de glandes vasculaires (les poisons
physiologiques de Cyon) Livon fut amené à envisager les oscillations de troisième ordre comme étant produites par l'antagonisme de ces produits.

Il est évident que, suivant qu'une quantité plus ou moins
forte de telle ou telle de ces substances actives arriverait dans
la circulation, la prépondérance appartiendrait tantôt à des nerfs
vaso-constricteurs, tantôt à des nerfs vaso-dilatateurs. Il doit
exister normalement entre ces quantités un certain équilibre qui
ne saurait être troublé longtemps sans provoquer des perturbations visibles dans la pression sanguine. Ce sont ces perturba-

tions qu'on observe en premier lieu après l'ablation de la thyroïde
ou de l'hypophyse. Des introductions artificielles des produits
de ces glandes doivent forcément produire des oscillations de la
pression sanguine, dont la forme et l'intensité dépendront des
quantités de ces produits ainsi que de leurs propriétés. Les oscillations spontanées de cette pression dépendent d'une rupture de
l'équilibre entre les innervations toniques des vaso-constricteurs et des vaso-dilatateurs. Il est donc extrêmement probable que, normalement, cet équilibre est maintenu par les
actions antagonistes des diverses substances actives des glandes
vasculaires.

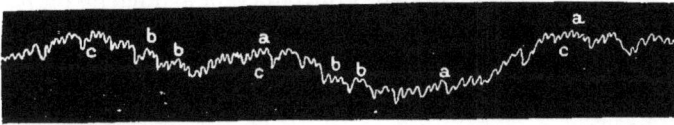

FIG. 26. — Les trois ordres d'oscillations paraissent ici simultanément. Les parties
a, indiquent les pulsations cardiaques; *b*, les oscillations respiratoires (second
ordre); *c*, les oscillations spontanées de troisième ordre (d'après Cyon, 52, pl. III).

Nous reproduisons ici deux figures (fig. 26 et 27) dont l'une
représente les oscillations de la pression sanguine des trois
ordres, *a, b, c*. On voit qu'aucune confusion n'est possible
entre les oscillations respiratoires (2ᵉ ordre) *b* et les oscillations
de 3ᵉ ordre *c*. qui proviennent des centres vaso-moteurs. Cette
figure est empruntée au travail de Cyon (196).

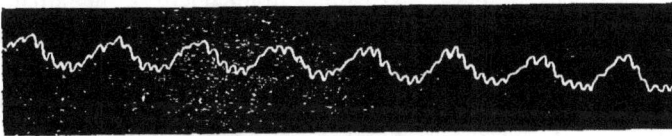

FIG. 27. — (L'explication se trouve dans le texte p. 194).

La 2ᵉ figure empruntée au travail de Cyon (132, p. 258) est
particulièrement intéressante parce qu'elle démontre que les
oscillations de 2ᵉ ordre sont dues uniquement à la respiration et
n'ont aucun rapport avec les centres vaso-moteurs. En effet,
cette courbe de la pression sanguine a été obtenue sur un chien

dont la circulation cardiaque avait été rendue complètement indépendante aussi bien de la circulation cérébrale que de la circulation abdominale.

Il s'agissait d'une des expériences faites d'après la méthode de Cyon pour la résurrection des centres cérébraux dont il a été plusieurs fois question ici (voir ch. v, § 9).

Les ondulations de Traube présentent ainsi une certaine analogie avec le *pulsus bigeminus ou trigeminus* qui, selon Cyon (voir plus haut, page 151), sont le résultat d'une lutte, entre les nerfs accélérateurs et les nerfs pneumogastriques, où tantôt les uns, tantôt les autres prennent le dessus, lutte souvent provoquée, elle aussi, par l'introduction artificielle ou par la suppression d'un *des poisons physiologiques du cœur.*

§ 6.

LE DÉPRESSEUR COMME NERF SENSIBLE DU CŒUR.

Le cœur est-il sensible ? Voilà une question à laquelle nul, en dehors de quelques physiologistes, n'hésite à répondre affirmativement. Qui, en effet, n'a pas éprouvé des sensations douloureuses ou joyeuses provenant du cœur et se manifestant le plus souvent à la suite de modifications diverses dans le rythme et même la force de ces battements ? Si plusieurs physiologistes nient ou révoquent en doute la sensibilité du cœur, c'est en se fondant sur des observations isolées de médecins et de chirurgiens qui, l'occasion leur étant donnée d'opérer sur le cœur humain presque dénudé, par suite de quelque accident fortuit, l'ont soumis à certains attouchements et pressions sans provoquer la sensation de la douleur[1]. Le cas célèbre du comte de Montgomery, observé par Harvey, est le premier qui donna lieu à la légende de l'insensibilité du cœur. Haller et plus récemment Richerand (après une résection des côtes) ont confirmé

---

1. « Le cœur ne paraît pas posséder de nerfs capables de transmettre des sensations conscientes », écrit dans son excellent *Traité de physiologie,* paru tout récemment, un physiologiste aussi circonspect que Tigerstedt (203, page 170).

l'observation de Harvey. Dernièrement, V. Ziemssen (204) a eu l'occasion de soumettre à plusieurs expériences le cœur d'une jeune fille rendu très accessible à l'observation par l'absence des côtes. Lui non plus n'a pas réussi à provoquer des sensations quelconques en excitant directement le cœur.

Comment concilier cette apparente insensibilité du cœur avec le fait — aussi ancien que l'humanité elle-même — que de nombreux états d'esprits se reflètent chez l'homme par des sensations, dont tous, sans hésiter placent le siège dans le cœur? Comment, d'autre part, admettre l'insensibilité de cet organe, quand une simple excitation du dépresseur chez un animal non narcotisé provoque des cris de douleur extrêmement vifs[1]? Et les innombrables et souvent terribles manifestations de souffrance qui se produisent chez les malades dans certaines affections cardiaques, comme, par exemple, l'angine pectorale? Si quelques cliniciens s'attachent — souvent à tort, selon nous — à localiser une grande partie de ces douleurs dans le péricarde, l'endocarde et même les nerfs intercostaux, il n'en reste pas moins à expliquer comment, dans les observations de Harvey et d'autres que nous venons de rappeler, les nerfs du péricarde et de l'endocarde, qui étaient pourtant touchés et pincés en même temps que le cœur, n'ont pas réussi à provoquer une sensation quelconque.

Bien plus, il y a une sensation caractéristique, particulièrement douloureuse dans l'angine de poitrine, mais qui accompagne également les arythmies quand elles se manifestent par de brusques arrêts du cœur, c'est celles que tous les malades désignent comme l'*angoisse de la mort*. Il ne s'agit nullement ici de la peur de mourir, mais d'une sensation *sui generis* de la mort imminente et prochaine. Sénèque, qui semble en parler par expérience, s'exprime ainsi sur cette sensation : « *Omnia corporis aut incommoda, aut pericula per me transierunt, nul-*

---

1. Les faits comme celui-ci, entre autres, observé par Cl. Bernard, que l'excitation de la surface interne du cœur provoque des accélérations de ses battements, pourraient à la rigueur être expliqués comme de purs actes réflexes qui ne donnent lieu à aucune sensation consciente.

lum mihi videtur molestius. Quidni? Aliud enim, quidquid est
ægrotare ; hoc est animam agere... Mors est non esse id quod ante
fuit, sed quale sit jam scio : hoc eri post me, quod ante me fuit. »
Voilà une sensation bien consciente qui pourtant provient, à
coup sûr, du cœur.

Il y a dans l'appréciation de ces faits un malentendu qu'il
importe de dissiper aussi bien dans l'intérêt de la physiologie
que dans celui de la pathologie. Que l'attouchement même un
peu violent du cœur ne provoque aucune sensation chez
l'homme, cela tient à la circonstance très simple et très connue
que ni les nerfs du péricarde viscéral, ni ceux du muscle cardiaque ne possèdent des terminaisons nerveuses susceptibles
de nous transmettre les sensations de toucher. Un coup violent
porté avec un instrument aigu peut transpercer le cœur sans y
provoquer aucune sensation de douleur, comme, du reste, il
n'en provoquerait pas non plus dans un muscle ordinaire. Ce
dernier possède pourtant une sensibilité toute spéciale qu'on
désigne sous le nom de sens musculaire, et il n'est pas non plus
exempt de sensations douloureuses, mais celles-ci ne sont
causées que par des excitations d'un ordre particulier, comme
des crampes, des torsions ou des inflammations du tissu musculaire.

Il en est de même pour le cœur ; cet organe possède, lui
aussi, une sensibilité propre qui est éveillée par des excitations
particulières, *notamment par les divers états de son fonction-*
nement physiologique, par des changements dans la forme et le
rythme de ses battements, ainsi que par les résistances qu'il ren-
contre dans l'accomplissement de sa tâche mécanique. Extrêmement nombreux sont déjà ces états du cœur, quand ils ne sont
provoqués que par les modifications inhérentes à son rôle de
propulseur du sang dans le corps. Mais ils varient à l'infini
lorsqu'ils doivent leur origine à des excitations psychiques, à
différents états d'âme. « Il en résulte une diversité tout aussi
grande dans les sentiments que notre conscience reçoit par la
voie des nerfs dépresseurs », écrivait CYON en 1873 (205). « La
faculté des nerfs centrifuges du cœur d'être excités par les mou-

vements de l'âme, et la faculté de ses nerfs centripètes de communiquer avec précision à notre conscience toutes les irrégularités produites par ces excitations dans les battements du cœur, ces deux facultés des nerfs cardiaques créent les conditions indispensables pour faire de notre cœur un organe où se reflètent toutes les variations et toutes les qualités de notre âme, joie ou douleur, amour ou haine, malignité ou bienveillance. »

Avant Cyon, dès 1864, Claude Bernard, dans une conférence magistrale faite à la Sorbonne, avait essayé d'établir le rôle du cœur comme organe de nos sensations émotives. Mais à cette époque on ne connaissait parmi les nerfs du cœur que les fibres inhibitrices des pneumogastriques.

Depuis a eu lieu la découverte des nerfs accélérateurs qui exercent une influence si considérable sur le nombre des battements du cœur ; puis celle du dépresseur, le nerf sensible du cœur, a permis d'établir que cet organe est à même d'influencer les centres cérébraux des nerfs vaso-moteurs, pneumogastriques et accélérateurs selon les états différents dans lesquels il se trouve ; d'autre part, elle a indiqué la voie par laquelle les diverses sensations peuvent se transmettre au cerveau. Cyon a donc pu serrer de plus près les rapports qui existent entre le cerveau comme organe psychique et le cœur comme organe de nos sentiments. « Ce ne sont pas les poètes seuls, disait-il, qui attribuent cette signification au cœur. Dans toutes les langues, une foule d'expressions et de proverbes dépeignent le cœur comme le siège de nos sentiments et comme l'organe dont l'état détermine jusqu'à un certain point le caractère même de l'homme. Il suffit de citer quelques expressions des plus usitées : *un cœur dur, un cœur glacé* désignent un égoïste ; *un bon cœur, un cœur chaud* — un altruiste. *Le cœur se brise, le cœur se serre, avoir le cœur gros, le cœur palpite de joie* — toutes ces locutions expriment avec une netteté admirable une série de sentiments que tout homme a éprouvés à un degré quelconque. Tous les hommes sans exception, cultivés ou non, placent le siège de nos sentiments dans le cœur. »

La similitude des expressions à l'aide desquelles les diverses langues traduisent les sensations qu'éprouve le cœur, prouve on ne peut mieux quel haut degré de précision l'homme a porté dans l'analyse de ces impressions. Les poètes ont décrit jusqu'aux plus infimes nuances des sensations cardiaques. Ainsi AMAROU en sanscrit, PÉTRARQUE en italien, HORACE et HEINE rendent, dans des termes presque identiques, toutes les ivresses et les souffrances du cœur provoquées par l'amour.

Nous ne pouvons pas entrer ici dans tous les détails des rapports entre le cerveau et le cœur, en tant qu'ils se rattachent aux sensations dont cet organe est le siège. Les fibres inhibitrices et accélératrices du cœur sont mises en action par des excitants de nature diverse. La chaleur et le froid, les poisons, les gaz du sang agissent différemment sur ces divers nerfs. Il en est de même pour les excitations psychiques. « Tous les mouvements agréables et joyeux de notre âme excitent les nerfs accélérateurs; ils font donc battre le cœur plus vite, en diminuant du même coup l'intensité de chaque mouvement. Les expressions: le cœur palpite de joie, le cœur tremble de joie, caractérisent à merveille les battements provoqués par l'excitation des nerfs accélérateurs... Les sentiments tristes et opprimants agissent de préférence sur les nerfs ralentisseurs du cœur... » Comme nous pouvons apprécier les diversités qui se produisent dans le rythme et la force des battements du cœur, *aussitôt que ce rythme et cette force dévient de l'état normal,* nous sommes à même de déterminer la nature des nerfs que les émotions psychiques ont mis en état d'excitation.

Il faut se garder d'une fausse interprétation de cette action de l'émotion sur le système nerveux, interprétation trop souvent donnée par des psychologues et des philosophes tels que James, Lange, Sergi et autres. Confondant la cause avec les effets, les philosophes matérialistes n'ont que trop souvent pris les effets que les émotions produisent sur le système nerveux cardiaque et vaso-moteur pour les causes réelles de ces émotions. Ainsi pour JAMES, l'émotion est constituée uniquement par l'effet matériel du changement produit dans le fonctionnement des organes dominés par ces nerfs. « Si j'étais devenu entièrement anesthétique, je serais exclu de toute la vie des émotions, aussi bien pénibles que tendres, et ne mènerais plus qu'une existence plus ou moins intellectuelle (206).

« Pour James, l'émotion n'est que la conscience que nous avons des réactions organiques, vasculaires, motrices, etc., provoquées par certains sentiments ou certains souvenirs » c'est ainsi que Jules Soury résume la pensée de James. Lange est plus explicite encore ; pour lui, toute la psycho-physiologie de l'émotion repose sur des excitations de centres vaso-moteurs ; il désigne même toutes les actions organiques réflexes, qui accompagnent l'émotion, comme dépendant uniquement des nerfs vaso-moteurs.

« L'émotion, dit-il, est l'effet d'une réaction vaso-motrice sur des excitations particulières. »

Il y a du vrai et du faux dans cette manière d'envisager les causes et les effets de l'émotion. L'émotion par elle-même, que je désignerai sous le nom d'émotion *primaire,* est un phénomène purement psychique, provoqué le plus souvent par des causes également psychiques. Elle se manifeste par une action immédiate sur les nerfs du cœur, action qui produit tous les effets que nous venons de décrire. La réaction dépend, comme nous l'avons vu, de la nature des excitants ; les uns agissent sur les nerfs accélérateurs, d'autres sur les nerfs inhibiteurs. Si, au moment de cette action, l'homme était complètement anesthésié, comme le désire James, ou même si son cœur était réellement insensible et incapable de ressentir le changement dans le rythme et la force des contractions cardiaques, l'émotion resterait sans aucun effet sur le système vaso-moteur, ou, du moins, en cas d'anesthésie du cœur, n'arriverait pas à la connaissance de la personne. Celle-ci ignorerait donc complètement le changement organique produit par l'émotion, et, disons-le tout de suite : les réactions somatiques de l'émotion seraient, sinon nulles, du moins grandement atténuées.

Tout autres seront les effets de l'émotion, si la personne émue est douée d'un cœur très sensible, c'est-à-dire dont les nerfs dépresseurs ou éventuellement d'autres branches du pneumogastrique (Wooldridge) sont en plein fonctionnement. Dans ce cas, l'excitation de ces nerfs sensibles du cœur produiront tous les importants effets vaso-moteurs connus.

On voit par là que les effets vaso-moteurs non seulement ne sont pas, la cause de l'émotion, mais qu'ils ne sont même pas les effets *directs* résultant du fait psychique de l'émotion sur le système nerveux. C'est le cœur qui est le premier affecté par l'émotion et les effets vaso-moteurs ne sont que les conséquences secondaires de l'excitation des nerfs sensibles du cœur.

Les degrés d'excitabilité des nerfs du cœur présentent naturellement de nombreuses variations individuelles, dépendant en grande partie de la race, des entraînements, du genre de vie, etc. La même émotion psychique, par exemple, produirait des effets tout autres, sur un Français ou sur un Italien que sur un Anglais ou un Japonais, dont les nerfs, grâce aux conditions de race, de climat et surtout d'éducation, sont moins excitables. « Do not show your feelings » est un des traits caractéristiques de l'éducation anglaise. Le long entraînement rend moins excitables les nerfs du cœur chez les Anglais, et, par conséquent, atténue considérablement ou supprime entièrement les effets vaso-moteurs, qui sont la suite de l'excitation de ces nerfs. Selon la théorie de Lange ou de James, l'Anglais, dans ce cas-là, n'éprouverait aucune émotion, ce qui serait naturellement absolument faux ; les effets organiques de l'émotion seront seuls atténués ou suspendus : on n'en observera pas les conséquences motrices. En un mot, l'Anglais restera maître de lui-même, sans *manifester* son émotion, mais celle-ci n'en subsistera pas moins. L'observation des émotions populaires indique bien plus clairement cette différence entre les différentes races. Les incidents de la guerre de Transvaal, par exemple, auraient provoqué en France de nombreuses chutes de ministères et même de gouvernements, tandis que les Anglais ont supporté pendant deux ans les mêmes émotions psychiques ; mais cela ne les a pas empêchés de rester calmes et maîtres d'eux-mêmes. L'émotion patriotique devant les échecs multiples était chez eux certainement aussi vive, que chez tout autre peuple. Mais leurs nerfs cardiaques, surtout leurs nerfs dépresseurs sont moins excitables, moins impressionnables.

D'autre part, il faut admettre que les effets vaso-moteurs, qu'ils soient la conséquence de l'excitation du dépresseur, ou qu'ils soient produits par d'autres troubles organiques, puissent provoquer, de leur côté, des émotions que nous appellerons *secondaires,* qui augmentent ainsi les effets de l'émotion primaire. Ceci est surtout le cas quand ces effets vaso-moteurs modifient brusquement la circulation cérébrale. Les explosions passionnelles qui sui ent certaines émotions sont souvent la conséquence de pareils troubles dans la cavité crânienne. Mais pour comprendre les rapports de l'acte psychique primitif de l'émotion avec ces explosions secondaires, il faut suivre la filière des processus que nous venons d'indiquer : excitation des nerfs centrifuges du cœur, modifications dans les battements du cœur, ainsi que dans la pression intracardiaque, excitation des nerfs dépresseurs, effets vaso-moteurs produits par cette dernière excitation, et, enfin. troubles cérébraux comme conséquence de ces effets vaso-moteurs.

Dans une intéressante étude : « Experiments on the Value of Vascular and Visceral Factors for the Genesis of Emotion », Sherrington (208) a démontré que la section, chez un chien, des nerfs pneumogastriques et de la moelle épinière à la hauteur de la septième vertèbre cervicale, c'est-à-dire la rupture de presque toutes les communications nerveuses entre le cerveau d'une part et le cœur et le système vasculaire périphérique d'autre part n'empêche nullement l'animal de faire preuve des émotions diverses comme la faim, la colère et l'affection, etc. Cela prouve certainement que l'émotion psychique peut produire des effets moteurs (mastication, déglutition, etc.) par une action nerveuse directe sur les centres de ces mouvements, sans passer par le système nerveux cardiaque et vaso-moteur. Aussi Sherrington insiste-t-il, avec raison, sur le fait que ces expériences démontrent l'erreur de James, de Lange et d'autres, qui ne voulaient voir dans l'émotion qu'un acte vaso-moteur. Mais le résultat de ces expériences n'exclut nullement, que le cœur ne soit l'organe par excellence de nos émotions, en ce sens, que toutes nos émotions se réfléchissent et agissent sur le fonctionnement de cet organe. Il est hors de doute que la vivacité plus ou moins aiguë des sensations de notre cœur exerce une influence prépondérante sur notre vie pratique, et surtout sur celles de nos actions qui sont provoquées par des états passionnels. C'est tout un chapitre de psychologie physiologique à étudier à divers points de vue, et surtout au point de vue de la responsabilité légale. Une grande excitabilité des nerfs sensibles du cœur peut, par des angoissés insupportables ou par une action trop brusque sur le système vaso-moteur du cerveau, provoquer des actes criminels en dehors de toute anomalie organique et de toute lésion cérébrale.

Les émotions secondaires provoquées par des troubles dans la circulation cérébrale ne peuvent d'ailleurs être que d'une très courte durée, et cela pour deux raisons : 1° l'existence de nerfs vaso-moteurs dans le cerveau est loin d'être démontrée d'une manière décisive ; les troubles de circulation dans la cavité crânienne ont le plus souvent une origine passive, c'est-à-dire qu'ils sont la conséquence des afflux ou des reflux de sang dans les autres organes ; 2° grâce à la présence des organes spéciaux, qui agissent comme des autorégulateurs de la pression intracrânienne, comme, par exemple, l'hypophyse avec la glande thyroïde, ainsi que la glande pinéale (120-123), et qui protègent le cerveau de trop grandes variations de cette pression.

Comme l'a très justement relevé François Franck, l'action des vaso-moteurs sur les émotions secondaires ne peut être ni bien profonde, ni bien durable.

Nous n'avons pas parlé de l'action du travail intellectuel sur les pulsations cardiaques et sur la circulation sanguine. Les très intéressantes observations et expériences faites à ce sujet par Mosso, GLEY, et autres ne paraissent pas avoir des relations directes avec le fonctionnement du nerf dépresseur. L'accélération des battements de cœur observé pendant l'activité psychique peut dépendre uniquement d'une excitation centrale des nerfs accélérateurs. Le problème en question est d'ailleurs exposé avec beaucoup de compétence dans l'ouvrage de Gley : *Études de psychologie physiologique et pathologique* (207).

Bien entendu, c'est uniquement par l'observation et l'expérimentation sur l'homme, et surtout par l'analyse de leurs propres sensations, que les physiologistes parviendront à fixer davantage le rôle du cœur comme organe de nos sensations. L'excitation électrique du dépresseur chez les lapins ne saurait naturellement nous permettre d'enregistrer sur le kymographe les sensations d'amour ou de chagrin qu'elle provoque ; mais, comme le remarque avec raison Cyon (53, p. 111), cela ne nous autorise en rien à leur dénier purement et simplement les sensations conscientes. En expérimentant sur les animaux, nous ne pouvons établir que les voies anatomiques qui transmettent les sensations du cœur au cerveau. C'est ainsi que nous savons que les dépresseurs sont une des plus importantes de ces voies. Le reste ne peut nous être livré que par l'observation de l'homme sain et surtout de l'homme malade. C'est donc bien à tort que plusieurs physiologistes, notamment Muskens (209, p. 337), attribuent, pour la solution de ces problèmes, beaucoup moins d'importance aux observations cliniques qu'aux expériences physiologiques.

§ 7.

LE NERF DÉPRESSEUR AU POINT DE VUE PATHOLOGIQUE.

Malheureusement, les cliniciens ont bien peu étudié jusqu'à présent la part que les modifications pathologiques dans le fonctionnement du dépresseur peuvent avoir dans certaines maladies du cœur. En général, les découvertes physiologiques ne pénètrent que très lentement dans le domaine de la pathologie, mais celles faites depuis une cinquantaine d'années dans la sphère de l'innervation du cœur se sont récemment heurtées aux théories myogènes, qui n'ont pas peu contribué à en empêcher l'application dans la clinique. Si les nerfs du cœur ne jouent aucun rôle important dans le fonctionnement du cœur, si, comme l'affirment His et Romberg, leur présence même dans cet organe n'est due qu'à un accident fortuit, à ce fait que pendant une certaine période de la vie embryonnaire une partie des ganglions sympathiques, au cours de leur pérégrination, ont pénétré dans le cœur uniquement pour éviter quelques obstacles rencontrés sur la route, il est évident que le système nerveux du cœur est dépourvu aussi de toute importance pathologique. Tous les états morbides du muscle cardiaque, en dehors de ceux qui affectent ses valvules et ses enveloppes, ne seraient que des conséquences de myocardites plus ou moins déguisées : telle est la doctrine qui prévaut dans la clinique des maladies du cœur. Il est permis d'avoir des doutes sur les bienfaits de semblables théories pour la guérison des maladies cardiaques.

Dans le cas spécial du dépresseur, on peut aisément montrer combien il est regrettable que les cliniciens négligent son rôle dans la production de certaines maladies. Parlant plus haut des rapports intimes découverts par Cyon entre le dépresseur et les glandes thyroïdes, nous avons signalé l'influence que ce nerf doit, grâce à ces relations, exercer sur plusieurs maladies strumeuses et, en particulier, sur la maladie de Basedow. Mais il est une autre catégorie d'affections cardiaques dans laquelle le dépresseur joue un rôle plus évident encore, — nous voulons parler de celles qui proviennent d'un surmenage du cœur, causé par des efforts brusques et trop violents ou par ces exercices de sport si exagérément répandus parmi la jeunesse scolaire. Plusieurs de ces maladies, entre autres les dilatations et ruptures du cœur, sont certainement dues à la mise hors fonction du nerf dépresseur et de son mécanisme protecteur pour le cœur. Il en est ainsi notamment pour les accidents cardiaques qu'on observe chez les cyclistes — surtout chez ceux qui parcourent des pays montagneux, ou simplement accidentés. L'état du cœur que les cliniciens allemands désignent sous le nom de *Veloherz* (cœur de vélocipédiste) est particulièrement intéressant au point de vue qui nous occupe. L'exercice vélocipédique, par la nature de ses mouvements qui mettent en action les muscles de l'abdomen et des jambes, comprime les intestins et chasse

le sang de la cavité abdominale. Or, les vaisseaux abdominaux
constituent le grand réservoir pour le sang qui est distribué
dans les diverses parties du corps selon les besoins momentanés
de leur fonctionnement. Les nerfs vaso-moteurs sont chargés de
cette distribution, et ces nerfs, surtout les vaso-constricteurs et
les splanchniques, sont dominés par les nerfs dépresseurs.
Chassé des vaisseaux abdominaux pendant l'exercice de la bicy-
clette — surtout quand celui-ci exige de grands efforts musculaires — le sang afflue en grande partie dans la cavité thoracique, le cœur se gonfle et se dilate : c'est le moment où, pour
lui permettre de s'évacuer, devront entrer en jeu sa soupape de
sûreté, le mécanisme du dépresseur. Malheureusement, la même
cause qui a provoqué le gonflement du cœur met obstacle au
fonctionnement de ce mécanisme : en effet, c'est principalement
grâce à la dilatation des vaisseaux abdominaux que le dépresseur débarrasse le cœur de son trop-plein et, ces vaisseaux
étant mécaniquement comprimés par la tension des muscles
abdominaux, le dépresseur devient presque impuissant à remplir son office tutélaire. C'est la même inefficacité du dépresseur, qu'on observe chez les animaux, quand on excite ce nerf,
pendant que l'aorte abdominale est fortement comprimée. La
sensation de douleur que le cycliste éprouve vers l'origine de
l'aorte, quand il monte une côte un peu raide, indique bien
avec quelles difficultés le cœur se débarrasse de son contenu ;
elle est comme un cri d'alarme que, par la voie du dépresseur,
le cœur adresse au cerveau pour l'avertir du danger dont le
menace la mise hors fonction de l'appareil nerveux destiné à
le préserver. Si cet avertissement suprême, cet appel à la pru-
dence n'est pas écouté, la dilatation, d'autres accidents cardiaques, et même la rupture du cœur s'ensuivent fatalement.

CHAPITRE IV

LES INFLUENCES QUI MODIFIENT, ET LES LOIS QUI DIRIGENT L'ACTION DES NERFS CARDIAQUES

§ 1.

ACTION DES CHANGEMENTS DE PRESSION SUR LES NERFS DU CŒUR.

L'action qu'exercent les modifications de la pression sanguine sur le système nerveux du cœur est d'une haute importance pour son fonctionnement régulier. Nous venons d'exposer un cas spécial de cette action : celle qui se manifeste par l'intermédiaire du nerf dépresseur.

Comment les variations de la pression sanguine agissent-elles *directement*, sur les centres nerveux extra- et intracardiaques ? En d'autres termes, comment se comporte le cœur sous l'influence des variations de pression dans la boîte crânienne et dans la cavité du cœur lui-même en dehors de l'intervention du nerf dépresseur ? Peu de problèmes touchant la physiologie du cœur ont donné lieu à tant de recherches contradictoires.

Celles qui furent entreprises dans cette direction avant la découverte du nerf dépresseur ne peuvent plus être prises en considération pour la solution du problème ; un important facteur inconnu, l'intervention du mécanisme de ce nerf, ayant forcément compliqué les résultats de ces recherches. Exception toutefois doit être faite pour l'étude de Ludwig et de Thiry, au moins pour leurs expériences, dans lesquelles toutes les communications du cœur avec le cerveau et la moelle épinière avaient été détruite par voie galvanocaustique. Ainsi qu'il a été dit plus haut (p. 19), les deux expérimentateurs avaient observé très souvent dans ces cas une accélération considérable des battements du cœur, comme suite d'une augmentation de la pression sanguine, provoquée par la compression de l'aorte ou par l'excitation de la moelle épinière. Plus rarement ils observèrent un ralentissement comme effet de l'élévation de la pression.

Depuis la découverte du nerf dépresseur, les premières recherches dans cette voie furent exécutées par E. et M. Cyon (76), puis par Bezold et Sterzinsky. Les résultats obtenus sont presque identiques à ceux indiqués par Ludwig et Thiry. Cyon attribue la différence dans les effets de l'élévation de la pression sur le cœur, tous les nerfs extracardiaques étant détruits, à l'état du cœur lui-même, c'est-à-dire à sa capacité de réagir contre l'augmentation de la pression artérielle. Bezold et Sterzinski étudièrent également les effets de la baisse de la pression sanguine, qu'ils provoquèrent à l'aide de saignées. Ils établirent certaines limites, dans lesquelles pareille baisse produit une accélération des battements. Au-dessous d'une limite donnée, la dépression sanguine amène le ralentissement cardiaque.

Knoll (212) et Navrocki (213) arrivèrent à des résultats qui, pour une part au moins, étaient en contradiction flagrante avec les recherches précédentes. Le premier nie tout effet constant de l'élévation de la pression sanguine sur la fréquence des battements du cœur. Navrocki obtint des résultats très contradictoires ; de ses conclusions nous ne relèverons que la suivante qui se rapproche le plus de la réalité des faits : « La pression sanguine peut modifier par la voie des pneumogastriques la fréquence des battements du cœur ; l'élévation de la pression augmente le tonus de ces nerfs et ralentit ainsi les pulsations ; une baisse de la pression diminue ce tonus et augmente la fréquence des battements. »

Le travail le plus complet sur la question a été exécuté par S. Tschiriew (214) à l'aide de méthodes d'une précision incontestable. Ses expériences sur les effets de l'élévation de la pression se divisent en trois groupes : 1) Les nerfs du cœur (pneumogastriques, sympathiques et dépresseurs) étaient coupés ; 2) indépendamment de la section de ces nerfs on avait de plus extirpé les ganglions cervicaux inférieurs et thoraciques supérieurs, et 3) on avait sectionné les nerfs du cou et de la moelle épinière au-dessus de l'atlas. Voici les principales conclusions du travail de Tschiriew : Des variations brusques et considérables de la pression sanguine exercent une action sur le rythme cardiaque, aussi bien après la section des nerfs du cou qu'après l'interruption de toutes les voies nerveuses extracardiaques... Elles impressionnent aussi bien l'appareil modérateur intérieur du cœur que ses ganglions moteurs, en accélérant ou en ralentissant les pulsations. Rarement elles les laissent sans changement. Le caractère définitif des changements de la fréquence des battements cardiaques dépend de l'action réciproque des excitations de ces appareils nerveux cardiaques... L'accélération des pulsations s'observe pendant la baisse de la pression sanguine, aussi bien après la section des nerfs du cou, qu'après l'entier isolement du cœur des centres nerveux, du cerveau ou de la moelle... »

Ainsi formulées, les conclusions de Tschiriew sont encore incontestables.

Les expériences très variées de Johansson (215), exécutées aussi avec beaucoup de soin, arrivent en général à des conclusions identiques à celles que nous venons de résumer. Cet auteur a surtout insisté sur le rôle prépondérant joué par la vitesse avec laquelle se produisent les variations de la pression sanguine. Plus ces variations sont rapides, plus est prononcée la modification de la fréquence des battements du cœur.

Nous devons nous arrêter plus longtemps sur les expériences de Marey (216, exécutées en 1873, également sur le cœur isolé des tortues. La position que ce physiologiste occupe dans la question est tout à fait particulière. Dès 1859 (217), Marey se prononça d'une manière trop catégorique sur l'influence de la pression artérielle sur la fréquence des battements du cœur. Faisant complètement abstraction du système nerveux extra- et intracardiaque, Marey étudia l'action qu'une augmentation de la

tension dans l'appareil circulatoire devait exercer sur le rythme
et la force des contractions, à l'aide d'expériences faites sur des
animaux dont *tous les nerfs cardiaques* étaient restés intacts. Il
observa ainsi que l'augmentation de pression ralentissait souvent les battements, tandis que la diminution les accélérait.
Nous avons déjà montré que c'est là un phénomène purement
nerveux provenant dans le premier cas de l'excitation des centres
des nerfs pneumogastriques par suite de l'augmentation de la
pression cérébrale, et dans le second, de l'excitation des accélérateurs par suite de l'effet contraire. Mais MAREY ne voulait voir
dans ce phénomène que la simple application d'une loi hydraulique au travail du cœur. « Le cœur règle le nombre de ses
mouvements sur les résistances qu'il doit vaincre à chacune de
ses systoles ; que si on élève la pression du sang dans les artères,
le cœur, devant à chaque systole soulever une charge plus forte,
ralentit ses battements, car chacun d'eux, constituant une grande
dépense de travail, devra être suivi d'un plus long repos. » Cette
dernière conclusion est trop exclusive. Le cœur peut vaincre
des résistances plus grandes par diverses voies : par des contractions plus fortes et plus rares ou plus faibles et plus fréquentes.
Il ne suit pas les pures lois hydrauliques applicables, par
exemple, à une simple pompe en caoutchouc, parce que, grâce
à son mécanisme nerveux automatique, il est à même de régler
son travail selon les causes de résistance qu'il a à vaincre, et
selon les forces dont il dispose. Cela constitue précisément la
supériorité du mécanisme cardiaque, qu'il possède un système
nerveux lui permettant de varier dans de très larges limites les
moyens pour arriver au but. La loi de la division du travail du
cœur dans le temps, qui est la caractéristique de l'action des
nerfs cardiaques, loi établie par CYON, est notamment un de ces
moyens. L'action des nerfs dépresseurs en est un second, bien
plus puissant encore : à l'aide de ces nerfs, au lieu de vaincre
les résistances en variant seulement son mode de travail, *le cœur
les diminue,* et fait ainsi une économie de forces. Il peut de la
sorte surmonter les résistances sans même modifier aucunement
le nombre de ses battements (CYON et LUDWIG), comme dans le

cas où l'action réflexe du dépresseur sur le pneumogastrique est supprimée par la section de ce dernier, — ou même en les accélérant par voie réflexe (BAYLISS, CYON). « On n'est plus en droit, écrivait avec raison VULPIAN (218), d'appliquer au jeu de l'appareil cardio-vasculaire les données de la mécanique hydraulique, et, si on se laisse entraîner dans cette voie, on risque fort de commettre des erreurs regrettables. »

Les expériences de MAREY sur des cœurs de tortues séparés du corps furent exécutées dans des conditions bien meilleures, puisque l'influence des nerfs *extracardiaques* était écartée. Mais il restait encore les mécanismes nerveux intracardiaques et, comme nous l'avons vu par les nombreuses expériences de TSCHIRIEFF, JOHANSSON et autres, l'augmentation de la tension produit encore des résultats bien différents selon l'état de ces centres nerveux et leur mode d'intervention.

Les expériences de BETZOLD et SUSTSCHINSKY (219), SCHIFF (220) et surtout de I. LUDWIG et LUCHSINGER (221), sont particulièrement intéressantes à ce point de vue. Elles démontrent que, dans certains cas d'augmentation de la pression dans les cœurs de grenouilles séparés du corps, l'accélération des battements du cœur est si considérable que l'excitation, même très forte, du pneumogastrique est incapable de la ralentir. Le cœur est dans l'impossibilité absolue de « soulever à chaque systole une charge plus forte » et de « ralentir ses battements », comme l'exigerait la loi hydraulique de MAREY : aussi parvient-il au même résultat en soulevant de petites charges à chaque systole, mais en multipliant le nombre de ces systoles. *Le travail du cœur tend à rester constant,* comme l'avait reconnu MAREY (216), mais ce but est atteint par des moyens très divers, que CYON a indiqués dès l'année 1866 (Voir plus haut).

Les résultats si variés en apparence que les nombreux observateurs ont obtenus en modifiant la pression sanguine, même sur les animaux dont les nerfs extracardiaques avaient été sectionnés, proviennent justement de l'intervention des multiples appareils régulateurs contenus dans le cœur lui-même. Pour observer les effets de pareilles variations sur le muscle cardiaque seul — qui, d'ailleurs, est lui aussi un appareil d'une construction extrêmement complexe, — il faudrait avoir le moyen de paralyser son système nerveux intracardiaque. Or nous possédons bien plusieurs poisons, comme l'atropine, par exemple, qui paralysent absolument les terminaisons des nerfs pneumogastriques, mais nous manquons de substances agissant d'une manière aussi certaine sur les terminaisons des nerfs accélérateurs et sur leur système ganglionnaire central. Du reste, l'atropine elle-même n'agit que sur les terminaisons des pneumogastriques et reste sans effet sur les ganglions modérateurs du cœur lui-même, comme l'a démontré Tschirieff (214), justement à propos des expériences sur les effets des variations de la pression, dont nous venons de donner les conclusions.

Tout récemment Krehl et Romberg (50) ont cru établir que le ventricule des mammifères, même privé de ganglions, avait la faculté d'adapter la fréquence de ses battements aux augmentations de la pression. Nous avons déjà signalé la défectuosité des méthodes d'investigation employées par ces auteurs, ainsi que le caractère tout à fait arbitraire de leur affirmation, que certaines ligatures appliquées par eux sur le cœur supprimaient toute action des cellules ganglionnaires. Mais, en admettant même qu'ils aient réussi à travailler sur des ventricules entièrement privés de ganglions, quelles preuves fournissent-ils à l'appui de leur thèse? Nous trouvons dans leur travail deux expériences se rapportant à cette question : 51 et 53 (p. 84 et suiv.). Or, dans la première de ces expériences, on nous donne des indications sur les changements de la pression sans nous apprendre quelles variations de la fréquence des battements correspondaient aux changements indiqués. Dans l'expérience 53, c'est l'omission contraire qui a lieu. Ce sont les indications sur les variations de la pression qui le plus souvent font défaut. Sur la fréquence même des battements, au lieu de chiffres précis, nous lisons : « sans changement »... « forte accélération », — données trop vagues pour avoir une valeur quelconque.

Que le ventricule isolé et privé des cellules ganglionnaires puisse réagir efficacement contre l'augmentation des résistances, le fait en lui-même est possible ; mais, fût-il exact, on ne serait pas encore autorisé à en conclure que cette réaction provient du muscle cardiaque lui-même. Il est plus probable que le réseau nerveux qui entoure les fibres musculaires y joue un rôle prépondérant.

L'interprétation des phénomènes qui produisent les variations de la tension artérielle présente bien plus de difficultés encore quand, pendant ces variations, les nerfs extracardiaques sont restés intacts. Les phénomènes que nous venons de décrire se compliquent alors par l'action que l'augmentation de la pression doit forcément exercer sur les centres de ces nerfs situés dans le cerveau ou dans la moelle épinière. Les centres des pneumo-gastriques sont soumis, chez la plupart des animaux, à une excitation tonique qu'on a attribuée à des causes diverses : elle serait due, d'après TRAUBE (222), à l'acide carbonique du sang ; d'après BERNSTEIN (223) et autres, à une action réflexe provenant en grande partie des excitations périphériques, notamment de celle des nerfs splanchniques (ASP). De nombreux physiologistes ont considéré la pression qui existe dans la boîte crânienne comme contribuant au maintien du tonus de ces centres. Le ralentissement des mouvements du cœur, que produisent les compressions directes du cerveau, ainsi que le fait déjà constaté par COOPER, MAGENDIE et autres, que l'anémie cérébrale provoquée par la compression des carotides amène au contraire une accélération des battements cardiaques, — semblent permettre d'attribuer une pareille origine au tonus des pneumogastriques (Voir dans le chapitre v, § 8, les nouvelles recherches de Cyon sur la résurrection des centres cérébraux des nerfs accélérateurs après une anémie complète du cerveau).

L'existence d'un tonus des nerfs accélérateurs est moins bien établie. Elle a cependant acquis une grande vraisemblance à la suite des expériences de TSCHIRIEFF (214), et de STRICKER et WAGNER (225) qui ont observé un ralentissement des pulsations après l'extirpation des ganglions que traversent les nerfs accélérateurs. Le tonus en question proviendrait, en partie au

moins, des centres cérébraux de ces nerfs, dont l'origine anatomique est encore bien peu connue. Quoi qu'il en soit, les
changements dans la pression sanguine doivent le plus souvent
se manifester par une variation de la pression intracrânienne
qui peut réagir dans l'un ou l'autre sens sur les centres des
nerfs cardiaques. Il est très difficile de déterminer de prime
abord, d'après une variation donnée de la fréquence des battements du cœur, sur quel centre cérébral l'action de la pression
s'est exercée : un ralentissement peut dépendre aussi bien d'une
diminution du tonus des accélérateurs que d'une augmentation
de celui des pneumogastriques, et même des deux causes à la
fois. On peut en dire autant de l'accélération des battements. Il
est extrêmement probable que les augmentations de pression
agissent de préférence sur les centres des pneumogastriques et
les diminutions sur les centres des accélérateurs. Cela résulte
de la plupart des expériences faites jusqu'à présent, ainsi que
des observations sur les effets contraires de l'anémie et de l'hy-
perémie du cerveau. En ce qui concerne les centres intracardiaques, nous avons déjà vu que ces effets contraires se manifestent également dans le sens opposé sur les deux antagonistes.

La plupart des observateurs sont d'accord avec CYON et
TSCHIRIEFF, qui affirment que les effets des variations de la tension artérielle sur les nerfs du cœur, dépendent en grande partie
de l'état d'excitabilité des divers centres nerveux cardiaques.
C'est encore là une raison pour que, dans les limites des règles
fixées par les conclusions du travail de TSCHIRIEFF citées plus
haut, une diversité des résultats puisse se manifester.

Certains résultats de recherches récentes sur les glandes
vasculaires, dont la destination physiologique est restée si longtemps un des plus irritants mystères de notre science, ont fait
entrer dans une phase nouvelle la question de la tonicité des
nerfs cardiaques. Nous parlons des recherches de CYON (53) sur
les rapports des nerfs du cœur et de la glande thyroïde ainsi
que sur les fonctions de l'hypophyse (120-122-226) et des études
entreprises par le même auteur (227[b]) et par HOWELL (228) sur
l'action des extraits de cette glande.

Ces recherches de Cyon sur les fonctions de l'hypophyse (120, 229), jettent une lumière nouvelle sur le mécanisme même à l'aide duquel l'augmentation de la tension artérielle agit sur certains centres cardiaques.

Après avoir établi que l'excitation de l'hypophyse par l'augmentation de la pression provoque une forte excitation des nerfs pneumogastriques, Cyon chercha à déterminer si l'excitation des terminaisons centrales de ces nerfs, qu'on observe pendant l'augmentation de la pression intracrânienne, ne se produit pas par la voie de l'hypophyse. Les compressions de l'aorte abdominale avant et après l'extirpation de l'hypophyse lui permirent de constater chez le lapin que tel est réellement le cas : l'augmentation de la pression artérielle reste sans effet sur les terminaisons centrales des pneumogastriques après une pareille extirpation. La pression intracrânienne agit par conséquent sur ces terminaisons par voie réflexe : elle met en excitation l'hypophyse, et c'est cette excitation qui se transmet au pneumogastrique. On voit à quel point sont complexes les mécanismes qui permettent au cœur de maintenir son travail constant. En effet le but immédiat de l'hypophyse est de préserver le cerveau d'une trop haute pression. Mais, si cette pression est amenée par une augmentation des résistances dans l'appareil circulatoire, l'intervention de cet organe permet également au cœur de vaincre ces résistances, cette fois par un ralentissement de ses contractions et une augmentation de leur amplitude.

Comme on le voit, si les centres des nerfs cardiaques sont à même de modifier notablement leur action sous l'influence des variations dans la tension artérielle, cette faculté n'est pas une chose fortuite, mais possède au contraire une grande portée fonctionnelle. Nous sommes là en présence d'un des nombreux mécanismes automatiques dont nous avons parlé au début de notre exposé, par lesquels il est donné au cœur de régler la circulation dans les divers organes et de parer lui-même aux divers accidents qui, à chaque instant, se rencontrent dans l'appareil circulatoire, si complexe par son rôle physiologique ainsi que par la multiplicité de ses organes.

Ajoutons encore que déjà. avant les recherches de Cyon, Roy et Adami (230), en étudiant la compression cérébrale et ses effets sur les centres des pneumogastriques, avaient émis l'avis qu'ils sont probablement destinés à protéger d'une manière quelconque le cerveau contre les dangers de la compression. Des recherches ultérieures démontreront certainement que l'excitation des nerfs accélérateurs par la diminution de la pression cérébrale ou par l'anémie du cerveau a une destination également protectrice. En effet, les conséquences de l'augmentation de la tension artérielle sur la pression intracrânienne doivent varier en sens opposé, suivant la cause qui l'a amenée. Une compression de l'aorte, par exemple, augmentera certainement cette pression. Par contre, un rétrécissement général des petites artères, tout en augmentant la tension artérielle, pourrait plutôt amener une diminution de la pression intracrânienne et même une anémie cérébrale, comme l'a établi Cyon (231, 232). L'entrée en jeu des pneumogastriques, qui favorise l'écoulement du sang hors de la boîte crânienne, serait d'un grand secours dans le premier cas. L'excitation des accélérateurs et les conséquences de l'accélération des battements cardiaques pourraient, au contraire, agir efficacement contre l'anémie cérébrale.

On voit que les apparentes contradictions constatées par les différents auteurs dans la diversité d'action de la tension artérielle sur les centres nerveux cardiaques, ne sont pas le résultat d'accidents capricieux. Ces variations ont, au contraire, une grande portée physiologique et répondent aux besoins de l'organisme qui réagit différemment selon les causes qui ont amené les changements de la tension artérielle.

§ 2.

ACTION DES NERFS SENSIBLES SUR LES NERFS DU CŒUR.

Tous les nerfs sensibles, comme tous les nerfs sensoriels, exercent une action réflexe sur ceux du cœur. Dès 1858 Claude

BERNARD (233) avait démontré que l'excitation des nerfs sensibles ou des racines postérieures de la moelle épinière provoque un ralentissement des battements du cœur. Depuis lors d'innombrables recherches furent faites pour préciser les conditions dans lesquelles les nerfs sensibles influencent les divers nerfs cardiaques. Ces conditions sont encore plus complexes dans les expériences de ce genre que quand il s'agissait d'étudier les effets de la pression sanguine sur les mêmes nerfs. Non seulement, en effet, les nerfs sensibles exercent une action réflexe sur les nerfs du cœur, mais ils en possèdent une autre bien plus puissante encore sur les nerfs vaso-moteurs; c'est-à-dire qu'à côté de leur action *directe* sur les premiers, ils agissent encore *indirectement* par l'intermédiaire des variations de la pression sanguine.

Mais là ne s'arrêtent pas les complications qui mettent obstacle à l'interprétation des phénomènes qu'on observe. L'excitation des nerfs sensibles agit également sur les vaso-moteurs du cerveau et sur ceux du cœur lui-même; de là une nouvelle source de modifications dans les contractions cardiaques, source d'autant plus difficile à préciser que ces vaso-moteurs eux-mêmes nous sont encore très peu connus.

Il n'y a donc pas lieu de s'étonner de la diversité des résultats qu'on obtient par l'excitation des nerfs sensibles. Les effets de cette excitation varient d'abord selon que les nerfs extra-cardiaques sont restés intacts, ou non. Dans le premier cas, les nerfs sensibles provoquent le plus souvent des ralentissements des battements du cœur, rarement des accélérations. Le choix du nerf sensible ainsi que la force et la durée de l'excitation ne sont pas sans influencer beaucoup les résultats. Ainsi les branches musculaires du nerf sciatique produisent des accélérations, tandis que les branches cutanées, au contraire, agissent plutôt sur les pneumogastriques (Voir REYNIER, 234, 133). Les excitations faibles provoquent par voie réflexe le plus souvent des ralentissements des battements du cœur. Le contraire a lieu pour des excitations intenses.

En dehors des nerfs de sensibilité générale qui donnent des

variations notables, il en est d'autres dont les effets présentent plus d'uniformité. Les nerfs intestinaux qui dépendent du grand sympathique exercent une action réflexe plus constante. Ainsi Goltz (235) a constaté que l'excitation mécanique du ventre provoque chez la grenouille un arrêt du cœur, phénomène qui ne se reproduit pas après la section préalable des pneumogastriques. Bernstein (236) a démontré qu'on peut obtenir le même résultat en excitant par des courants électriques les nerfs sympathiques du ventre. Asp (237) observa que l'excitation du bout central des splanchniques provoque un ralentissement des battements, accompagné d'une forte élévation de la pression sanguine. Cet auteur admet pourtant que dans certaines circonstances les splanchniques peuvent agir également sur les centres des nerfs accélérateurs.

L'action des organes intestinaux s'exerce certainement aussi par la voie de l'excitation des terminaisons nerveuses des pneumogastriques dont certains filets agissent par voie réflexe sur le centre modérateur du cœur situé dans la moelle allongée. Un exemple très intéressant de semblables réflexes nous est déjà donné par le nerf dépresseur. E. Hering (238) a constaté que les terminaisons du pneumogastrique dans les poumons sont mécaniquement excitées par leur insufflation. Et quand celle-ci n'est pas trop forte, elle produit une accélération des battements du cœur. Cette action réflexe a très probablement une importance fonctionnelle. Sur les courbes respiratoires de la circulation on observe souvent que pendant l'inspiration le pouls est légèrement accéléré.

L'excitation du nerf laryngé supérieur agit de préférence sur les nerfs accélérateurs. Le nerf laryngé inférieur est sans effet notable sur les nerfs cardiaques.

Parmi les nerfs crâniens les nerfs optique, olfactif, acoustique et glosso-pharyngien agiraient, d'après les recherches de Couty et Charpentier (239), tantôt sur les pneumogastriques, tantôt sur les accélérateurs. Par contre, le nerf trijumeau, suivant les expériences de Holmgren (240), Kratschmer (241) et autres, n'aurait d'action que sur les pneumogastriques. Selon

les récentes recherches de Cyon (120-226), les terminaisons de
ces nerfs situées dans la muqueuse du nez agissent sur le centre
des nerfs pneumogastriques par l'intermédiaire de l'hypophyse,
au moins chez le lapin. Cet organe étant détruit, l'irritation de
la muqueuse nasale à l'aide de l'ammoniaque ou des sels
anglais, par exemple, est sans effet sur le ralentissement des
battements du cœur, alors même que les *nerfs trijumeaux et
pneumogastriques sont restés intacts.* L'effet salutaire de l'action
réflexe de la muqueuse du nez sur le cœur, en cas de syncope,
se produit donc indirectement sur les nerfs cardiaques par l'en-
tremise de l'hypophyse cérébrale.

§ 3.
LES POISONS PHYSIOLOGIQUES DU CŒUR.

Sous cette dénomination Cyon (132, 107, 231), désigne certains produits de sécrétion interne qui exercent une influence
physiologique sur les systèmes nerveux cardiaque et vaso-moteur. Cette influence est destinée à assurer l'intégrité de leur
fonctionnement en les maintenant dans un état d'excitation
tonique ou à un degré d'excitabilité qui facilite leur entrée en
fonction. Il est très probable que les deux manières d'agir se
confondent le plus souvent.

Cyon les a appelées *poisons du cœur,* parce que leur action
offre beaucoup de ressemblance avec celles de certains poisons
cardiaques dont il est question plus loin. Souvent, en effet, elles
constituent des contre-poisons destinés à combattre les effets
de ces poisons extérieurs ; de plus, il n'est pas impossible qu'elles
se rapprochent de ces derniers par leur composition chimique.

On a, depuis longtemps, reconnu dans l'organisme la présence de produits susceptibles d'agir comme excitants des nerfs
cardiaques et vaso-moteurs. Rappelons seulement comme
exemple l'acide carbonique. Mais c'étaient là des produits de
l'oxydation, ou de la décomposition de substances organiques
qui avaient déjà rempli leur rôle physiologique, produits destinés

à être éliminés de l'organisme, leur accumulation pouvant présenter de graves dangers. Le groupe des toxines appartient à ce genre de poisons.

Tout autres par leur origine et leur rôle sont les poisons physiologiques dont il s'agit. Ceux-ci sont le produit de *processus synthétiques*; des organes — et en première ligne les glandes vasculaires — les élaborent *ad hoc* et les versent dans le sang pour qu'ils y remplissent auprès des centres nerveux cardiaques et vaso-moteurs la mission que nous venons d'indiquer sommairement.

D'après Cyon, ce qui caractérise ces substances, c'est qu'elles sont élaborées dans des glandes qui remplissent, en outre, dans la circulation du sang, un rôle *mécanique* correspondant de tous points au rôle *chimique* de la substance sécrétée. Ainsi les glandes thyroïdes, par exemple, font l'office d'organes destinés à préserver le cerveau contre les grands et subits afflux sanguins ; à l'entrée des carotides dans le crâne, elles forment, pour ainsi dire, des écluses qui détournent une grande partie du sang de ces artères en le renvoyant dans les jugulaires. Elles obtiennent ce résultat en élargissant les vaisseaux glandulaires sous l'action du dépresseur et d'autres vaso-dilatateurs. Voilà pour le rôle *mécanique* des nerfs thyroïdes. Leur rôle *chimique* consiste dans la production d'une substance — l'*iodothyrine*, un des *poisons physiologiques du cœur*, — destinée à augmenter l'excitabilité du dépresseur et du pneumogastrique, c'est-à-dire des nerfs dont l'action doit faciliter dans une large mesure à la glande thyroïde l'accomplissement de sa tâche physiologique. A ce point de vue, Cyon a étudié jusqu'à présent les produits des trois glandes : de la thyroïde, de l'hypophyse et des capsules surrénales.

a) *Les produits de la thyroïde.* — On n'a encore isolé jusqu'à ce jour qu'une seule substance du corps thyroïde, laquelle peut être considérée comme son produit normal : c'est l'iodothyrine de Baumann. Les recherches de Cyon (53-242) sur l'iodothyrine tendaient à établir l'action qu'elle peut exercer sur les nerfs du cœur et des vaisseaux. Ces expériences furent exécutées sur des

lapins et des chiens. Voici le résumé des conclusions de plusieurs travaux que l'expérimentateur a publiés sur cette question : 1) l'iodothyrine introduite directement dans le sang exalte
l'excitabilité des nerfs dépresseurs et pneumogastriques, quand
celle-ci est normale ou diminuée ; elle la rétablit quand, pour
une cause quelconque, comme par exemple le goitre ou la
thyroïdectomie, cette excitabilité est abolie. 2) L'action de l'iodothyrine s'exerce sur les deux terminaisons des nerfs régulateurs
du cœur : même après la section des dépresseurs et des pneumogastriques, l'injection intraveineuse de cette substance augmente
ou rétablit instantanément l'excitabilité. 3) L'iodothyrine diminue
notablement l'excitabilité des nerfs accélérateurs et vaso-constricteurs. Cyon n'a pas réussi à élucider si elle obtient ce
résultat seulement par voie *indirecte* en renforçant leurs antagonistes, ou également par une action directe sur le système
sympathique. Les deux actions sont probables. 4) Quand l'excitabilité des nerfs régulateur, dépresseur et pneumogastrique est
diminuée ou abolie par suite d'un empoisonnement avec l'iode,
l'atropine ou la nicotine, l'introduction intraveineuse de l'iodothyrine est à même de la rétablir : ainsi une injection de deux
centimètres cubes d'iodothyrine, qui renferme $1^{mgr},8$ d'iode,
suffit souvent, chez le lapin, pour neutraliser l'effet de deux
grammes d'iodure de sodium, c'est-à-dire de plus d'un gramme
d'iode. Quant à l'excitabilité des pneumogastriques abolie par
l'atropine ou la nicotine, l'iodothyrine ne la rétablit pas intégralement ; elle rend les pneumogastriques susceptibles de provoquer des ralentissements des battements cardiaques avec
augmentation de leur amplitude, mais ces nerfs ne peuvent plus
amener un arrêt complet du cœur. (Nous verrons plus loin les
conséquences que nous tirons de ce dernier fait pour la théorie
de l'innervation du cœur.)

L'iodothyrine est donc, en somme, destinée à entretenir les
nerfs régulateurs du cœur, les pneumogastriques et les dépresseurs, dans un parfait état de fonctionnement et à combattre
les influences morbides et toxiques qui menacent ce fonctionnement. L'absence de l'iodothyrine provoque des troubles car-

diaques considérables. Comme l'a démontré CYON, chez les
animaux goitreux ou thyroïdectomisés, l'excitabilité des dépresseurs et des pneumogastriques est notablement diminuée, sinon
totalement abolie, tandis que celle de leurs antagonistes, les
vaso-constricteurs et accélérateurs, est augmentée. L'iodothyrine
remplit ainsi une tâche fonctionnelle très importante. Selon
toute probabilité, la substance organique encore inconnue qui
concourt avec l'iode à la formation de l'iodothyrine exerce sur
le même système nerveux une action toxique analogue à celle
de l'iode lui-même, que BARBERA (121) a constatée. Cette formation est donc doublement utile au fonctionnement des nerfs
régulateurs du cœur : elle les débarrasse de deux substances
nuisibles et elle en compose un produit qui rend les plus grands
services. (Nous faisons ici complètement abstraction de la propriété que possède l'iodothyrine d'augmenter notablement dans
l'organisme les oxydations ; la preuve n'étant pas encore fournie
que cette influence sur la nutrition s'exerce par l'intermédiaire
de l'appareil circulatoire.)

Puisque nous venons de mentionner ici les recherches de
Barbera sur l'action de l'iode sur le système nerveux cardiaque,
nous croyons utile d'insister davantage sur l'action que cette
même substance exerce sur les nerfs vaso-moteurs.

C'est une grave erreur de compter l'iode comme une substance
exerçant l'action hypotonique sur la pression sanguine. Cette
erreur répandue dans tous les traités de thérapeutique a fait de
l'iode une des substances le plus fréquemment employées par
les médecins dans les maladies du cœur pour combattre les
accidents hypertoniques. *Or, l'iode par lui-même est un des
agents thérapeutiques qui excitent le plus fortement les nerfs
vaso-constricteurs ; c'est donc un agent hypertonique par excellence.*
Ce fait a été démontré d'une manière indiscutable aussi bien
par les recherches de BARBERA exécutées sous la direction de
CYON, que par les nombreuses recherches de CYON lui-même dans
set études sur « Les poisons physiologiques du cœur » ; il a
depuis été confirmé par de nouvelles recherches de LAUDENBACH.

L'action de l'iode sur les nerfs accélérateurs indique déjà que

cette substance agit dans le même sens sur les nerfs vaso-
constricteurs. En effet, presque tous les poisons, qui excitent le
système sympathique, agissent de même manière sur les accélérateurs et sur les vaso-constricteurs. Bien plus, selon la troisième
loi de l'excitation des ganglions, les poisons qui excitent les
vaso-constricteurs agissent d'une manière opposée sur les vaso-
dilatateurs (voir plus loin le § 7, ch. III, sur l'excitation des
ganglions). L'iode exerce par conséquent non seulement une
action excitante sur les vaso-constricteurs, mais paralysante sur
les vaso-dilatateurs. L'antagonisme entre l'iodothyrine et l'iode,
dont nous venons de parler plus haut, repose justement sur les
propriétés hypotoniques de cette substance. C'est ainsi que
l'iodothyrine peut être considérée comme le contre-poison de
l'iode ; c'est encore comme substance hypertonique que l'iode
peut être considéré comme un contre-poison très actif contre des
substances hypotoniques aussi puissantes que la nicotine et la
muscarine. A ce point de vue l'iode pure peut être placée dans
la même catégorie de substances que la suprarénine, la substance
active de glandes surrénales. Nous reproduisons plus loin la
fig. 29 empruntée aux recherches de Cyon, qui indique l'action
d'une injection de iodure de sodium sur un animal empoi-
sonné par la muscarine. On voit la pression sanguine s'élever
immédiatement après cette injection et les battements du cœur
très ralentis par la muscarine s'accélérer très puissamment.
Or, c'est justement sous la forme de iodure de sodium et de
iodure de potassium que les médecins emploient le plus souvent l'iode comme substance prétendue hypotonique. Les sels
de sodium par eux-mêmes agissent déjà d'une manière excitante sur les nerfs d'origine sympathique comme les nerfs accélérateurs.

C'est probablement l'emploi fréquent des iodures de potassium
qui a induit les médecins en erreur sur une prétendue action
hypotonique de l'iode. En effet, l'action du sel de potassium en
grandes doses a une action presque délétère sur le cœur, probablement sur ses fibres musculaires (voir plus loin le § 8, ch. v,
sur les solutions Ringer, etc.).

Si de temps en temps les médecins observent après l'emploi
des iodures de potassium un léger relâchement du pouls, cela
n'indique encore nullement que le médicament produit a une
dilatation vasculaire : ce relâchement ne provient que de l'affaiblissement de l'action cardiaque et ce n'est certainement pas
des effets hypotoniques obtenus par cette voie-là, que les médecins cherchent à obtenir. *Produire un rétrécissement des petites
artères par l'emploi de l'iode, c'est-à-dire augmenter la résistance
qui s'oppose à l'évacuation du cœur, et en même temps affaiblir
la force des contractions du cœur, c'est un contresens, dont les
conséquences ne peuvent qu'être funestes aux malades cardiaques;*
et elles le sont en réalité.

En dehors des maladies du cœur d'origine syphilitique, l'emploi de iodure de potassium ou d'autres préparations analogues
doit être soigneusement évité chez les cardiaques.

L'étude des rapports entre les nerfs du cœur et les corps thyroïdes nous a donc révélé un des plus importants mécanismes
autorégulateurs de la circulation. Tandis que les thyroïdes produisent des substances qui rehaussent les facultés régulatrices
du cœur, ce dernier peut par les mêmes nerfs, dépresseur et
pneumogastrique, influencer le fonctionnement de ces glandes
en activant considérablement leur circulation et en leur facilitant
ainsi l'accomplissement de leur tâche comme organes préser-
vateurs du cerveau.

b) *Les produits de l'hypophyse.* — Dans leur rôle de préserva-
teurs du cerveau contre les dangers de congestions subites, les
corps thyroïdes sont puissamment aidés par les fonctions d'un
autre organe, l'*hypophyse cérébrale*, telles que Cyon les a récemment établies (120, 243). Pour que les glandes thyroïdes puissent
s'acquitter de cette tâche, il est indispensable, en effet, que le
cerveau possède un appareil spécial qui lui permette d'invoquer
leur intervention, chaque fois qu'il est menacé d'un afflux sanguin excessif. L'hypophyse constitue cet appareil. Enfermée
dans une cavité à parois rigides situées elles-mêmes dans
l'endroit le plus abrité de la boîte crânienne, se trouvant en
communication avec le troisième ventricule du cerveau, abon-

damment pourvue de vaisseaux sanguins avec une disposition toute particulière des veines, entourée, en outre, de puissants sinus veineux, l'hypophyse est éminemment sensible aux fluctuations de la pression soit du liquide cérébro-spinal, soit du sang. Or, toute pression exercée sur l'hypophyse se manifeste immédiatement par une brusque variation de la pression sanguine et par un notable ralentissement des battements cardiaques dont l'amplitude est considérablement augmentée. Ce ralentissement, dû à l'excitation des pneumogastriques, amène de son côté une notable accélération du sang à travers les vaisseaux thyroïdes. L'hypophyse en un mot est l'autorégulateur automatique de la pression intracrânienne.

Telle est, esquissée à grands traits, la fonction *mécanique* de l'hypophyse. Ce qui nous intéresse davantage ici, c'est son rôle *chimique* qui consiste à élaborer plusieurs substances susceptibles d'exercer une action très forte sur le système nerveux du cœur et des vaisseaux. Comme chez la thyroïde, la fonction chimique de l'hypophyse contribue puissamment à l'accomplissement de la même tâche que sa fonction mécanique. Selon HOWELL (228), qui a étudié l'action de l'extrait de l'hypophyse en même temps que CYON, la substance agissante de l'hypophyse est produite par la partie médullaire de cet organe qu'il désigne sous le nom de *infundibular body*. Quant à CYON, ses recherches l'ont amené à conclure que l'hypophyse produit plusieurs substances actives, dont l'une agit tout particulièrement sur la force et le nombre des battements du cœur, tandis que l'autre impressionne de préférence les vaso-constricteurs (229, 243).

C'est de la première, désignée par CYON sous le nom d'*hypophysine,* que nous avons surtout à nous occuper ici. Cette substance — probablement une combinaison organique de phosphore — agit comme l'iodothyrine sur les deux nerfs régulateurs, le pneumogastrique et le dépresseur, mais son action est surtout puissante sur le premier. Toutefois, à la différence de l'iodothyrine qui n'agit qu'en augmentant l'excitabilité normale ou diminuée de ce nerf, l'hypophysine constitue elle-même un excitant très énergique. Introduite dans le sang, elle augmente considérablement la force des battements du cœur en produisant un notable ralentissement rarement précédé d'une accélération passagère. Ce ralentissement est accompagné d'une élévation de la pression sanguine. Les pulsations provoquées par les extraits de l'hypophyse, *surtout ceux préparés à une température d'ébullition,* ont le caractère des contractions renforcées (*Aktionspulse*) telles que nous les avons décrites plus haut. Elles persistent souvent pendant 5 à 15 minutes.

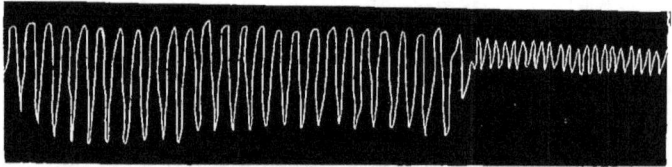

Fig. 28. — Série des pulsations renforcées chez un chien (Voir 107).
(Ce tracé se lit de droite à gauche, comme les figures qui suivent).

CYON (243) a signalé une curieuse particularité de ces contractions : c'est leur tendance à se manifester par groupes ou séries dont chacune dure 60 à 100 secondes et plus, et qui sont interrompues par des pulsations normales ou par de petites pulsations accélérées, comme les produit l'excitation des nerfs accélérateurs. La figure 28 représente une pareille série chez un chien (Voir aussi plus loin 29).

Voici les traits caractéristiques de ces séries (*Hypophysenreihen*) : 1) Les excitations ainsi que la section des pneumogastriques sont impuissantes à les empêcher de se produire ou à en interrompre la continuation. 2) L'atropine, susceptible de paralyser entièrement les pneumogastriques, ne parvient pas toujours à interrompre une série produite par l'extrait de l'hypophyse. 3) Dans les cas où l'introduction préalable de l'hypophyse a empêché l'action paralysante de l'atropine sur les pneumogastriques, l'influence de ce poison peut néanmoins modifier le caractère des contractions renforcées, tantôt en les interrompant par des pulsations accélérées, tantôt en diminuant leur amplitude et en les rendant trop fréquentes pour qu'elles puissent conserver le caractère des pulsations renforcées. Souvent, dans de pareils cas, les pulsations affectent le caractère de *pulsus bigemini*. 4) L'excitation des nerfs accélérateurs parvient à interrompre les séries par des pulsations accélérées. 5) Souvent l'excitation d'un nerf cardiaque quelconque provoque une nouvelle série de ces pulsations.

Des extraits préparés à une température de 38° à 40° produisent rarement de telles séries. Plus souvent la courbe de la pression légèrement augmentée présente des oscillations périodiques dans le genre de celles décrites par Traube. Les pulsations renforcées atteignent leur maximum au point culminant de ces oscillations et déclinent dans la partie descendante de la courbe.

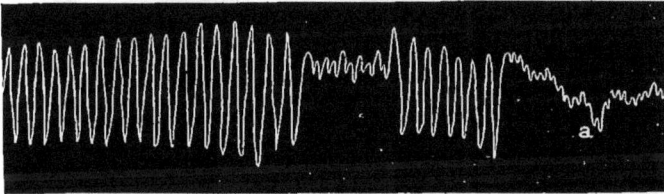

Fig. 29. — Pulsations renforcées chez un lapin sous l'influence de muscarine et d'iodure de sodium.

L'action antagoniste entre l'hypophysine et l'atropine et la nicotine est encore plus forte que celle de l'iodothyrine. Pourtant, elle aussi est incapable de rendre au pneumogastrique la faculté d'amener un arrêt complet du cœur. Par contre, l'hypophysine parvient quelquefois à *prévenir* l'action de l'atropine sur le pneumogastrique.

Des expériences comparatives sur l'effet des extraits de l'hypophyse et celui de la muscarine ont montré qu'il existe de nombreuses analogies entre ces deux poisons. Abstraction faite de la supériorité des premiers comme antidote de l'atropine, la différence d'action des deux substances se manifeste surtout en ceci, que la muscarine abaisse la pression sanguine, tandis que l'hypophysine la relève plutôt. En ajoutant de l'iodure de sodium à la muscarine afin de combattre la baisse de la tension artérielle, Cyon a obtenu des courbes presque identiques à celles que produisent les extraits de l'hypophyse. Bien plus, il a provoqué de la sorte des séries de grandes pulsations renforcées qui ne se distinguaient des séries dues à l'hypophysine que par leur plus courte durée (fig. 29). Même résultat quand la muscarine agit au moment où la pression sanguine est surélevée par une autre cause, par exemple, après l'excitation du pneumogastrique (fig. 30).

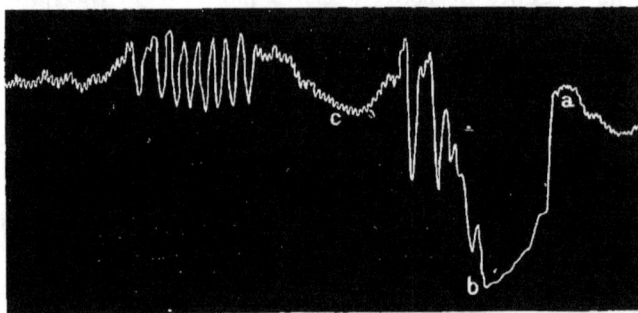

Fig. 30. — Pulsations renforcées ; muscarine (en *c*) après l'excitation du pneumogastrique (en *a*).

Quoique l'action des extraits de l'hypophyse et celle de l'iodothyrine sur les terminaisons centrales et périphériques des pneumogastriques présentent entre elles certaines analogies, Cyon est disposé à admettre la possibilité que ces substances n'agissent pas sur les mêmes filets intracardiaques. L'hypophysine exercerait son action sur les cellules ganglionnaires de Bidder, qui servent à augmenter la force des contractions ventriculaires, tandis que l'iodothyrine influencerait de préférence les filets des pneumogastriques qui diminuent la tonicité du muscle cardiaque. L'hypophysine possède, d'après Cyon, comme l'iodothyrine, la faculté d'augmenter les oxydations dans l'organisme. Là aussi la question, s'il s'agit d'une action nutritive *directe* ou non, est restée en suspens.

c) *Les extraits des capsules surrénales.* — L'action des extraits des capsules surrénales sur les organes de la circulation a été, dans ces dernières années, l'objet de nombreuses recherches de la part d'OLIVIER et A. SCHÄFER (244), de SZYMONOWICZ (245), de CYBULSKI (246), puis de VELICH (247), de FRÉNKEL, de GOTTLIEB (248), de LANGLOIS (249) et autres.

A quelques détails secondaires près, tous sont d'accord sur la nature de cette action : une augmentation considérable de la pression sanguine avec un ralentissement des battements du cœur. Les pneumogastriques étant préalablement sectionnés, plusieurs auteurs ont souvent constaté une accélération très persistante des pulsations. L'augmentation de la pression sanguine durait plusieurs minutes (5 à 15).

Sur l'explication des phénomènes observés l'accord est moins complet. OLIVIER et A. SCHÄFER attribuent l'augmentation de la pression à une excitation violente des muscles vasculaires et cardiaques ; la section préalable de la moelle épinière ne modifierait aucunement, selon ces auteurs, l'action de l'extrait sur la pression sanguine. Pour SZYMONOWICZ, au contraire, cette action serait due uniquement à une excitation des centres médullaires et vaso-constricteurs. D'après GOTTLIEB, l'extrait des capsules surrénales agirait, en première ligne, sur les ganglions moteurs intracardiaques et ensuite sur les cellules ganglionnaires situées dans les parois vasculaires. Les autres auteurs se partagent entre ces diverses opinions. Quant au ralentissement des battements du cœur, tous l'attribuent d'un commun accord à une excitation des centres des pneumogastriques dans la moelle allongée.

CYON (231, 232) dont les recherches sont de date plus récente, a surtout étudié l'action de l'extrait surrénal au point de vue de la théorie de l'innervation du cœur. Les résultats obtenus par lui diffèrent très notablement de ceux des auteurs précédents, surtout en ce qui concerne les effets de cette substance sur les contractions cardiaques. La puissante action de l'extrait surrénal sur la pression sanguine, CYON l'a observée comme ses prédécesseurs. Mais, pour ce qui est du ralentissement des pulsations, il ne l'a constaté au cours de ses recherches que très rarement, et encore uniquement comme effet initial et passager aussitôt après l'injection intraveineuse de l'extrait. L'effet dominant sur le cœur se manifestait, au contraire, par une très forte accélération des battements. Chez les lapins aussi bien que chez les chiens, cette accélération était très persistante et durait presque toujours jusqu'à la fin de l'expérience. L'introduction de la muscarine modifie l'action des capsules surrénales en ceci que l'élévation de la pression sanguine est moins importante ; l'accélération disparaît entièrement et fait place à un léger ralentissement, avec augmentation de l'amplitude des pulsations.

Pendant l'action maximale de l'extrait surrénal, l'excitabilité des dépresseurs et des pneumogastriques est considérablement diminuée. Même des excitations puissantes ne produisent que des effets très amortis : la dépression est insignifiante, de très courte durée, quelques secondes à peine ; elle est brusque et atteint immédiatement son maximum après une phase latente un peu prolongée. L'excitation des pneumogastriques comporte aussi une latence extrêmement longue ; le ralentissement obtenu par les plus fortes excitations n'est que très insignifiant ; en revanche, la baisse de la pression sanguine par suite de cette excitation est souvent assez considérable. La phase latente diminue avec les excitations successives.

La pression sanguine tombe généralement après plusieurs minutes fort au-dessous de la hauteur normale, mais l'accélération des pulsations persiste souvent jusqu'à la fin de l'expérience. Pendant cette phase l'excitation des dépresseurs est généralement sans effet sur la pression sanguine ; celle des pneumogastriques est plus accentuée. L'extirpation préalable des ganglions cervicaux inférieurs et thoraciques supérieurs, qui par elle-même diminue notablement la fréquence des pulsations, modifie les effets de l'injection intraveineuse et de l'extrait surrénal : l'élévation de la pression se manifeste toujours, quoique dans des dimensions un peu moindres ; l'accélération des pulsations est moins importante et manque quelquefois.

La section d'un nerf splanchnique, pendant le maximum de l'élévation de la pression, abaisse assez notablement la pression sanguine, mais cette baisse est passagère ; la section du second splanchnique produit une nouvelle baisse d'une durée un peu plus longue ; toutefois la pression sanguine reste encore fort au-dessus de la normale.

De ces expériences Cyon tire les conclusions suivantes : 1° L'extrait surrénal excite très violemment tout le système sympathique vaso-constricteur, aussi bien les centres vaso-constricteurs situés dans la moelle allongée que les centres périphériques, ceux des ganglions du grand sympathique et ceux des cellules ganglionnaires terminales. 2° Cet extrait excite également les centres des nerfs accélérateurs, et cela aussi bien dans le cerveau que sur le parcours de ces nerfs et à leur terminaison. 3° Il produit, par contre, une dépression notable de l'excitabilité des nerfs modérateurs — pneumogastrique et dépresseur. 4° Le ralentissement initial qui se manifeste souvent est dû à deux causes : au début, quand l'élévation de la pression est encore insignifiante, il est provoqué par une excitation des terminaisons des *nerfs dynamiques (Aktions-nerven)* et probablement du ganglion de Bidder. Au moment où la pression commence à monter notablement, l'élévation passagère de la pression cérébrale produit une compression de l'hypophyse, qui de son côté provoque une excitation des pneumogastriques (Voir plus haut, p. 135). Mais cette pression cérébrale est transitoire ; elle diminue bientôt et les nerfs accélérateurs prennent le dessus sur les pneumogastriques : les pulsations deviennent plus fréquentes et plus petites. 5° Si les centres vaso-constricteurs, et probablement aussi ceux des nerfs accélérateurs, sont paralysés par l'introduction de fortes doses de chloral, la pression sanguine reste basse, les pulsations deviennent rares et fortes, comme celles qu'habituellement produit le chloral.

Tout récemment Cyon a réussi à l'aide d'expériences, dont l'interprétation ne laisse plus de doutes, à préciser davantage l'action que les extraits des capsules surrénales exercent sur la pression sanguine : les centres nerveux vaso-moteurs cérébraux aussi bien que le système sympathique périphérique sont directement influencés par ces extraits. Ces expériences

furent exécutées à l'aide de la méthode, dont nous avons déjà
plusieurs fois eu l'occasion de parler, qui consiste à établir
une circulation artificielle du sang dans le cerveau, entièrement indépendante de la circulation sanguine dans le cœur
et dans le reste du corps. Cette méthode permettait donc d'introduire alternativement les extraits de capsules surrénales
tantôt uniquement dans la circulation cérébrale, tantôt dans la
circulation du reste du corps. Cyon a pu ainsi constater que les
effets de ces extraits aussi bien sur les nerfs cardiaques, que
sur les nerfs vaso-moteurs étaient identiques dans les deux cas.
Toute excitation du pneumogastrique manquait dans l'un et
dans l'autre cas. Cela confirme en premier lieu que le ralentissement initial, dont je viens de parler plus haut, est bien dû à
l'élévation passagère de la pression cérébrale. Pareille élévation
ne pouvait plus se produire dans les expériences en question,
puisque dans les deux cas le cerveau était exclu de la circulation générale. Quant à l'élévation de la pression provoquée par
l'injection de l'extrait surrénal, elle se manifestait dans le même
sens, quand l'extrait agissait isolément sur les centres cérébraux
ou sur les terminaisons périphériques des vaso-constricteurs.
De légères différences toutes quantitatives se manifestent entre
les deux manières d'introduire les extraits, etc., etc., en faveur
de l'action périphérique, surtout grâce à l'absence des troubles
respiratoires qui suivent d'habitude les injections des extraits
de capsules, et qui sont dus à leur action sur les centres respiratoires. Cette action manque naturellement quand le cerveau
est exclu de la circulation générale.

Cette démonstration éclatante en faveur de la thèse que
Szymanowicz a soutenue dès le début, n'empêche d'ailleurs pas
plusieurs adeptes de la superstition myogène de soutenir que
les effets des extraits des capsules surrénales proviennent
d'une action directe sur les fibres musculaires des petites
artères et non sur les nerfs sympathiques, et cela malgré l'évidence de certains de leurs propres observations. Ainsi, par
exemple, Langley termine une longue étude expérimentale sur
l'action de ces extraits en reconnaissant que presque « tous les

effets produits sont identiques à ceux produits par l'excitation de l'un ou de l'autre nerf sympathique » (259, p. 256). Cela n'empêche qu'il conclut plutôt en faveur de l'action sur les fibres musculaires, et cela en s'appuyant sur un argument fourni par Lewandowski. Ce dernier avait observé que l'extrait surrénal est à même de produire une dilatation de la pupille, quelque temps après l'extirpation du ganglion cervical supérieur, à un moment, où les fibres nerveuses pouvaient être considérées comme dégénérées. Conclusion d'autant plus extraordinaire que Langley reconnaît lui-même, que les effets observés par Lewandowski pouvaient aussi très bien être provoqués par une diminution des impulsions passant par le troisième nerf cérébral.

En somme, l'extrait surrénal exerce une action excitante sur le système sympathique central et périphérique et une action opposée sur le pneumogastrique et le dépresseur. Il agit donc dans un sens opposé à l'action de l'iodothyrine et de l'hypophysine. L'entretien de la tonicité des nerfs accélérateurs et vaso-constricteurs est en grande partie l'œuvre des capsules surrénales.

Dans une étude récente sur le fonctionnement de la glande pinéale Cyon a examiné également l'action des extraits de cette glande sur les nerfs du cœur (227).

Il a observé à cette occasion que de très faibles doses de ces extraits ne provoquent qu'une accélération des battements du cœur avec la diminution de leur amplitude ; l'effet sur la pression sanguine est presque nul. Des doses plus fortes de ces extraits augmentent par contre notablement ces battements en les ralentissant. En d'autres termes : des petites doses de ces extraits excitent uniquement les nerfs accélérateurs du cœur, des doses plus fortes agissent également sur les nerfs pneumogastriques. On obtient ainsi par l'excitation simultanée de ces deux nerfs des pulsations dynamiques (Actionspulse), qui deviennent facilement irrégulières et forment des pulsations bi et trigéminées.

Cyon hésite pourtant à reconnaître aux extraits de la glande pinéale le caractère des poisons physiologiques dans le sens indiqué plus haut. En effet des expériences comparatives faites avec des phosphates de soude et des phosphates de chaux avaient montré que ces deux substances agissaient sur le cœur exactement de la même manière que les extraits de la pinéale. Il se peut donc que les effets observés par Cyon ne sont pas dus qu'aux sels de phosphates de chaux et autres, accumulés dans les concrétions de cette glande, et nullement à des *substances actives produites par une sécrétion ad hoc.*

Nous venons de voir que les produits des glandes thyroïdes et de l'hypophyse agissent, les uns sur les nerfs pneumogastriques, dépresseurs et vaso-dilatateurs, les autres sur les nerfs accélérateurs du cœur et vaso-constricteurs. Aussi toutes ces substances sont-elles en réalité antagonistes entre elles. Loin de nuire au bon fonctionnement des nerfs régulateurs de la circulation, leur antagonisme en est une condition indispensable. L'appareil circulatoire n'est pas, en effet, un simple appareil hydraulique fonctionnant dans des conditions immuables. La circulation du sang doit se modifier sans cesse pour s'adapter aux multiples besoins de chaque organe. Tantôt c'est le cerveau, tantôt c'est l'estomac ou le système des muscles volontaires, qui exige un afflux de sang plus considérable afin de pouvoir accomplir sa tâche fonctionnelle. La quantité de sang dont dispose l'organisme est loin, en effet, de suffire à un fonctionnement simultané de tous les organes du corps. L'appareil de la circulation doit également s'adapter aux innombrables modifications qu'exercent constamment sur le corps les influences extérieures, telles que les variations de la température, de la pression barométrique, de l'humidité de l'air ambiant, etc. Les conditions de la circulation varient aussi avec l'état de repos ou de travail, avec l'attitude du corps (couché ou debout), elles sont différentes le jour et la nuit. Tantôt c'est une accélération des battements du cœur, avec une diminution ou une augmentation de la pression sanguine, qui répond le mieux au besoin momentané de l'organisme ; tantôt, tout l'opposé.

Dans des conditions normales la somme des périodes d'acti-

vité et du travail du cœur dans un temps donné reste, il est vrai,
la même, quelle que soit la rapidité des pulsations cardiaques.
Mais cette constance du travail du cœur (Voir ch. I, § 4) ne peut
s'obtenir que grâce à l'antagonisme entre les fonctions des
divers nerfs du cœur. (Voir plus haut, p. 65.) Pour que le cœur
puisse varier son rythme selon les besoins momentanés de
l'organisme, sans que la somme de son travail utile soit diminuée, l'intervention de nombreux appareils régulateurs (nerfs
accélérateurs, nerfs modérateurs, dépresseurs et vaso-moteurs
du cœur) est indispensable.

La quantité de sang dont dispose l'organisme entier est également presque constante. Mais, pour que chaque organe puisse
disposer, à un moment donné, de la quantité de sang qui lui
est nécessaire, le jeu automatique des nerfs vaso-constricteurs
et vaso-dilatateurs affectés au service de cet organe doit intervenir de manières diverses.

C'est donc sur l'harmonie entre toutes les influences antagonistes et modératrices des nerfs que repose le fonctionnement
normal et régulier du cœur et du reste de l'appareil circulatoire.
Les glandes qui, par leurs sécrétions et produits divers, maintiennent les nerfs antagonistes en bon état de fonctionnement,
remplissent par conséquent un rôle physiologique d'une portée
considérable. Il est évident que, suivant qu'une quantité plus
ou moins grande de telle ou telle de ces substances actives arriverait dans la circulation, la prépondérance appartiendrait
tantôt à certains nerfs, tantôt à certains autres. Il doit donc
exister normalement entre ces quantités un rapport harmonieux
qui ne saurait être troublé longtemps sans provoquer des
accidents plus ou moins graves. Ce sont ces perturbations qu'on
observe en premier lieu après l'ablation de la thyroïde ou de
l'hypophyse. Ainsi j'ai pu constater que les battements irréguliers du cœur, qu'on désigne sous le nom de pulsus *bigeminus*
ou *trigeminus*, sont aisément provoqués par des introductions
artificielles des produits de l'une ou de l'autre glande, ces pulsations étant dues aux troubles de l'harmonie entre les nerfs
modérateurs et les nerfs accélérateurs du cœur.

DE CYON.   12

§ 4.

LES ORIGINES DES ARHYTHMIES, DES ASSYSTOLIES ET D'AUTRES IRRÉGULARITÉS DES BATTEMENTS DU CŒUR.

Les pulsations étranges qu'on désigne comme pulsus *bige-minus* et *trigeminus* furent pour la première fois décrites et étudiées par TRAUBE. Depuis, plusieurs auteurs ont essayé d'en déterminer les causes et les origines. Dans ses études sur les rapports entre les nerfs du cœur et les corps thyroïdes, CYON a eu l'occasion d'observer que ces pulsations anormales se produisent constamment à la suite de la thyroïdectomie ou de l'introduction de substances toxiques agissant sur l'une ou l'autre catégorie des nerfs cardiaques. On voit, dans ce cas, se produire des pulsations, irrégulières en apparence, mais qui néanmoins présentent toujours deux traits caractéristiques : 1° le nombre de ces pulsations dans l'unité de temps est toujours égal à la moitié du nombre des pulsations antérieures et postérieures à leur apparition ; 2° la première moitié d'un pouls bigéminé possède le plus souvent plus d'amplitude que la suivante. CYON considère donc qu'en réalité un pulsus bigéminus se compose de deux pulsations : la première est due à la prédominance du pneumogastrique, la seconde à celle des nerfs accélérateurs. Il les désigne comme des pulsations doubles, dues à un désaccord dans l'innervation de ces deux antagonistes. Il suffit d'augmenter artificiellement l'excitation de l'un d'eux pour lui donner la prédominance : si c'est le pneumogastrique qui est excité, on obtient les grandes et lentes pulsations régulières qui appartiennent à l'excitation de ce nerf. Si c'est un accélérateur, les pulsations deviennent aussi régulières, mais petites et fréquentes. Plusieurs fois CYON a réussi à couper une série de ces pulsations doubles en excitant le nerf dépresseur : dans ces cas la prédominance de l'un ou de l'autre des nerfs antagonistes du cœur était évidemment provoquée par voie réflexe. Nous donnons ici plusieurs figures qui suffiront à démontrer l'exactitude de ces explications.

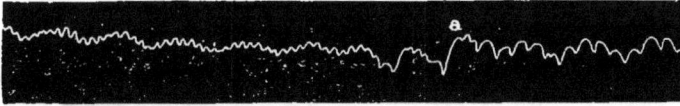

Fig. 31. — Cette figure est empruntée aux études sur la glande thyroïde de Cyon. On y constate que la ligature subite d'un nerf accélérateur au point *a* a suffi pour arrêter immédiatement le pulsus bigeminus.

On voit aussi, dans la même étude de Cyon, des accès de pulsations doubles reparaître par suite d'une excitation réflexe ou directe d'un des antagonistes, chaque fois que, par l'effet

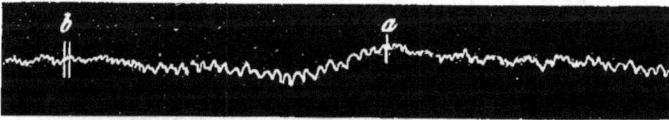

Fig. 32. — Ici c'est l'excitation du nerf dépresseur qui a réussi à couper les pulsations doubles (voir 53, p. 55, fig. 10).

de troubles dans l'innervation cardiaque, il existe un désaccord entre l'action du pneumogastrique et celle de l'accélérateur. L'augmentation de l'excitabilité d'un groupe de nerfs et

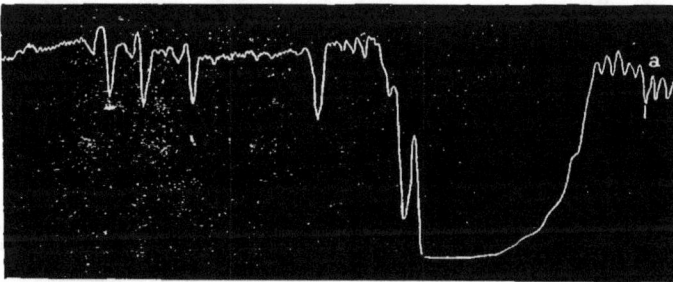

Fig. 33. — Montre un pulsus bigeminus provoqué par l'excitation électrique simultanée des nerfs accélérateurs et pneumogastriques (emprunté à Cyon).

la diminution de celle de leurs antagonistes est la cause la plus fréquente d'un pareil désaccord.

Les dernières expériences de Cyon sur les poisons physiolo-

giques du cœur ont donc apporté de nouvelles preuves à l'appui
de cette interprétation du pouls bigémineux. Ainsi on y observe
souvent, quand ce genre de pulsations apparaît au moment où
le cœur exécute des contractions renforcées (Actionspulse), que
le pouls double se compose d'une pulsation renforcée à laquelle
est *accotée* une petite pulsation accélérée. L'origine de ce pouls
est ainsi rendue encore plus frappante.

Voici quelques figures qui démontrent avec quelle facilité on
peut produire le pulsus bigeminus par l'excitation des nerfs cardiaques, à condition que les nerfs antagonistes du cœur soient
soumis *simultanément* à l'excitation électrique ou chimique.

Dans les graphiques suivants les pulsus bigemiuus ou trigeminus sont provoqués par des injections simultanées de deux
poisons cardiaques antagonistes.

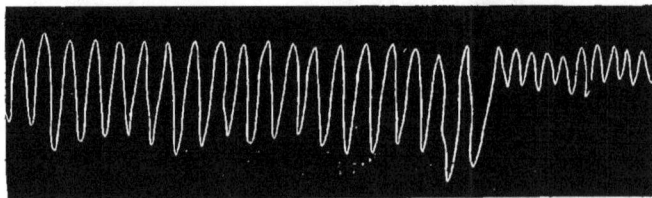

Fig. 34. — Série de pulsations renforcées sous l'action de l'hypophysine.

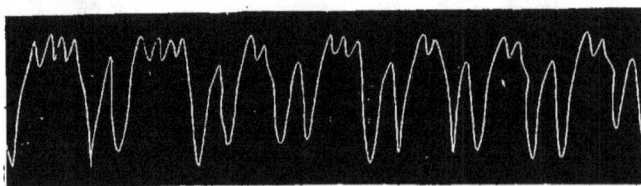

Fig. 35. — Les pulsations doubles proviennent dans ce graphique de l'injection
simultanée de l'hypophysine qui excite le pneumogastrique et de l'atropine qui
paralyse ces nerfs et excite par contre les nerfs accélérateurs.

Plus haut, à la page 169 nous avons reproduit dans la
figure 29 les pulsations irrégulières provoquées par des injections simultanées de deux poisons antagonistes, la muscarine
et l'iodure du sodium; la muscarine excite violemment le

pneumogastrique ; l'iodure de sodium paralyse ce nerf et excite les nerfs accélérateurs.

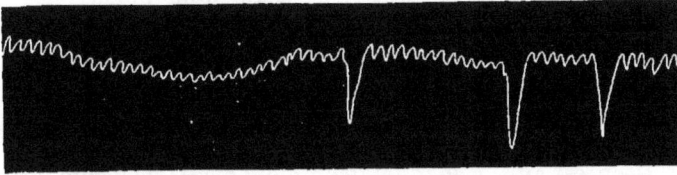

Fig. 36. — Fin de la même série que la fig. 33 ; le pneumogastrique étant entièrement paralysé par l'atropine.

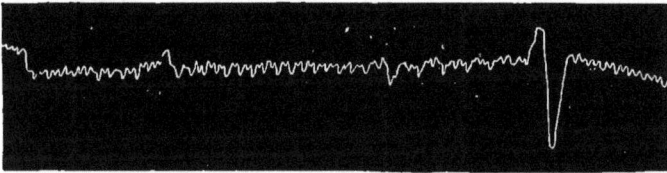

Fig. 37.

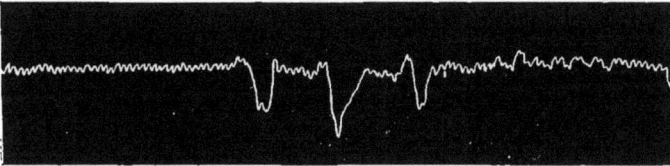

Fig. 38. — Les fig. 37 et 38 reproduisent les pulsations bigéminées et trigéminées provoquées par l'injection simultanée de l'extrait surrénal qui excite les nerfs accélérateurs et la muscarine qui excite leur antagoniste, le pneumogastrique. Ces deux figures sont empruntées aux recherches de Cyon sur *Les poisons physiologiques du cœur*.

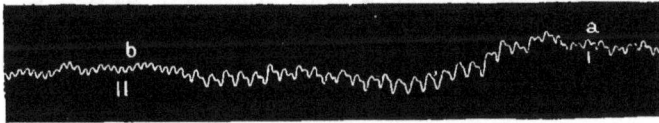

Fig. 39. — Changement du pulsus trigeminus en pulsus bigeminus par l'excitation du dépresseur et disparition de ces irrégularités après l'excitation.

On voit par ces graphiques que le désaccord dans l'intervention des nerfs antagonistes du cœur peut se manifester également

par des pulsations triples, pulsus trigeminus. Deux pulsations de
ce genre doivent être considérées comme égales à six pulsations
ordinaires. D'habitude la première partie d'un pulsus trigeminus représente une pulsation due au pneumogastrique, et les
deux suivantes, des pulsations accélérées. Étant donnée cette
origine du pulsus bigeminus, on comprend que la durée d'une
pulsation double doit être égale à celle de deux pulsations normales. Il en est ainsi, en effet, comme l'avait déjà démontré
KNOLL autrefois.

Le fait que le nombre des *pulsus bigeminus dans l'unité de
temps reste toujours égale à la moitié du nombre des pulsations
antérieures et postérieures à leur apparition, donne une grande
régularité réelle à l'irrégularité apparente de ce genre de pulsations.*

Toutes les irrégularités des battements du cœur qu'on observe
aussi bien chez l'homme que dans les expériences sur des
animaux, sont loin de pouvoir être attribuées à des causes aussi
nettes et précises que celles que nous venons de décrire. Leurs
manifestations sont très diverses et cette diversité s'observe
souvent dans le même cas à des intervalles très rapprochés.
Les irrégularités cardiaques se manifestent d'habitude aussi
bien dans le nombre que dans la force des contractions successives ; ce qui complique l'étude de pareilles irrégularités, c'est
que très souvent elles sont accompagnées de troubles vaso-moteurs, respiratoires et autres. Dans les expériences faites sur des
animaux, surtout celles sur le cœur des animaux à sang froid
ou à sang chaud séparé de l'organisme, on réussit souvent à fixer
les causes immédiates de ces troubles cardiaques ; et ceci grâce
à la perfection des méthodes graphiques qui servent à les
enregistrer. Les troubles allorythmiques qu'on observe chez
l'homme se prêtent beaucoup plus difficilement à l'interprétation.

En effet, les systèmes d'enregistrement des pulsations cardiaques et de la pression sanguine chez l'homme n'admettent
pas des conclusions bien rigoureuses. C'est donc souvent par
l'analogie avec les observations faites sur les irrégularités car-

diaques chez les animaux, que le clinicien peut arriver à une
interprétation juste des troubles cardiaques qu'il observe chez
un malade. A ce point de vue, les études expérimentales de
KNOLL sont particulièrement intéressantes. KNOLL a, en effet,
étudié tout spécialement les irrégularités cardiaques que provoque l'augmentation de résistance à l'évacuation des deux
ventricules. Les obstacles mécaniques provoqués par certains
troubles valvulaires du cœur chez l'homme peuvent en effet
présenter de grandes analogies avec les conditions expérimentales créées par KNOLL. Plusieurs cliniciens avaient donc raison
d'attribuer certaines irrégularités des pulsations cardiaques aux
obstacles opposés par quelques affections valvulaires. Moins
heureux était l'essai d'assimiler de pareilles irrégularités au
pulsus bigeminus, observé chez les animaux, dont nous venons
d'exposer longuement l'origine nerveuse. Ni chez l'homme, ni
chez les animaux l'augmentation de résistance à l'évacuation
des ventricules ne peut provoquer des pulsus bigeminus et trigeminus aussi réguliers que ceux dont nous venons de reproduire plusieurs exemples.

Cette assimilation repose, sur une confusion, commise, si je
ne me trompe, pour la première fois par WENKENBACH (250),
qui, dans une étude très intéressante sur les irrégularités des
battements cardiaques chez l'homme, est arrivé à la conclusion, que les obstacles à l'évacuation des ventricules doivent
provoquer des extra-systoles, qu'il supposait être la cause du
pulsus bigeminus. Il est possible que les difficultés de se vider
que les ventricules rencontrent dans certaines affections des
valvules cardiaques, peuvent donner naissance à quelques extra-
systoles. LANGENDORFF avait déjà admis une possibilité pareille.
Mais les changements qu'une extra-systole provoque dans la
courbe de la pression sanguine ne ressemblent que bien peu à
un pulsus bigeminus. Il faudrait que dans un cas pathologique
de pareilles extra-systoles se produisent dans un certain laps de
temps avec une *régularité parfaite comme durée et comme
intensité,* pour qu'un véritable pulsus bigeminus se produise ;
et ceci est presque impossible. Une pareille régularité des

extra-systoles ne peut être obtenue chez un animal que par une régularité parfaite des *excitations artificielles, mais jamais* par la seule *modification des obstacles que le cœur rencontre à se vider.*

H.-E. HERING (251) a développé davantage la thèse erronée de WENKENBACH, surtout en vue de pouvoir attribuer à ces irrégularités cardiaques chez l'homme une origine myogène ; il a ainsi greffé une erreur sur une autre : l'extra-systole, aussi bien que le pulsus bigeminus, ont une origine purement neurogène. Ceci n'empêche d'ailleurs nullement que certaines affections myocardiaques doivent rendre particulièrement irréguliers les battements du cœur, mais ni le pulsus bigeminus, ni les extra-systoles n'ont rien à voir dans de pareilles irrégularités.

Parmi les irrégularités cardiaques ce sont surtout les assystolies chez l'homme dont il serait important pour le médecin de pouvoir déterminer la cause et l'origine. Les arrêts du cœur dépendent-ils d'une excitation du pneumogastrique, ou d'une interruption dans l'excitation rythmique, c'est là un premier point important pour le diagnostique d'une affection cardiaque. Rien n'est plus facile que d'établir une pareille distinction chez l'animal, à l'aide d'une analyse de la courbe de la pression sanguine, ou d'une inspection du cœur lui-même. L'alternative est plus difficile à décider chez l'homme. Je suis à même de donner quelques indications générales à ce sujet grâce à des observations, que j'ai eu l'occasion de faire sur moi-même pendant une longue maladie du cœur.

On peut attribuer presque avec certitude une arythmie ou une asystolie à une excitation du pneumogastrique dans les deux cas suivants : 1° quand les arrêts du cœur sont accompagnés d'une grande angoisse analogue à celle que j'ai décrite plus haut (page 138) comme caractéristique pour l'angine de poitrine ; 2° quand ces arrêts sont provoqués dans le cours d'une affection cardiaque par des troubles stomacaux, par exemple aussitôt après l'introduction dans l'estomac d'une nourriture indigeste quelconque. Ici il s'agit évidemment d'une excitation réflexe des fibres pneumogastriques du cœur. Mais dans les deux cas, pareille distinction devient plus difficile à établir, quand le malade est en même temps atteint d'une sclérose avancée des artères périphériques. Chez les sclérotiques d'un âge avancé on observe en effet des arrêts de cœur, qui se produisent régulièrement sans provoquer chez le malade aucune sensation pénible ; il s'agit donc, dans ces cas, souvent des interruptions simples des pulsations cardiaques déjà très ralenties par suite d'un manque d'excitation.

Dans le courant d'une myocardite infectieuse j'ai observé chez moi deux formes différentes d'arrêts du cœur. L'une se manifestait par accès à des intervalles d'un ou de deux jours. Cette forme débutait ordinairement par un accès de tachycardie ; les pulsations devenaient subitement, et sans aucune élévation de température, très accélérées jusqu'à 120-130 et plus par minute ; ces pulsations étaient petites, régulières et rappelaient celles que provoquent les nerfs accélérateurs. Puis, des asystolies commencent à se produire rares, par exemple, au début, un arrêt du cœur après cinq pulsations, puis après trois, puis après chaque pulsation. J'ai pu observer pendant ces accès le phénomène curieux suivant : malgré ces arrêts le nombre des pulsations dans un certain laps de temps, par exemple dans trois, quatre minutes, restait le même qu'avant l'attaque ; chez moi 80 pulsations dans une minute, était la moyenne normale du pouls ; en 3 minutes j'arrivais à compter 240 pulsations, malgré les nombreux arrêts.

Ces crises, que j'ai observées surtout au début de la myocardite infectieuse[1], étaient évidemment provoquées par une excitation des ganglions ou des terminaisons périphériques des nerfs accélérateurs, situés dans le sinus veineux ; à en juger par le siège des douleurs aiguës, c'est dans le voisinage de cette région que la myocardite, probablement, avait débuté.

La seconde forme des asystolies était beaucoup plus pénible,

---

1. Je fus atteint de cette myocardite infectieuse à Wiesbade, par suite d'une attaque d'influenza, qui y règne d'une manière endémique. A cette occasion, il n'est pas sans intérêt de rappeler que déjà Garrod, dans sa célèbre monographie sur la goutte, s'est prononcé très énergiquement contre l'envoi des goutteux pour faire leur cure à Wiesbade. Il déclarait en même temps les eaux de Wiesbade particulièrement funestes pour les goutteux dont le cœur n'est pas intact !

souvent même très douloureuse; cette asystolie ne procédait
pas par crises; mais au début de la maladie les intervalles
libres de tout arrêt ne duraient pas plus de 8-10 minutes et ne
se produisait qu'une ou deux fois par heure. La sensation douloureuse, que j'éprouvais au moment de l'arrêt, était localisée
vers la sortie et l'entrée des grands vaisseaux ventriculaires.
J'avais la sensation comme si le cœur se contractait à vide,
comme par exemple dans les expériences sur le cœur séparé du
corps, quand avant son arrêt complet par suite de hautes températures (voir ch. 1, § 4) il exécutait des contractions quasi
péristaltiques.

Très probablement les valvules atteintes remplissaient insuffisamment leurs fonctions, à moins que le muscle cardiaque,
atteint lui aussi, ne se contractait plus qu'imparfaitement.

La cause de cette seconde forme de l'asystolie doit être
cherchée soit dans une irrégularité de la production des excitations automatiques, soit dans des obstacles momentanés qui en
empêchaient la transmission à travers les nerfs intracardiaques.
Dans le courant de cette phase de la maladie, je suis arrivé à
pouvoir par un effort de volonté provoquer ces arrêts. Je pouvais
ainsi expliquer à des collègues consultants le mode de leur
production. Bien plus : pendant plusieurs mois, après que les
arrêts spontanés avaient cessé, il me suffisait de réfléchir au
mécanisme de leur production, pour provoquer instantanément plusieurs arrêts. Même au moment où j'écris ces lignes,
plus de deux ans après la crise aiguë, je ne puis en invoquer
le souvenir, sans que les battements du cœur ne deviennent
immédiatement irréguliers et que les arrêts ne se reproduisent.
Je n'ai eu ainsi que trop d'occasions de regretter que dans ma
controverse avec les adeptes de la théorie myogène, l'erreur
ne se trouvait pas de mon côté...

En général, on peut distinguer les irrégularités des battements
du cœur dues au système nerveux cardiaque, de celles provoquées par les états inflammatoires des fibres musculaires,
par cette différence que les premières conservent encore un
certain caractère de périodicité régulière, comme c'est le cas

avec les pulsations bigéminées et trigéminées, tandis que les secondes ne laissent reconnaître aucune régularité, ni dans la force, ni dans la fréquence des battements du cœur.

§ 5.

LE TÉTANOS DU CŒUR.

Le cœur est-il susceptible de répondre par de véritables contractions tétaniques à des excitations qui se succèdent dans des intervalles assez courts pour permettre leur sommation ? Comme nous le verrons, la réponse à cette question touche directement aux problèmes les plus essentiels de l'innervation du cœur.

Ludwig et Hoffa (252) en 1849 et Eckhard (253) en 1858, à la suite d'expériences qui paraissaient très concluantes, s'étaient prononcés dans un sens négatif. La démonstration faite par Marey que la contraction cardiaque normale n'était qu'une simple secousse musculaire et non une contraction tétanique semblait corroborer l'opinion de Ludwig et d'Eckhard.

Cependant en 1866 dans le courant des expériences exécutées sur le cœur de grenouilles isolé du corps et maintenu en bon état de fonctionnement, à l'aide de circulation artificielle, Cyon a pu constater, que dans certaines conditions déterminées de véritables contractions tétaniques pouvaient se produire. (Voir plus haut ch. I, § 4.) Ces conditions indiquaient, en outre, que si dans l'état de fonctionnement normal le cœur n'est pas susceptible d'entrer en tétanos, cela ne tient nullement aux particularités spéciales de ses fibres musculaires, mais à la présence de fibres inhibitrices et de cellules nerveuses. En effet, il suffisait d'amener l'arrêt du cœur et d'exclure l'intervention régulière de ces appareils inhibitoires par l'élévation de température jusqu'à environ 40° pour qu'une excitation artificielle du sinus veineux ou du pneumogastrique provoque un tétanos parfait du cœur. En parlant plus haut des études de Cyon sur l'action des variations des températures sur le cœur (chapitre I, § 4), nous

avons déjà cité ce fait observé par Schelske, un peu avant
Cyon. Nous reproduisons ici un graphique montrant l'effet d'une
pareille excitation du pneumogastrique.

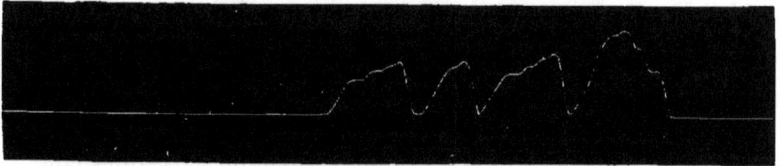

Fig. 40. — Tétanos d'un cœur, arrêté à la température de 40°.
Ce tétanos fut provoqué par l'excitation du sinus veineux (Emprunté au travail
de Cyon : « Myogen oder Neurogen », *Archives de Pflüger*, 285); lire de droite
à gauche.

Le tétanos ainsi provoqué dure pendant toute la durée de
l'excitation du sinus veineux. Il est impossible d'obtenir une
courbe tétanique plus caractéristique. La sommation des contractions à la hauteur des systoles est incontestable. (La courbe
va de droite à gauche.)

Comme dans les autres expériences de ce genre, le tétanos ou
les contractions tétaniques ne pouvaient être obtenues que
lorsque les conditions des expériences indiquaient nettement
que les facultés inhibitrices du pneumogastrique, ou de ces terminaisons nerveuses dans le cœur, avaient été abolies. Ainsi,
par exemple, Cyon a pu obtenir un tétanos du cœur spontané,
quand le cœur refroidi lentement jusqu'à 0° fut brusquement
mis en contact avec du sérum et de l'air ayant plus de 40°.
En effet, les appareils inhibitoires du cœur, qui sont excités
par les variations descendantes de la température, cessent
presque complètement d'être excitables, quand la température
atteint 0°. Dans ce cas la brusque élévation de température de
0° à 40° provoque, par conséquent, instantanément le tétanos
d'un cœur, dont les fonctions inhibitrices sont presque suppri-
mées. Il en est de même dans les expériences avec des températures ascendantes ; entre 37 et 40° le cœur continue encore
à exécuter des contractions, mais ces contractions deviennent
péristaltiques et se propagent de la base du cœur vers la pointe.
Elles ne produisent, par conséquent, aucun travail utile, le cœur

dans ces conditions ne pouvant plus se vider. A cette température les appareils régulateurs du cœur sont également hors fonction (voir les graphiques de la différente forme des tétanos du cœur, observés par Cyon (255) dans son travail « Tétanos du cœur » paru dans le *Journal de physiologie et de pathologie générale,* 1900).

Les expériences de Cyon furent exécutées sous la direction de Ludwig qui, en voyant leurs résultats, revint de son ancienne opinion, sur l'impossibilité d'obtenir un tétanos du cœur. Luciani, Rosbach et d'autres élèves de Ludwig, qui faisaient leurs recherches également sur un cœur séparé du corps, avaient de même obtenu des contractions tétaniques du cœur.

Ce n'est qu'en 1884 que Kronecker et Stirling (254) crurent devoir exprimer des doutes sur la possibilité de produire un tétanos du cœur. Le fait, sur lequel Kronecker s'appuyait pour contester le tétanos du cœur, était l'observation, que dans une certaine phase de sa contraction, le cœur perd son excitabilité. Cette phase a été étudiée particulièrement par Marey et désignée par lui comme la *phase réfractaire du cœur*. L'observation de Kronecker ne pouvait être considérée comme un argument contre les tétanos du cœur que dans le cas où la phase réfractaire serait un phénomène purement musculaire ; c'est-à-dire dépendrait uniquement des propriétés particulières des fibres musculaires. Telle fut en effet l'interprétation qu'au premier moment Kronecker donnait à son observation. Mais déjà les expériences de Cyon sur l'influence des températures sur le cœur avaient montré que le phénomène, désigné plus tard comme phase réfractaire, était un phénomène purement nerveux : les températures élevées en abolissant l'irritabilité des nerfs régulateurs, abrégeaient en même temps la phase réfractaire ; au contraire, le refroidissement des centres nerveux du cœur, prolongeaient cette phase. Tout récemment Cyon a pu démontrer en refroidissant les centres *cérébraux* du pneumogastrique à l'aide de la circulation artificielle, établie dans le cerveau, que les températures basses en agissant cette fois *uniquement* sur ces centres prolongent également la phase ré-

fractaire. De nombreuses expériences d'autres auteurs avaient
également établi l'origine nerveuse de la phase réfractaire. Rappelons seulement les recherches de DASTRE, de GLEY, de KAISER
et de LANGENDORFF. D'autre part, des recherches très minutieuses de VON BASCH ont, plus tard, démontré d'une manière
indiscutable, qu'une sommation des excitations peut parfaitement se produire, et cela même dans un cœur normal. La
possibilité d'un tétanos d'un cœur a été également démontrée
par MAREY et par ROUGET (256) ; par ce dernier, dans certaines
circonstances particulièrement intéressantes. ROUGET produisait
un tétanos du cœur en excitant simultanément le pneumogastrique et le muscle cardiaque lui-même, c'est-à-dire presque
dans les mêmes conditions que CYON, dans les tétanos à basses
températures (voir plus haut). Plus récemment A. WALTHER (257)
a réussi à obtenir un tétanos parfait du cœur de la même manière que CYON et ROUGET, mais en se servant de la muscarine
pour l'excitation du nerf pneumogastrique ; de même O. FRANK.
Dans les prochains chapitres je reviendrai encore sur la grande
portée qu'a pour la théorie des battements du cœur la démonstration de l'origine nerveuse du tétanos et de la phase réfractaire du cœur.

En somme, la possibilité de produire dans des conditions déterminées un véritable tétanos du cœur démontrée pour la première fois par CYON, est actuellement reconnue par presque tous
les physiologistes. Ni la phase réfractaire, ni le caractère particulier de la contraction cardiaque, comme secousse musculaire
laire (MAREY) ne sont en contradiction avec cette possibilité.

§ 6.

LA LOI DE BOWDITCH.

Il nous reste encore à traiter un autre problème important,
intimement lié au mode de fonctionnement des nerfs du cœur.
C'est la question si importante de la relation qui peut exister

entre la force des battements du cœur et l'intensité de l'excitation.

Cette question est d'une grande portée théorique. Bowditch a, comme on sait, établi que, l'excitabilité du cœur d'une grenouille étant constante, la force des contractions cardiaques reste indépendante de l'intensité de l'excitation. « L'excitation minimale est en même temps l'excitation maximale », selon la formule de Kronecker. Le cœur, comme s'est exprimé Ranvier, donne « tout ou rien ». On a observé depuis que le cœur des mammifères semble se comporter d'une manière analogue. Ziemssen, ayant eu l'occasion d'exciter chez une femme le cœur qui n'était recouvert que de la peau, est arrivé à une conclusion semblable : « L'effet de l'excitation, c'est-à-dire la contraction musculaire, quand elle se produisait, paraissait toujours d'une force égale, qu'elle fût provoquée par des courants faibles ou plus forts. »

La loi de Bowditch conserve-t-elle sa valeur quand, au lieu d'excitations artificielles, ce sont des excitations physiologiques qui provoquent normalement les contractions cardiaques ? Si l'on admet, avec Kronecker, que « le cœur ne peut pas être amené à se contracter par des excitations mécaniques ou électriques » (262), c'est-à-dire que les excitants extérieurs n'agissent sur le cœur qu'en favorisant certaines échanges chimiques, qui constituent les véritables excitants cardiaques, la réponse ne saurait faire de doute : la loi de Bowditch s'appliquerait également aux excitations normales.

Mais, d'autre part les faits qui indiquent que la force des battements du cœur varie dans des limites très larges sont nombreux. Souvent ces variations sont spontanées ou se produisent sous l'influence d'excitations nerveuses, notamment par l'entrée en jeu des nerfs accélérateurs ou modérateurs. La variation, dans ce cas, est si brusque, qu'il est impossible de l'attribuer, comme le font plusieurs partisans des hypothèses myogènes, à une modification considérable qui se serait produite sous l'influence nerveuse dans l'état du muscle cardiaque. Pareille explication a, en outre, le défaut capital de

ne rien expliquer, en réalité, puisqu'elle ne peut même pas
déterminer la nature de cette modification.

Il est bien plus rationnel d'admettre que pour le muscle cardiaque la force des contractions se trouve sous la dépendance
de l'intensité des excitations *normales,* ou, du moins, qu'elle
est subordonnée à la nature des nerfs et des cellules ganglionnaires produisant l'excitation, et peut-être aussi, à l'état donné
des fibres nerveuses ou de leurs terminaisons. Mais les augmentations ou les diminutions de la force des contractions cardiaques dépendant des fonctions particulières des nerfs qui peuvent
faire varier cette force, il resterait encore à déterminer les conditions spéciales dans lesquelles se produisent ces variations.

Nous avons vu plus haut que l'excitation des pneumogastriques ou de certaines de leurs branches augmente la force des
contractions. Pareille augmentation peut avoir des causes
diverses. Elle pourrait, par exemple, dépendre d'une simple
prolongation de la période diastolique : le ventricule ayant eu
plus de temps pour se remplir de sang en rejetterait une plus
grande quantité dans les artères ; une autre cause possible serait
l'accroissement de l'excitabilité des cellules ganglionnaires motrices ou des fibres nerveuses motrices. Il y aurait même une troisième possibilité : les *nerfs dynamiques* seraient des nerfs vaso-
moteurs du cœur, destinés à augmenter les forces motrices des
muscles ou les quantités des excitants cardiaques. Il est difficile,
pour ne pas dire impossible, de déterminer dès à présent
laquelle de toutes des conjectures répond à la réalité. Les rapports entre la fréquence des pulsations et leur force sont très
complexes. La durée des différentes parties qui constituent une
évolution cardiaque complète peut aussi modifier ces rapports
dans des limites assez larges : ainsi, par exemple, une systole
très courte, mais suivie d'une diastole un peu prolongée, peut,
sans changer la fréquence des pulsations. permettre aux ventricules de se remplir davantage et d'exécuter un travail plus considérable. Mais on comprend que ce sont là des cas exception-
nels et qu'en général les pulsations plus fréquentes doivent être
plus faibles, comme les pulsations plus lentes. *ceteris paribus,*

doivent être plus fortes, et vice versa. Une contraction très
forte des ventricules, c'est-à-dire l'expulsion d'une plus grande
quantité de sang, — les résistances dans l'appareil circulatoire
restant les mêmes, — peut prendre un temps plus long ; l'augmentation de la force des contractions pourrait ainsi par elle-
même produire un ralentissement.

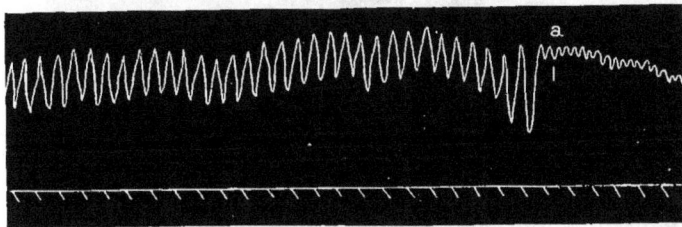

Fig. 41. — Pulsations renforcées provoquées par voie réflexe : excitation du bout
central du sympathique du cœur (Cyon).

La validité de la loi de Bowditch pour les contractions normales du cœur est contredite également par le fait que certains
poisons agissant incontestablement sur les nerfs du cœur peuvent diminuer ou augmenter la force des contractions. Il est
vrai que les partisans de cette loi objectent que ces poisons
introduits dans le sang peuvent en même temps modifier directement l'excitabilité ou la contractibilité musculaire. Mais pareille objection n'est plus admissible quand ces poisons agissent
uniquement sur les centres cérébraux des nerfs cardiaques sans
pouvoir pénétrer dans la circulation générale, comme dans les
expériences de Cyon avec la circulation artificielle, établie dans
la boîte crânienne. Or, certains de ces poisons introduits dans
la circulation cérébrale à l'exclusion de la circulation cardiaque
modifient dans une large mesure la force des battements du
cœur. Ici les modifications ne peuvent être attribuées qu'exclusivement aux changements de la force des excitants nerveux.
La réfutation de la loi de Bowditch est devenue encore plus
éclatante dans les expériences où la circulation cérébrale étant
isolée de la circulation cardiaque, cette dernière a été elle
même exclue de la circulation générale du corps, par l'établis

DE CYON.   13

sement d'une circulation directe entre l'aorte descendante et la
veine cave inférieure (méthode de CYON). Nous reproduisons ici
trois graphiques d'une expérience semblable dont la démonstration nous paraissait décisive.

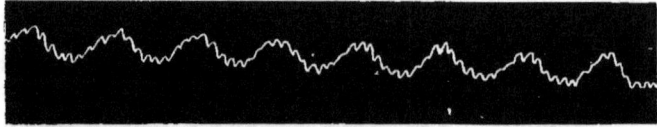

Fig. 42. — Reproduit la courbe de la pression sanguine au moment où la circulation cérébrale avait été complètement abolie et où la circulation cardiaque est
limitée aux organes thoraciques (voir plus haut, la fig. 27, p. 137).

On voit sur cette courbe deux genres d'oscillations : les pri-
maires, dépendant de la contraction cardiaque ; et les secondaires correspondant aux oscillations respiratoires. (C'est à cette
courbe que, dans le chapitre III, § 5, j'ai renvoyé FRÉDERICQ et
d'autres physiologistes qui confondent les oscillations secondaires respiratoires avec les oscillations de TRAUBE de troisième
ordre, provoquées par l'action des centres vaso-moteurs. Ici en
effet toute action vaso-motrice était exclue par les conditions
mêmes de l'expérience.

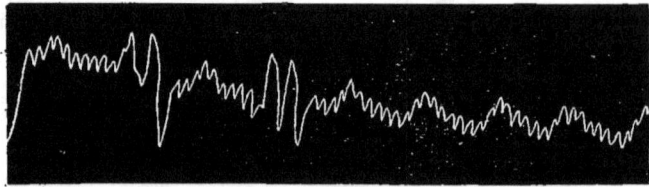

Fig. 43. — Courbe de la pression sanguine aussitôt après l'établissement
de la circulation artificielle dans le cerveau.

On voit dans la figure 43 qu'aussitôt la circulation rétablie
dans le cerveau, les pulsations cardiaques sont devenues bien
plus fortes. En effet, les centres des nerfs pneumogastriques et
ceux des nerfs accélérateurs ayant été ranimés avaient instantanément renforcé les pulsations cardiaques. On voit sur le
graphique quelques pulsations dues à la prédominance de l'exci-

tation du pneumogastrique. Vingt secondes après, cette prédominance avait disparu. La collaboration harmonieuse entre
les centres antagonistes était rétablie et les pulsations cardiaques
avaient pris nettement le caractère de pulsations dynamiques
(Actionspulse) (fig. 44).

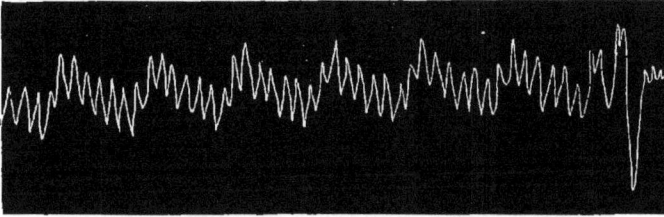

Fig. 44. — Cette même courbe 20 secondes après le rétablissement
de la circulation.

On voit donc dans ces deux graphiques un renforcement des
battements du cœur par suite de la résurrection des centres

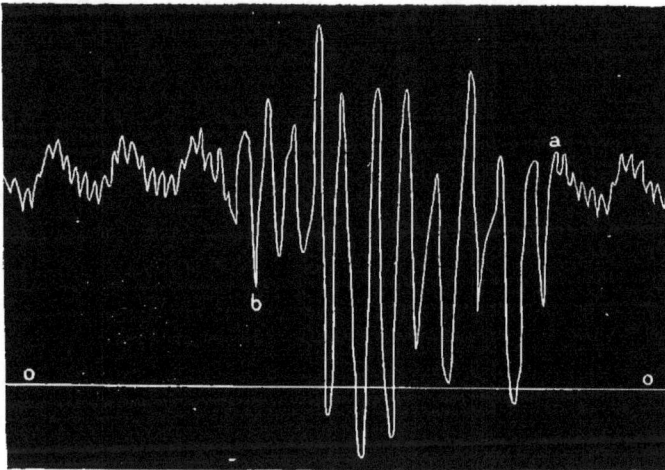

Fig. 45. — Graphique emprunté à la même expérience ; on voit l'effet de l'excitation du pneumogastrique entre *a* et *b*. On voit que la pulsation *b* et les deux
voisines descendent au-dessus de la ligne zéro du manomètre (v. plus haut, p. 82).

nerveux cérébraux, c'est-à-dire par intervention des nouveaux
excitants venus du cerveau. Au même ordre de phénomènes
appartiennent les renforcements ou les affaiblissements des

battements du cœur, qu'on observe sous l'influence de diverses émotions et du travail intellectuel. Là aussi il ne saurait être question d'une modification quelconque dans les conditions physiques ou chimiques des fibres musculaires du cœur.

En somme la loi de Bowditch du « tout ou rien » n'est valable que quand il s'agit d'excitations artificielles, appliquées à la pointe du cœur.

(Voir au chapitre suivant, § 6, les schémas du fonctionnement de nerfs et ganglions intracardiaques.)

§ 7.

Les lois de l'excitation des ganglions cardiaques et vaso-moteurs.

Dans le précédent paragraphe nous avons parlé de la constatation faite par Schelske et Cyon, qu'avant l'arrêt du cœur par suite de haute température, les appareils régulateurs intracardiaques cessent de fonctionner. Si pendant cet arrêt on excite les nerfs pneumogastriques, le cœur recommence à battre et entre même en contraction tétanique. Nous voyons qu'un nerf, qui normalement arrête et ralentit les battements du cœur, devient un nerf moteur quand les cellules ganglionnaires se trouvent hors de fonction. En d'autres mots cette observation indique que *la fonction de ces nerfs cardiaques peut être renversée, quand au lieu d'agir sur des ganglions en état de fonctionnement, ils agissent sur des ganglions en repos.*

Aussi longtemps que cette observation très curieuse était restée isolée, Cyon ne l'avait utilisée que pour développer son hypothèse de l'action des nerfs modérateurs, basée sur l'interférence entre deux processus d'excitation venant de directions différentes, qui se rencontrent simultanément dans les cellules ganglionnaires et cela sous des angles déterminés par la disposition anatomique des fibres nerveuses. Plus tard pourtant, dans le courant de ses études sur les centres vaso-moteurs Cyon a eu l'occasion de faire 'plusieurs observations analogues, qui

lui ont permis de généraliser leur portée physiologique. On
sait que les effets de l'excitation de nerfs sensibles sur les centres
vaso-moteurs sont très variés : tantôt ils se manifestent par
une augmentation de la pression sanguine, c'est-à-dire par
une exagération de son excitation tonique, tantôt par une
baisse de la pression provenant d'une diminution de ce tonus.
Nous avons vu dans le chapitre ıv, § 2 que l'action des nerfs
sensibles sur les centres cardiaques n'est pas moins variée. A
l'aide de nombreuses recherches sur les détails desquels il est
inutile d'entrer ici, Cyon est arrivé à cette loi générale que cette
diversité d'excitations réflexes est motivée en première ligne
par l'état dans lequel se trouvent les centres ganglionnaires cardiaques ou vaso-moteurs au moment où l'excitation réflexe les
atteint : quand ces centres se trouvent en repos, la nouvelle
excitation les rappelle à l'activité; au contraire, elle inhibe
l'action de ces centres, quand ils sont déjà en état d'excitation
(voir les travaux de Cyon (p. 52). Ainsi, par exemple, on peut
modifier à volonté la réaction des centres vaso-constricteurs en
diminuant notablement leur excitation tonique, soit en enle-
vant les deux hémisphères cérébrales, soit en narcotisant les
animaux par du chloral et des substances analogues, soit enfin
en mettant les animaux en état opnoétique.

Cette première loi d'excitation ganglionnaire a donné lieu à
une longue contestation de la part de HEIDENHAIN, qui ne s'y
rallia qu'après une polémique de plusieurs années, par un travail fait en 1876 avec GRÜTZNER. Bien plus, dans un travail
ultérieur, fait avec BOURNOFF (53, p. 113), HEIDENHAIN a élargi la
loi que Cyon avait appliquée uniquement aux cellules ganglionnaires cardiaques et vaso-motrices, en démontrant qu'elle est
également valable pour les cellules de la substance corticale du
cerveau, qui préside aux mouvements des muscles volontaires
du corps. Les récentes recherches de SHERRINGTON et HERING, sur
l'inhibition des muscles volontaires, ont pour pour point de
départ des phénomènes analogues.

Tout récemment les nombreuses recherches sur les poisons
physiologiques du cœur ont amené Cyon à formuler deux nou-

velles lois de l'excitation des cellules ganglionnaires : 1) les substances et les agents (thermiques ou mécaniques), agissant normalement dans l'organisme, qui sont à même d'exciter ou d'inhiber les terminaisons centrales des nerfs du cœur, influencent d'une manière identique les terminaisons périphériques des mêmes nerfs. 2) les substances et les agents (thermiques ou mécaniques) qui agissent comme excitants sur les nerfs et ganglions accélérateurs, produisent un effet opposé sur les nerfs et ganglions inhibiteurs. Dans le chapitre suivant nous reviendrons sur la portée de cette dernière loi pour la théorie d'innervation du cœur ; rappelons seulement que ces lois avaient été déduites aussi bien de l'ensemble des nombreuses expériences sur les substances actives des glandes thyroïdes, de l'hypophyse et des capsules surrénales, que des recherches plus anciennes sur l'action que les variations des températures, les gaz du sang et les modifications de la pression sanguine, exercent sur les terminaisons périphériques et centrales des nerfs cardiaques.

Nous avons déjà exposé plus haut l'action de la variation des températures sur les terminaisons périphériques des nerfs pneumogastriques. Les recherches exécutées par Cyon en 1873 (258) sur les centres pneumogastriques situés dans la moelle allongée, avaient établi que ces cellules ganglionnaires réagissent sous l'action de brusques variations de la température chez les animaux à sang chaud exactement de la même manière que les terminaisons périphériques des mêmes nerfs chez la grenouille. Ces recherches furent exécutées à l'aide de sa méthode établissant la circulation artificielle dans la cavité crânienne. Les brusques variations de la température ascendante et descendante s'obtenaient par le changement instantané des récipients, contenant du sang diversement tempéré, destiné à la circulation.

Nous avons déjà exposé plus haut les recherches de Cyon relativement à l'action des gaz du sang sur le système nerveux intracardiaque, recherches dont les résultats furent confirmés depuis par plusieurs savants, notamment par Hjalmar Oehrwal. On savait, par les expériences de Traube, que l'acide carbonique agit dans un sens identique sur les centres nerveux des pneumogastriques. Cyon, étudiant l'action des mêmes gaz sur les terminaisons centrales des pneumogastriques et des accélérateurs, a en grande partie confirmé que si CO_2 est un excitant pour les terminaisons centrales et périphériques des premiers de ces nerfs, O agit dans le sens identique sur les nerfs accélérateurs.

De l'étude de l'influence que les variations de la pression exercent sur les terminaisons des mêmes nerfs, il résulte, comme nous l'avons dit plus haut que les variations ascendantes excitent le plus souvent les terminaisons périphériques et centrales des nerfs modérateurs, tandis que les variations descendantes produisent un effet analogue sur celles des accélérateurs. Les exceptions à cette règle générale dépendent soit d'actions propres des substances qui produisent ces variations, soit d'un état particulier du système nerveux cardiaque.

CHAPITRE V

THÉORIES DE L'INNERVATION DU CŒUR

§ 1.

MYOGÈNE OU NEUROGÈNE?

Nous avons analysé les mécanismes automatiques et régulateurs, connus jusqu'à ce jour, qui permettent au cœur de remplir sa fonction vitale avec une perfection sans pareille. Depuis qu'au commencement de ce siècle la doctrine de GALIEN et de HALLER, qui considéraient le cœur comme indépendant du système nerveux, a été ébranlée jusque dans ses fondements par les travaux de LEGALLOIS, de nombreuses découvertes scientifiques, mettant à la disposition de l'expérimentateur des méthodes d'une précision irréprochable, ont rendu possible une étude plus approfondie des mécanismes nerveux extra et intracardiaques. La découverte des ganglions du cœur (REMAK, LUDWIG, BIDDER) et de leur mode de fonctionnement (VOLKMANN, STANNIUS), la découverte des fonctions inhibitrices des pneumogastriques (frères WEBER), celle des nerfs vaso-moteurs (CLAUDE BERNARD, SCHIFF), du nerf dépresseur (CYON et LUDWIG), des nerfs accélérateurs (E. et M. CYON) ont créé des bases solides et inébranlables pour la théorie de l'innervation du cœur. Le retour aux idées de GALIEN, qui se manifeste dans les recherches de plusieurs physiologistes contemporains, ne peut être considéré que comme un mouvement passager et sans avenir. Nous disons « retour aux idées de GALIEN » et non à celles de HALLER, car, ainsi que nous l'avons fait remarquer plus haut (ch. II, § 4), le grand physiologiste du XVIIIᵉ siècle reconnaissait aux nerfs

du cœur une part dans l'entretien de l'excitabilité du muscle
cardiaque. Or, les jeunes protagonistes des théories myogènes
s'efforçaient d'enlever au système ganglionnaire et nerveux du
cœur la part considérable et déterminante qu'il exerce dans le
fonctionnement et la régulation de son mécanisme. Cette élite
de nos organes cellulaires ne jouerait qu'un rôle tout à fait
secondaire, presque celui de parasites inutiles, dans le cœur.
Les fibres musculaires qui, jusqu'à présent, n'étaient considérées que comme les producteurs du travail mécanique dans
l'organisme, en quelque sorte comme la machine produisant la
force motrice, seraient chargées elles-mêmes de remplir les
fonctions régulatrices et réparatrices du cœur ; c'est d'elles que
partiraient les excitations, ce sont elles qui conduiraient ces
excitations, les subiraient et y répondraient par des contractions rythmiques. L'irritabilité, l'automatisme, la rythmicité
appartiendraient en propre aux cellules musculaires. Pour ce
qui est des ganglions de REMAK, de LUDWIG, de BIDDER et autres,
de ces nombreux nerfs aux ramifications multiples, de ces
plexus à mailles étroites qui forment autour des fibres musculaires un réseau si serré, pour ce qui est même des terminaisons nerveuses de ces fibres, peu s'en fallait qu'on ne regardât
leur présence dans le cœur comme une gêne pour l'exercice
des facultés merveilleuses, des capacités innombrables, dont les
cellules musculaires du cœur seraient douées depuis les premières heures de la vie embryonnaire ! Pendant quinze ans
quelques physiologistes s'étaient appliqués avec énergie et persistance à rechercher des preuves expérimentales quelconques
à l'appui de cette conception bizarre du fonctionnement du cœur
et, chose à peine croyable, la stérilité absolue de leurs efforts ne
décourageait nullement les adeptes de cette théorie. Il y a
quelques années, un semblant de preuves parut enfin récom-
penser tant de zèle. Nous parlons des recherches de HIS jr. sur
les contractions rythmiques du cœur des poulets, dès les premiers jours de leur vie embryonnaire, quand on ne réussit pas
encore à constater la présence d'aucun élément nerveux dans
ses parois. Nous verrons tout de suite le peu de valeur de cette

constatation négative; elle fut néanmoins le point de départ
d'une transformation complète de la théorie myogène. Se
croyant sûrs de leur triomphe, les partisans de cette théorie
sont arrivés à dénier au système nerveux cardiaque, à ces
admirables mécanismes régulateurs, dont nous venons de
décrire ici le fonctionnement, tout rôle physiologique. Quelques
myogénistes plus généreux voulaient bien accorder à ces nerfs,
pourtant en grande partie centrifuges, le rôle un peu effacé des
nerfs sensibles.

Ces exagérations auraient dû suffire pour prouver l'inanité
de toutes les théories par la démonstration ad absurdum.
Il n'en était rien pourtant. Par son apparente simplicité la
théorie myogène continuait à se maintenir et même à gagner
beaucoup de partisans, surtout dans le monde des cliniciens, et
cela au grand détriment des malades cardiaques. La théorie était
en effet très séduisante pour les médecins : du moment que tous
les fonctionnements du cœur reposaient sur les vertus extraordinaires de la simple fibre musculaire, il devenait oiseux de
s'adonner aux études difficiles du système nerveux cardiaque.
La pathologie des maladies du cœur, à part quelques affections
valvulaires, se réduisait à une seule maladie : la myocardite.
La thérapeutique de ces mêmes maladies se simplifiait également ; du moment qu'il ne s'agissait que d'un muscle, il suffisait de recourir à la gymnastique musculaire et à d'autres exercices destinés à fortifier les muscles cardiaques. Le meurtrier
système d'Oertel et bien d'autres furent les fruits funestes de
cette simplification.

Aussi longtemps que les sévices, exercés par la théorie myogène, restaient limités aux laboratoires, les autres physiologistes, demeuraient fidèles à la théorie neurogène, telle qu'elle
fut créée par le milieu du siècle passé, par les grands maîtres
de notre science, tels que les frères Weber, Volkmann, Ludwig,
Claude Bernard, et autres, pour ne parler que des morts,
l'avaient établie, se contentaient de regretter la confusion créée
dans des chapitres établis de la physiologie expérimentale.

En présence de la tournure nouvelle prise par l'hypothèse

depuis les recherches de His, Romberg, Krehl et autres, tournure qui en faisait presque un véritable danger, grâce à la faveur
qu'elle gagnait dans le monde des cliniciens, les neurogénistes
entamèrent une campagne contre les entraînements de la nouvelle école : elle fut courte et décisive. De nouvelles recherches expérimentales ont fourni des preuves irrécusables de
l'inanité de l'hypothèse myogène ; elles ont élargi et consolidé
les bases de la théorie neurogène de manière à la mettre désor-
mais à l'abri de toute contestation. Aussi vit-on bientôt le
représentant principal de la théorie myogène, Engelmann, faire
volte-face (v. plus loin p. 222). D'autres se sont convertis plus
ou moins ouvertement.

Il y a des errements scientifiques, qu'il ne suffit pas de réfu-
ter ; il faut encore rendre leur retour impossible. C'est pourquoi je crois utile de reproduire ici les principaux arguments
apportés pour et contre la théorie myogène dans la controverse
de ces dernières années. Les expériences décisives, qui ont
rendu cette hypothèse dorénavant insoutenable, viendront
ensuite (v. § 8).

Les arguments sur lesquels on s'appuyait pour attibuer une
origine myogène au rythme et à l'automacité du cœur étaient
de natures diverses : les principaux furent empruntés à l'embryologie et à l'anatomie comparée ; les autres reposaient sur
des faits de pharmacologie et de physiologie expérimentale.

§ 2.

ARGUMENTATION BASÉE SUR L'EMBRYOLOGIE ET L'ANATOMIE COMPARÉE.

Le point culminant de ces arguments est le fait que le cœur
commence à se contracter d'une manière rythmique dès les
premiers jours de la vie embryonnaire, quand on ne réussit
pas encore à constater la présence d'éléments nerveux dans ses
parois (His jun.). Ce qui ôte à ce fait un peu de sa signification
au point de vue de la théorie myogène, c'est cet autre fait, connu

depuis bien longtemps (ECKHARD, PREYER et autres), que certaines contractions cardiaques d'un embryon commencent aussi avant la formation des cellules musculaires. Si le premier fait pouvait être invoqué contre l'origine nerveuse des contractions cardiaques chez les adultes, le second devrait l'être avec un droit égal, et nous amènerait à cette seconde conclusion : l'origine des contractions cardiaques des adultes ne réside pas non plus dans les fibres musculaires. L'étrangeté de ces conclusions démontre en réalité que des manifestations premières de la vie embryonnaire on ne peut rien induire, en aucun sens, relativement aux fonctions vitales chez les adultes. Nous ignorons à peu près tout sur l'origine et la nature des forces inhérentes aux embryons dans le premier stade de leur développement. Ce serait donc un étrange raisonnement que celui, qui de notre impuissance à reconnaître cette origine à l'aide de nos moyens d'investigation actuels, conclurait à l'inanité de toutes les données physiologiques acquises sur la vie des adultes. A l'état de germes embryonnaires, le cerveau d'un futur Shakespeare et celui d'un candidat à l'imbécillité ne présentent point à l'observateur de *différences matérielles accessibles à ses organes des sens* ; mais l'insuffisance de ces organes ou de nos instruments d'optique ne nous autorise nullement à conclure que ces germes sont identiques ou qu'en réalité les qualités des deux cerveaux ne diffèrent en rien.

De pareils arguments tirés de notre ignorance des conditions de la vie embryonnaire sont d'une faiblesse qui saute aux yeux. Aussi a-t-on cherché à étayer la thèse myogène sur des faits positifs puisés dans le développement embryonnaire. Ainsi His jeune et ROMBERG croient avoir trouvé, dans le développement des ganglions sympathiques, une preuve irréfutable que les cellules ganglionnaires du cœur ne sont que des organes de sensibilité. En effet, en 1850, KÖLLIKER avait attiré l'attention sur les ressemblances de structure entre les ganglions spinaux et les ganglions sympathiques. Il avait alors émis l'hypothèse que ces derniers descendent des premiers ; ONODI paraît avoir prouvé dernièrement cette descendance. « Les ganglions sympathiques, écrit His, appartiennent par conséquent, d'après leur développement embryonnaire, au domaine des racines postérieures. Toutes les fibres nerveuses de ces racines, leurs cellules ganglionnaires, leurs terminaisons sont, d'après l'opinion générale, sensibles. *Donc les ganglions sympathiques doivent appartenir au système sensible* (p. 4). » « Nos recherches sur la structure intime des ganglions cardiaques ne sont pas encore achevées. *Il est à supposer* que ces ganglions se comportent comme les ganglions sympathiques dont ils descendent... Le principal résultat de nos recherches est que les ganglions sont toujours sympathiques... Donc les ganglions du cœur sont aussi sensibles. Ils ne peuvent pas avoir en même temps de fonctions motrices. »

Voilà le raisonnement qui sert de base principale aux preuves embryologiques de l'origine myogène des contractions cardiaques chez les adultes. En raisonnant de la même manière on prouverait avec autant de raison que tous les nerfs sensibles qui passent par les racines postérieures, ainsi que les ganglions spinaux, sont « des nerfs moteurs et ne peuvent pas avoir en même temps de fonctions sensibles ». En effet, le grand sympathique contient des nerfs et des ganglions vaso-moteurs et, en général, des nerfs moteurs pour les muscles lisses. Ces nerfs et ces ganglions descendent des ganglions spinaux et du domaine des racines postérieures, donc les nerfs sensibles sont des nerfs vaso-moteurs, etc. On pourrait aller loin, si l'on accordait à des raisonnements de ce genre une valeur probante en matière scientifique. Aussi quel contresens que de prendre pour des nerfs *centripètes* les nerfs accélérateurs et les nerfs inhibiteurs !

Kronecker a déjà justement relevé le caractère arbitraire de pareilles preuves. Et il ajoute avec raison que les travaux de Gustaf Retzius (263), une des premières autorités dans le domaine de l'embryologie et de l'histologie du système nerveux, établissent que « le type des cellules ganglionnaires (du cœur) ressemble d'une manière frappante à celui des grandes cellules ganglionnaires des organes centraux par exemple, celui des cornes antérieures de la moelle épinière ». Les preuves histologiques *négatives* ont d'ailleurs peu de valeur. L'impossibilité de démontrer jusqu'à présent l'existence de fibres nerveuses dans les cœurs des embryons ne prouve nullement leur absence. Bien plus, His jeune et Romberg émettent cette étrange opinion que la présence même des éléments nerveux dans le cœur n'est dû qu'à ce hasard (!) que quelques ganglions spinaux avaient pendant leur migration rencontré fortuitement quelques obstacles qui les forcèrent d'entrer dans le muscle cardiaque. Hensen n'a jamais voulu admettre la théorie de la pénétration des fibres nerveuses formées *ailleurs* dans les tissus embryonnaires. Les belles découvertes récentes d'Apathy prouvent mieux encore à quel point il faut être circonspect dans des conclusions basées sur des données *histologiques négatives*. N'a-t-il pas réussi à démontrer l'existence de fibres nerveuses même dans les cellules vibratiles, qu'on considérait jusqu'à présent comme susceptibles de se mouvoir à l'aide des seules propriétés de leur tissu, sans aucune intervention nerveuse ?

Plus sérieux en apparence sont les arguments tirés de l'anatomie comparée. Mais là aussi l'argumentation porte à faux. Certes, l'étude des fonctions chez les animaux inférieurs peut être d'une grande utilité pour la physiologie. Mais elle risquerait aussi de devenir une dangereuse source d'erreurs, si on voulait simplement appliquer aux vertébrés supérieurs, et surtout à l'homme, les résultats d'observations faites sur des êtres occupant un degré infiniment plus bas de l'échelle zoologique. « L'étude des êtres inférieurs est surtout utile à la physiologie, a dit avec raison Claude Bernard, parce que chez eux la vie existe à l'état de nudité, pour ainsi dire. » Elle nous permet de remonter des fonctions simples aux fonctions plus compliquées, mais ne nous donne pas le droit de conclure à l'identité de deux phénomènes qui ne présentent que des analogies. Les animaux d'une différenciation supérieure ont besoin d'organes autrement compliqués que ceux dont la vie se réduit à quelques processus presque exclusivement végétatifs. De ce que certaines propriétés des tissus peuvent suffire à l'exercice d'une fonction simple chez ces dernières, il ne s'en-

suit nullement qu'elles soient suffisantes chez les animaux
supérieurs où les fonctions sont infiniment plus compliquées.
Ainsi que le fait justement remarquer KRONECKER, la propagation de l'excitation et du mouvement dans les plantes n'est pas
sans offrir des analogies avec certains phénomènes du fonctionnement cardiaque. On constate dans les plantes de la structure
même la plus élémentaire une tendance à une division de travail
en diverses parties. Dans les végétaux plus développés, cette
division du travail est déjà beaucoup plus nettement prononcée ; ainsi, par exemple, l'excitation a lieu dans une partie différente de celle où se produit le mouvement. Quoi d'étonnant
que chez des animaux cette division s'opère d'une manière bien
plus tranchée ?

La faculté rythmique du muscle cardiaque, qui peut suffire
à la fonction rudimentaire d'un cœur de mollusque, sera absolument insuffisante chez un vertébré où la tâche mécanique
du cœur, autrement compliquée, nécessite l'intervention des
nerfs et des cellules ganglionnaires. Vouloir attribuer aux
muscles cardiaques seuls l'automatisme et la rythmicité des
mouvements du cœur, même chez les vertébrés, cela était très
compréhensible à une époque où on ne connaissait que très vaguement l'existence des nerfs extracardiaques et où le système
nerveux intracardiaque était totalement inconnu. Croit-on que
GALIEN ou HALLER auraient un seul instant hésité à admettre le
rôle prédominant que joue ce système dans la production des
mouvements cardiaques, s'ils avaient possédé les données anatomiques et physiologiques découvertes dans le courant de ce
siècle? Il est permis d'en douter.

§ 3.

ARGUMENTS PHARMACOLOGIQUES.

Quels sont les arguments que les *expériences physiologiques*
sur le cœur des *animaux vertébrés* fournissent aux partissans
de l'origine myogène des contractions cardiaques? On peut les

diviser en deux groupes : 1° Ceux qui se fondent sur certains effets des poisons cardiaques ; 2° ceux qui sont tirés des expériences sur les parties du cœur qu'on suppose privées de cellules ganglionnaires.

Parmi les poisons, ceux dont l'action a la plus grande portée théorique se trouvent l'atropine, la muscarine et la nicotine. Nous laisserons de côté les expériences contradictoires faites avec plusieurs poisons cardiaques sur des cœurs embryonnaires. Outre qu'elles ne peuvent avoir qu'une valeur très relative pour la physiologie du cœur des adultes, elles sont, sur les points principaux en flagrant désaccord les unes avec les autres. Il suffit d'opposer aux expériences si concluantes exécutées par PICKERING (265) avec la muscarine et l'atropine sur des cœurs très jeunes, *entre le cinquième et le onzième jour de la vie embryonnaire,* à celles faites par BOTAZZI sur des cœurs *âgés de quatorze à dix-neuf jours,* pour se convaincre qu'on ne peut accepter sans les plus expresses réserves les preuves fournies par les études toxicologiques sur des cœurs embryonnaires en faveur des théories myogènes.

Quant aux expériences sur les cœurs adultes, rappelons que le pharmacologiste qui a le premier étudié l'action de l'atropine et de la muscarine à l'aide des méthodes les plus précises fournies par la physiologie, SCHMIEDEBERG (266), a conclu sans hésitation en faveur de l'action antagoniste de ces deux poisons sur les terminaisons nerveuses et les cellules ganglionnaires. Ce sont justement des études faites dans le laboratoire de LUDWIG sur l'action si intéressante de ces toxiques, qui lui ont permis de construire son schéma théorique de l'action nerveuse et ganglionnaire du cœur, lequel, aujourd'hui encore, répond assez exactement aux exigences d'une grande partie des données physiologiques.

Il est vrai que GASKELL (26), l'inventeur de la théorie myogène du rythme cardiaque, a émis une hypothèse opposée aux conclusions de SCHMIEDEBERG. Pour lui, la muscarine n'exerce pas une action excitante sur le mécanisme inhibitoire, mais une action paralysante sur l'activité motrice des fibres musculaires cardiaques, dont l'atropine, au contraire, augmente la force et la conductibilité. Basée, comme les expériences de Schmiedeberg, sur des observations faites sur des cœurs de grenouilles et de tortues, l'hypothèse de Gaskell est surtout en contradiction flagrante avec les résultats obtenus récemment chez les mammifères.

La question controversée, de savoir si ces poisons cardiaques opèrent sur les terminaisons des nerfs ou sur les muscles, vient, en effet, d'être tranchée en faveur de la première solution par les expériences de Cyon relatées dans les pages précédentes. Il résulte de ses recherches que l'iodothyrine, les extraits de l'hypophyse et ceux des capsules surrénales exercent une action spécifique sur le système nerveux cardiaque. Les deux premières substances augmentent les forces fonctionnelles des pneumogastriques et des dépresseurs et diminuent celles des nerfs accélérateurs et de leurs terminaisons. L'extrait des capsules surrénales agit inversement : il augmente l'action des accélérateurs et paralyse celle des pneumogastriques et des dépresseurs.

Or tous les poisons précités agissent dans un sens identique sur les terminaisons centrales et périphériques de ces nerfs: leur action se produit donc sur des éléments nerveux et non musculaires. La même conclusion ressort également du fait que ces poisons agissent en même temps et dans le même sens sur les fibres modératrices du cœur que sur les nerfs dépresseurs : *or ces derniers nerfs n'ont que des centres ganglionnaires.*

Il y a plus : des recherches de Cyon, il résulte également que ces poisons physiologiques sont des antagonistes de certains poisons extérieurs du cœur. Ainsi l'iodothyrine et l'hypophysine paralysent l'action de l'atropine et augmentent celle de la muscarine ; l'extrait des capsules surrénales est un antagoniste de la muscarine et opère dans le même sens que l'atropine. Ces poisons extérieurs du cœur agissent donc sur les mêmes parties des nerfs cardiaques, c'est-à-dire sur leurs terminaisons. Bien plus, *ils agissent aussi dans le même sens sur le nerf dépresseur que sur le pneumogastrique.*

Il résulte donc à l'évidence de ces recherches que, contrairement à la thèse de GASKELL, l'atropine paralyse les terminaisons nerveuses des pneumogastriques et excite celles des accélérateurs ; elle diminue la force des battements du cœur en augmentant leur fréquence. La muscarine, au contraire, excite les premières et par cela même paralyse les dernières ; elle augmente l'amplitude des contractions cardiaques et diminue leur fréquence. Pour s'en convaincre *de visu*, il suffit de regarder les quelques graphiques que nous reproduisons plus haut page 180. Les fig. 34, 35 et 36 montrent l'action de l'atropine sur les pulsations renforcées produites par l'hypophyse. Voir aussi plus haut les fig. 37 et 38 montrant l'action de la muscarine après l'augmentation de la pression par l'extrait surrénal ou après l'excitation du pneumogastrique.

Ainsi donc les arguments pharmacologiques qu'on voulait tirer de l'action de l'atropine et de la muscarine se retournent contre la théorie myogène. Les faits expérimentaux les plus récents confirment et élargissent considérablement les conclusions que SCHMIEDEBERG avait tirées de prime abord de l'étude de ces poisons ; celles-ci parlent nettement en faveur de l'origine neurogène des contractions des muscles cardiaques. La connaissance des poisons physiologiques du cœur a apporté à l'appui de cette théorie un supplément de preuves d'un ordre analogue, que nous considérons comme irréfutables. *En effet, le rôle si considérable de ces poisons dans le fonctionnement régulier du cœur devient, par le fait même qu'ils le remplissent par l'intermédiaire des éléments nerveux, une démonstration éclatante que le fonctionnement de cet organe est sous la dépendance absolue de son système nerveux et ganglionnaire.*

Les lois de l'excitation ganglionnaire exposées dans le chapitre précédent, surtout les deux dernières lois, ainsi que les observations dont elles découlent, sont absolument irréconciliables avec les bases de la théorie myogène.

En effet, comment expliquer que certaines substances, qui exercent une action spécifique sur les terminaisons cérébrales des nerfs cardiaques, agissent identiquement de la même manière sur leurs terminaisons dans le cœur lui-même ?

On ne pourrait pas, dans le cas donné, tourner la difficulté, comme on l'avait fait à plusieurs reprises, en émettant la supposition, d'ailleurs inadmissible, que les cellules musculaires du cœur possèdent les mêmes propriétés que les cellules ganglionnaires. Un fait resterait toujours inexplicable, c'est que la même substance puisse exercer en même temps deux influences *opposées* sur la même cellule musculaire.

En un mot, les faits tirés des observations pharmacologiques, qu'on voulait utiliser à l'appui de la thèse myogène, en constitueraient la réfutation la plus péremptoire.

§ 4.

ARGUMENTS D'ORDRE PHYSIOLOGIQUE.

Il nous reste encore quelques mots à dire des arguments empruntés à l'expérimentation physiologique sur le cœur. De nombreuses études faites à ce sujet nous ne relèverons que les principaux résultats qui ont été utilisés en faveur de la théorie myogène.

Tous les observateurs, quelque théorie qu'ils professent sur la contraction cardiaque, s'accordent à reconnaître que c'est dans le sinus veineux (ou plus haut encore) qu'il faut chercher le point de départ de ces mouvements. Les divergences commencent lorsqu'il s'agit de préciser les voies par lesquelles les contractions du sinus se propagent depuis cette partie du cœur jusqu'aux ventricules.

Pour les partisans de la théorie myogène, la propagation ne s'opère nullement par les voies nerveuses et ganglionnaires, mais elle s'effectue directement de cellule musculaire à cellule musculaire. ENGELMANN (268) émit le premier cette opinion en se fondant principalement sur ce fait, signalé en 1874 par FICK (269), que le sectionnement en zigzags des parois ventriculaires n'empêche pas la contraction intégrale du ventricule. Or, au moment où ENGELMANN répétait l'expérience de FICK (1875), on ne connaissait pas encore l'existence des filets nerveux à mailles très étroites, qui pénètrent le cœur dans tous les sens et entourent toutes les cellules musculaires ; ce fut RANVIER qui donna, en 1880, la première description de ce réseau (10) dont la présence a été pleinement confirmée (voir plus haut p. 91) par les recherches postérieures de HEYMANS et DEMOOR (270), exécutées avec les méthodes de GOLGI. On ignorait également, à l'époque où ENGELMANN émit son hypothèse, par quelles voies musculaires la transmission pouvait s'opérer des oreillettes aux ventricules, les fibres musculaires de ces deux parties du cœur paraissant complètement indépendantes. Il y avait là une difficulté d'autant plus grande que, d'autre part, on était depuis longtemps fixé sur l'existence de fibres nerveuses passant des oreillettes aux ventricules. Depuis, il est vrai, PALADINO, GASKELL, His jeune et autres ont découvert quelques petits faisceaux musculaires qui relieraient les premières aux secondes. Mais ces quelques faisceaux pouvaient-ils être sérieusement considérés comme suffisants pour transmettre l'excitation des oreillettes à *toutes* les cellules musculaires des ventricules? Si ces faisceaux jouaient réellement le rôle, si important, que la théorie myogène leur attribue, leur section devrait suffire pour arrêter les contractures des ventricules. Or, tel n'est pas le cas.

La démonstration de RANVIER et autres de filets nerveux pourvus d'innombrables anastomoses enlevait d'ailleurs tout prétexte d'expliquer le phénomène à zigzags de FICK par la voie musculaire ; elle rendait par conséquent l'hypothèse d'ENGELMANN au moins superflue.

On chercha donc un autre argument en faveur de la transmission par les voies musculaires. ENGELMANN (271) mesura la vitesse avec laquelle l'excitation se propage à travers les parois des oreillettes de la grenouille, et, l'ayant trouvée de beaucoup inférieure à la vitesse de la propagation dans les nerfs moteurs du même animal, il en conclut que les muscles seuls peuvent transmettre l'excitation aussi lentement. Comme le remarque justement KRONECKER (262, p. 53), cette conclusion n'est nullement forcée, puisque l'on « connaît, par exemple, une conductibilité nerveuse bien plus lente encore dans les voies de la dégluti-

tion ». La lenteur de la conductibilité dans les expériences
d'ENGELMANN tient d'ailleurs à bien d'autres causes. Lui-même
reconnaît qu'elle était fort au-dessous de la conductibilité normale. Le fait est que la vitesse de la propagation a été mesurée
sur des cœurs suspendus, dont la vitalité n'était pas entretenue
par une circulation artificielle. Ces cœurs étaient donc en état
d'asphyxie ou d'anémie : « Dans des conditions normales,
reconnaît lui-même ENGELMANN, la vitesse de propagation de
l'excitation dans le cœur est si grande que toutes les parties du
cœur semblent se contracter simultanément (271, p. 479). »
WALLER et REID ont trouvé, pour les cœurs de mammifères fraî-
chement séparés du corps, une vitesse de 8 mètres par seconde.
(Celle qu'ENGELMANN a constatée chez les grenouilles était de
30 millimètres environ par seconde.)

Rien ne prouve, d'ailleurs, que dans les expériences d'EN-
GELMANN l'excitation se soit propagée directement par les fibres
nerveuses sans passer par les cellules ganglionnaires. Et dans
ce dernier cas, le plus probable, la vitesse de la propagation
devait forcément être très ralentie. CYON (273) et autres ont
montré que dans la moelle épinière des grenouilles cette vitesse
est de beaucoup moindre que dans le tronc nerveux : 1 à 3
mètre par seconde, précisément parce que l'excitation passe à
travers des cellules ganglionnaires.

KAISER (274) a, entre autres, attiré l'attention sur une cause
d'erreur dans la méthode employée par ENGELMANN pour mesurer
la vitesse de propagation. « Déduire la vitesse de propagation
des différences de durée entre les phases latentes n'est pas un
procédé applicable au cœur, parce que cette durée subit des
variations bien plus considérables par suite des changements
dans l'excitabilité des points excités que par suite de leur
distance des ventricules (p. 4). »

En un mot, il n'existe aucune raison sérieuse d'admettre que
le muscle cardiaque constitue une exception, en ce sens que ses
fibres transmettent aux diverses parties du cœur les excitations
qui les mettent en activité.

Par contre, d'autres recherches, exécutées dans le même

ordre d'idées, ont mis en lumière un fait qui peut être considéré
à juste titre comme une réfutation de la propagation de l'excitation par le muscle cardiaque, cette base indispensable de
toute théorie myogène. Nous avons déjà mentionné plus haut
l'observation faite par de nombreux auteurs que les ventricules
peuvent continuer leurs mouvements, les oreillettes restant dans
le repos absolu. Récemment KNOLL (voir plus haut, ch. II, § 7) a
observé ce fait pendant certaines excitations des pneumogastriques. ENGELMANN a lui-même constaté que l'excitation de l'oreillette dans le voisinage du sinus provoque les contractions du
ventricule, tandis que l'oreillette reste absolument immobile.
Tout dernièrement encore, le même phénomène a été confirmé
par HOFFMANN (275), également partisan de la théorie myogène.

Dans ces divers cas, les plus minutieuses investigations n'ont
pas réussi à découvrir la moindre trace d'un changement de
forme de l'oreillette. ENGELMANN cherche à désarmer l'objection
qui résulte de ce fait, en supposant, ou qu'il existe des contractions invisibles, ou que la contraction et la propagation de l'excitation à l'intérieur de la fibre musculaire sont deux processus
complètement indépendants l'un de l'autre. Il est à peine nécessaire d'indiquer à quel point les deux suppositions sont arbi-
traires et invraisemblables. C'est, d'ailleurs, un des traits
caractéristiques de la théorie myogène, que pour expliquer les
faits incontestables qui la contredisent, elle n'hésite pas à multiplier à l'infini les conjectures gratuites et à doter les cellules
musculaires des propriétés les plus multiples. Nous rappellerons
seulement l'hypothèse de la conductibilité « irréciproque » de la
fibre musculaire pour rendre compte des mouvements anti-
péristaltiques du muscle cardiaque. Tout récemment NADINE
LOMAKINE a publié dans sa thèse les résultats des expériences
faites sous la direction de KRONECKER (276) qui constituent dans
le même ordre d'idées une preuve éclatante que la transmission
des excitations normales s'opère dans le cœur par voie nerveuse,
la ligature d'un des nerfs cardiaques visibles à l'œil nu sur la
surface du cœur suffit pour mettre en désaccord le rythme des
contractions des oreillettes et des ventricules. Souvent les

oreillettes restent en diastole pendant que les ventricules continuent leurs pulsations.

Nous arrivons enfin au dernier ordre de faits physiologiques
qui seul donne, en apparence au moins, quelque raison d'être
à la théorie myogène. Nous parlons des expériences faites sur la
pointe du cœur, c'est-à-dire sur la partie inférieure du ventricule, dans laquelle les recherches histologiques n'ont pas réussi
jusqu'à présent à découvrir l'existence des cellules ganglionnaires, au moins en groupes ou en nombres. Cette pointe peut
néanmoins, comme l'a démontré pour la première fois Merc-
xowicz, se contracter d'une manière rythmique dans certaines
conditions déterminées.

Avant tout, il importe de poser la question suivante : quelle
pourrait bien être la destination physiologique des ganglions
cardiaques dans cette partie du ventricule? Il serait difficile de
répondre d'une manière satisfaisante à pareille question, à moins
qu'on ne veuille admettre que ces ganglions soient placés dans
les parois de la pointe du cœur afin de servir d'argument contre
l'origine myogène des battements du cœur! Heureusement les
preuves contre cette théorie ne manquent pas, même parmi les
observations faites sur la pointe du cœur. Quel est en réalité le
phénomène dominant de ces observations? Que, séparée du
reste du cœur, cette pointe demeure immobile et n'exécute sous
l'influence des excitants isolés que des contractions isolées. Pas
de trace d'automatisme. Si la pointe est à même d'exécuter une
série de contractions rythmiques, c'est seulement quand elle est
influencée par des agents persistants, tels que le passage à travers le muscle cardiaque d'un courant continu ou d'une solution sanguine artificielle. D'après les recherches de Gaskell, ce
ne serait pas le passage de cette solution sanguine étrangère qui
sert d'excitant (Bernstein), mais la tension sous laquelle elle est
introduite. Quoi qu'il en soit. Bernstein a démontré qu'un cœur
de grenouille laissé *in situ,* avec la pointe du ventricule séparée
seulement par des pinces à branches rondes, continue à battre
en dehors de cette pointe qui, elle, peut rester des journées et
même des semaines entières sans exécuter une seule contraction.

Loin donc de pouvoir être invoquées comme preuve de l'automatisme du muscle cardiaque, les expériences sur la pointe du
cœur démontrent précisément l'absence de cette faculté.

Mais, oppose-t-on, les contractions provoquées par des excitations continues sont souvent rythmiques. Ceci semblerait
indiquer que les cellules musculaires possèdent au moins la
rythmicité. Nullement. Pour que cette preuve fût suffisante, il
faudrait que la pointe du cœur fût entièrement libre de filets
nerveux, de gonflements à noyaux, lesquels se trouvent en si
grand nombre à l'intersection des anastomoses nerveuses ;
enfin qu'elle fût même privée de terminaisons nerveuses. Ces
dernières, qu'on néglige à tort dans la discussion, pourraient
parfaitement jouer le rôle d'organes centraux analogues aux
cellules ganglionnaires. ENGELMANN a réuni dans un chapitre
spécial de son dernier travail toutes les recherches qui démontrent « que, dans le cœur adulte des vertébrés, les fibres nerveuses intracardiaques peuvent normalement produire les
excitations motrices et servir ainsi de centres automatiques
pour les mouvements cardiaques... Autant que je vois, conclut-il, on pourrait concilier tous les faits concernant la production des excitations dans le vertébré adulte avec l'origine
neurogène des battements du cœur dans le sens indiqué ». Il
reconnaît même que, dans le fonctionnement des nerfs extracardiaques et l'action de certains poisons du cœur, on pourrait
trouver maint fait à l'appui de cette origine. « Mais, conclut-il,
il n'est pas permis de donner *dans toutes les circonstances* la
préférence à cette origine sur l'origine myogène des mouvements cardiaques. Déjà, parce qu'elle ne peut pas expliquer le
mouvement des cœurs embryonnaires et d'autres cœurs qui
contiennent des cellules musculaires, mais non des fibres nerveuses... » (268, p. 562). Il ne s'agit donc plus des cœurs *adultes
des vertébrés* qui nous occupent aussi, mais des cœurs embryonnaires qui, dans les premières phases de leur action, n'ont
aucune tâche mécanique à remplir, et de ceux des animaux
inférieurs, dont la tâche est d'une simplicité élémentaire. Chez
certains de ces animaux, la circulation s'accomplit, même sans

qu'ils possèdent un cœur, ce qui, du reste, n'autorise aucune conclusion contre l'utilité de cet organe. Les recherches expérimentales toutes récentes de Bethe (204) basées en partie sur les remarquables travaux histologiques d'Apathy (205) semblent démontrer d'une manière certaine la possibilité de produire des actes réflexes *sans l'intervention des cellules ganglionnaires,* uniquement à travers des *réseaux nerveux.* Ces réseaux si développés dans le muscle cardiaque du ventricule peuvent donc se passer parfaitement des cellules ganglionnaires pour remplir leur rôle physiologique.

Le muscle cardiaque n'est pas le seul susceptible d'exécuter des contractions rythmiques. Remak (277) a observé que le diaphragme, les parois musculaires des grandes artères, etc., se contractaient rythmiquement — souvent jusqu'à 48 heures après la mort — sous l'influence d'excitants extérieurs, et même parfois sans qu'une action semblable fût visible. Au même ordre de faits se rapportent les nombreuses observations de Schiff (278) et d'autres sur les mouvements rythmiques des muscles volontaires, après la section de leurs nerfs et la destruction de la moelle épinière. De tous les faits sus-mentionnés ne résulte pas encore la preuve que ces contractions se produisent sans l'intervention des fibres nerveuses ou de leurs terminaisons. La dégénérescence de ces organes, avant-courrier de leur mort définitive, peut y provoquer des processus chimiques qui servent d'excitants. Il est aussi très probable que la disparition des fibres inhibitoires favorise dans une large mesure l'apparition des mouvements en question (Kronecker). L'excitation de ces nerfs produit, il est vrai, des contractions rythmiques ; mais cela peut tenir, soit à l'épuisement facile des nerfs et muscles privés de la nutrition habituelle, soit, aussi, pour les nerfs du diaphragme, du cœur, des artères, des pectoraux chez les oiseaux, etc., à l'habitude contractée pendant la vie d'exécuter des mouvements régulièrement interrompus par des intervalles de repos. Et c'est là un point capital qui infirme en grande partie les preuves expérimentales de la théorie myogène : presque toutes ont été acquises par des

recherches sur des cœurs séparés du corps et chez lesquels la
nutrition normale n'avait pas été entretenue. Or, un fait essentiel du fonctionnement du muscle cardiaque est précisément
celui que soutiennent KRONECKER et ses élèves, entre autres MAR-
TIUS (279), à savoir que le muscle ne peut pas travailler en s'ali-
mentant de sa propre substance, qu'il ne peut le faire qu'aux
frais de liquides nutritifs extrinsèques. Les expériences exécutées
sur des cœurs suspendus, morcelés, brûlés, sont faites en réalité sur des débris de cœur en pleine décomposition, et dont,
par conséquent, les propriétés diffèrent considérablement de
celles des cœurs vivants et normalement nourris. Rien donc ne
permet d'appliquer à ces dernières les résultats d'observations
faites sur les autres. C'est justement afin de conserver aux
organes isolés du corps leurs conditions vitales que CYON et les
autres élèves de LUDWIG ont institué un ensemble de procédés
destinés à y maintenir la circulation du sang.

La théorie myogène rencontre, comme nous l'avons vu, les
plus grandes difficultés pour expliquer les manifestations les
plus élémentaires de l'activité cardiaque, telles que, par
exemple, la transmission de l'excitation à travers les diverses
parties du cœur. Elle devient tout à fait impuissante à inter-
préter des phénomènes plus complexes du mécanisme cardiaque :
ainsi, notamment, le synchronisme des contractions dans les
deux moitiés du cœur et la régularité avec laquelle les contractions des ventricules succèdent à celles des oreillettes sont des
faits absolument rebelles à toute explication par la théorie myogène. Comment de simples cellules musculaires sauraient-elles
coordonner leurs actions d'une manière si parfaite sans l'intervention des fibres nerveuses et des cellules ganglionnaires,
auxquelles cette tâche incombe dans le reste du corps? Les
cellules musculaires posséderaient la rythmicité et même l'automatisme, qu'elles seraient encore incapables à elles seules
de rendre les mouvements de deux moitiés du cœur synchroni-
ques ou de décider les ventricules à se contracter après que les
oreillettes ont terminé leur évolution.

C'est avec raison que H.-E. HERING (280) insiste dans son dernier travail sur cette insurmontable difficulté. Il attire, entre autres, l'attention sur un fait qui met à néant toutes les tentatives d'explication tirées du *voisinage* et du *contact direct* des parties du cœur en question. « La contraction des veines précède toujours celles des oreillettes... » écrit-il. « Les veines caves et les veines pulmonaires sont si éloignées les unes des autres que cette séparation locale rend incompréhensible comment les fibres musculaires pourraient amener les contractions simultanées de ces veines (p. 172). »

Sans l'intervention des neurones la coordination des mouvements du muscle cardiaque serait donc une impossibilité absolue. Dans son premier travail sur le rôle du système nerveux intracardiaque, VOLKMANN (14) s'est exprimé de la manière suivante : « Les ganglions avec les fibres nerveuses qui les relient forment un système complet, qui sert de base anatomique pour le principe coordinateur, grâce auquel les contractions des innombrables faisceaux musculaires se suivent dans un ordre combiné et conforme au but. » Depuis 65 ans que le rôle des centres nerveux et ganglionnaires du cœur a été ainsi formulé, rien n'est venu infirmer la justesse de ces paroles. Au contraire, les innombrables recherches effectuées depuis ce temps sur le fonctionnement du cœur n'ont fait que la confirmer. Les observations sur la pointe du cœur ont fait ressortir le rôle des filets nerveux dans la coordination des contractions cardiaques ; la découverte de l'action régulière des nerfs pneumogastriques et accélérateurs nous a appris comment les excitations extérieures interviennent dans le mécanisme de la coordination des mouvements cardiaques ; mais la formule de VOLKMANN n'a pas cessé d'être exacte.

La suppression de l'action coordinatrice des centres nerveux provoque des contractions fibrillaires, le *délire du cœur,* comme dans l'expérience de KRONECKER et SCHMEY (281), dans le cas d'une embolie subite des artères coronaires, etc. Encore est-il certain que les contractions fibrillaires ne proviennent pas des excitations désordonnées qui frappent *directement* les fibres musculaires ; autrement la tétanisation du cœur entier provoquerait des contractions tétaniques. Bien plus admissible semble l'explication donnée par KRONECKER, GLEY et autres, à savoir qu'elles sont provoquées par des excitations nerveuses. La fibre musculaire du cœur est-elle en général susceptible de réagir à des excitations mécaniques, électriques ou chimiques en dehors de l'action intermédiaire des fibres nerveuses? Cette question attend encore une solution définitive. Jusqu'à présent aucune preuve sérieuse n'a été fournie en faveur de l'excitabilité directe des fibres musculaires cardiaques. La théorie myogène manque donc de première base, indispensable.

L'exposé détaillé de la controverse sur la valeur de l'hypothèse myogène s'est terminé, comme on a vu, par sa complète réfutation ; nous avons démontré que c'est dans les ganglions cardiaques que se trouve l'origine de l'automatisme du cœur, principalement dans les groupes de sinus véneux, découverts par Remak. En somme, l'ancienne formule de Volkmann, que nous venons de citer, a conservé toute sa validité et exprime le mieux la véritable solution du problème. Tous ceux qui pendant la seconde moitié du siècle passé avaient *sérieusement étudié* le fonctionnement du cœur sont restés fidèles à cette formule. LANGENDORFF qui pendant quelque temps penchait vers l'hypothèse myogène, vient de reconnaître dans une longue étude « Der Herzmuskel und die intracardialen Nerven » (282) que la théorie neurogène, telle qu'elle fut formulée par Volkmann, répond bien mieux à nos connaissances actuelles de la physiologie du cœur.

La démonstration de l'inanité de l'hypothèse myogène n'exclut d'ailleurs nullement la nécessité pour les muscles cardiaques d'être doués de plusieurs propriétés particulières, que ne possèdent pas les autres muscles striés. Pour pouvoir exécuter pendant toute la vie des contractions ininterrompues, pour pouvoir s'adapter aux innombrables influences de la vie organique et obéir spontanément à toutes les excitations des nerfs extraintracardiaques. les muscles cardiaques doivent posséder des qualités vitales infiniment supérieures à celles des autres muscles. Si les admirateurs de la fibre musculaire cardiaque, au lieu de dépenser tant de recherches pour une vaine démonstration de la prétendue inutilité du système nerveux intracardiaque, s'étaient appliqués à étudier les propriétés physiques et chimiques de ces fibres musculaires, nos connaissances sur son métabolisme seraient certainement plus avancées.

§ 5.

LA TENTATIVE D'ENGELMANN DE SAUVER L'HYPOTHÈSE MYOGÈNE EN LA COMBINANT AVEC LA THÉORIE NEUROGÈNE.

Vers la fin de 1899 ENGELMANN a publié une note préalable sur l'innervation du cœur, que nous reproduisons ici : « Les actions que les nerfs exercent sur le cœur sont, d'après les expériences de l'auteur, extraordinairement variées et compliquées ; en appliquant au cœur de la grenouille des excitations exclusivement réflexes et en se servant uniquement de la méthode de suspension, on a pu démontrer l'existence de quatre sortes d'actions fonctionnelles des nerfs : 1° changement de la fréquence des pulsations ; 2° de la grandeur et de la force des contractions cardiaques ; 3° de la conductibilité motrice ; 4° de l'excitabilité artificielle des parois cardiaques. Tous ces effets peuvent se manifester dans le sens positif et négatif, et inégalement dans les différentes parties du cœur... » (283).

En un mot, tous les changements du fonctionnement du cœur qu'ENGELMANN en 1897 attribuait exclusivement aux propriétés de la fibre musculaire du cœur devaient, en 1899, être provoqués par les nerfs intracardiaques. A en juger par cette note préalable ENGELMANN semblait donc retirer aux muscles cardiaques les quatre propriétés qu'il avait énumérées, et les rapporter sur les nerfs et les ganglions du cœur. Il paraissait, en effet, inadmissible qu'il voulût attribuer ces qualités aux nerfs, tout en les conservant à la fibre musculaire : la coexistence de mêmes propriétés d'excitabilité et de la faculté de modifier la force des battements, devait rendre impossible tout fonctionnement régulier du cœur. La publication détaillée des recherches

qui avaient amené Engelmann à reporter sur les nerfs cardiaques
les fonctions qui jusqu'alors étaient la propriété exclusive de
la fibre musculaire, a paru dans le courant de l'année 1900 (284).
Sans insister davantage sur la théorie myogène, Engelmann
s'exprime ainsi sur la possibilité d'une pareille coexistence :
« Cette théorie (la myogène) enseigne donc que la production
des excitants automatiques du cœur et leur transmission rythmique dans les différentes parties du cœur s'accomplit *normalement* et *constamment,* par la substance musculaire exclusivement
sans la coopération de ganglions et de nerfs cardiaques. »

Dans une critique détaillée et très rigoureuse Cyon a démontré qu'une pareille conception de l'activité du cœur est
avant tout incompatible avec les faits les plus connus ; elle
devrait, en outre, si on voulait l'appliquer sérieusement au
fonctionnement du cœur, aboutir à une confusion inextricable ;
« normalement et constamment, dit en effet Cyon, les muscles
devraient seuls faire fonctionner le cœur sans aucune intervention des nerfs et des ganglions. Ces derniers ne devraient agir
que par intervalles dans des circonstances anormales ! Une aussi
étrange distribution de travail, reviendrait à peu près à ceci :
les jours de la semaine le cœur fonctionnerait sans l'intervention des nerfs, ce n'est que les dimanches et les jours de fête que
les nerfs et les ganglions entreraient en service ! » Engelmann
n'explique pas comment l'excitant pourrait faire un choix entre
les deux voies qu'il doit parcourir ; Comment le cœur se tirera-t-il
d'affaire quand l'excitant se trompera de route, ou quand deux
excitants suivront, l'un la fibre nerveuse, et l'autre la fibre
musculaire ? On arriverait ainsi à des troubles cardiaques autrement graves même que le *délire du cœur* (contractions fibrillaires, trémulations, etc.) que provoque la piqûre de Kronecker
ou le passage de courants électriques interrompus, à travers la
substance du cœur. D'ailleurs le seul fait, que les nerfs pneumogastriques et accélérateurs du cœur se trouvent en *excitation
tonique,* c'est-à-dire envoient *continuellement* des excitations
aux nerfs et aux ganglions cardiaques, suffit pour rendre absolument impossible la combinaison imaginée par Engelmann.

En outre un examen détaillé de la méthode de suspension employée par ce physiologiste dans les expériences en question, ainsi que des résultats auxquels il croyait être arrivé, a démontré clairement que rien ne l'autorisait à attribuer les observations qu'il avait faites aux fibres nerveuses plutôt qu'aux fibres musculaires. Bien plus, la manière de poser le problème, la méthode graphique employée, le choix des animaux pour les expériences, les méthodes d'excitation, comme la discussion des résultats prétendûment obtenus ; en un mot, tout dans cette recherche d'ENGELMANN est entièrement défectueux... *Ces recherches d'Engelmann n'ont que le mérite d'avoir souligné son abandon des errements myogènes.* » C'est ainsi que CYON conclut son analyse de ces recherches (139).

Rien de surprenant si MUSKENS, l'élève d'ENGELMANN, ainsi que HERING JR. et d'autres jeunes adeptes de l'hypothèse myogène combattent eux-mêmes cette multiplicité de facultés, dont il a gratifié la fibre musculaire du cœur.

§ 6.

LES DIVERS SCHÉMAS DU FONCTIONNEMENT DU CŒUR.

Nous avons vu que la division du travail du cœur est la conséquence d'un accord harmonieux entre l'action des nerfs accélérateurs et celle des nerfs modérateurs. Cet accord peut se produire aussi bien dans les centres cérébraux que dans les centres intracardiaques de ces nerfs. Bien plus, les récentes recherches de CYON sur les glandes régulatrices de la circulation (thyroïde, hypophyse, etc.), l'avaient amené à admettre la possibilité pour de pareils accords d'accomplir également dans les ganglions des glandes sympathiques, traversées par les nerfs cardiaques.

Voici quel serait d'après CYON le schéma de la distribution des nerfs intracardiaques dans le cœur lui-même :

Les nerfs accélérateurs se rendent pour la plupart aux ganglions de REMAK qui, comme nous l'avons vu plus haut, déter-

minent la fréquence des pulsations; les fibres cardiaques des
pneumogastriques auraient, par contre, un parcours intracardiaque plus compliqué. Une partie de ces fibres se rendrait par
les nerfs de la cloison interauriculaire aux ganglions de Bidder,
qui règlent la force des contractions ventriculaires (V. plus
haut, p. 98). Ce seraient là les *fibres qui renforcent* des battements des ventricules. Mais, l'augmentation de l'amplitude de
ces contractions devant forcément influer sur la durée de chaque
évolution du cœur, il est évident que, pour conserver l'accord
harmonieux entre les battements du cœur et leur force, les cellules ganglionnaires de Bidder doivent être en communication
avec celles de Remak, afin de pouvoir réagir sur la fréquence
des battements. Les fibres inverses (*rücklaufende Fasern*),
qui se rendent de ces ganglions dans les parois des oreillettes,
rempliraient, selon Cyon, cette tâche coordinatrice de la fréquence et de la force des battements cardiaques.

Une autre partie des fibres modératrices des pneumogastriques
est destinée à agir *directement* sur la fréquence des battements;
elle atteint ce but en prolongeant la période diastolique et en
retardant ainsi le début de la prochaine systole. Le mécanisme
par lequel ces fibres parviennent à prolonger la diastole serait,
selon Cyon, analogue à celui qui permet aux nerfs vaso-dilatateurs d'annuler ou de diminuer l'excitation tonique venant
d'une autre source, ici du système nerveux moteur dans le cœur,
là-bas des nerfs vaso-constricteurs dans les petites artères. Ces
fibres inhibitrices proprement dites des pneumogastriques diminueraient donc la tonicité des muscles cardiaques, et *c'est probablement par cette voie qu'elles prolongent la phase diastolique.*

Cyon ne croit pas absolument indispensable que ces fibres
agissent sur des cellules ganglionnaires qui reçoivent également les fibres motrices du cœur : les deux fibres antagonistes
pourraient se rencontrer dans le réseau terminal pour aboutir
ensemble aux *plaques motrices.* C'est dans ces dernières que
pourrait se produire l'acte inhibitoire.

Les nerfs pneumogastriques du cœur suivraient donc deux
voies dans cet organe : les uns traverseraient les ganglions de

Bidder et ne se rendraient qu'ensuite à ceux de Remak où ils se rencontreraient avec les fibres accélératrices ; les autres se rendraient directement aux cellules motrices ou inhibitrices. Les premiers formeraient les *nerfs dynamiques* ; ils agiraient avant tout sur les ventricules dont ils augmentent la force des contractions en réagissant en moins de temps sur leur fréquence. Les seconds, les nerfs inhibitoires proprement dits, seraient répandus dans toutes les parties du cœur : abaissant la tonicité du muscle cardiaque, ils prolongent ainsi la phase diastolique et diminuent indirectement la fréquence des pulsations. C'est de ces derniers que dépendrait la diminution de la force des contractions des oreillettes que tous les auteurs s'accordent à considérer comme la conséquence de l'excitation des pneumogastriques. Ce seraient aussi ces fibres nerveuses qui, violemment excitées, peuvent amener l'arrêt complet du cœur.

Il nous est impossible d'exposer ici toutes les raisons, tirées d'observations et d'expériences, que Cyon invoque à l'appui de son schéma de la distribution des nerfs intracardiaques dans l'intérieur du cœur, ainsi que de leurs actions réciproques. Les principales sont empruntées à ses dernières recherches sur les poisons physiologiques du cœur. Nous avons vu plus haut que déjà Gaskell, Heidenhain et autres attribuaient diverses fonctions aux fibres nerveuses des pneumogastriques. Mais c'est surtout Pawlow qui a pris à tâche de démontrer l'existence chez ces nerfs de deux sortes de fibres : celles qui diminuent la pression sanguine, et celles qui augmentent le travail du cœur sans influencer le nombre des pulsations. Dans ses expériences sur les poisons du cœur, Cyon a très souvent obtenu, par l'excitation des pneumogastriques, une diminution de la pression sans ralentissement aucun ou une augmentation des pulsations avec ou sans ralentissement, mais sans diminution de la pression. Les pulsations renforcées qu'on obtient par l'excitation de l'hypophyse ou par l'effet des extraits de cette glande sont le prototype de ce dernier genre de pulsations. Nous avons vu qu'elles forment des séries régulières d'une longue durée, interrompues par des pulsations normales ou accélérées.

L'atropine et la nicotine paralysent, selon Cyon, les deux sortes de fibres des pneumogastriques. Mais, tandis que l'action paralysante de ces poisons sur les fibres dynamiques peut être abolie par l'influence de l'iodothyrine ou de l'hypophysine, il n'en est pas de même pour les fibres inhibitrices proprement dites ; leur paralysie résiste à l'influence de ces poisons physiologiques. On pourrait expliquer cette différence de la manière suivante : l'iodothyrine et l'hypophysine possédant la propriété d'augmenter considérablement l'excitabilité des cellules ganglionnaires de Bidder qui régissent la force des contractions ventriculaires : telle excitation qui, se produisant sur les fibres inhibitrices des pneumogastriques paralysées par l'atropine reste inefficace ; mais elle pourrait, sous l'action de l'iodothyrine, devenir suffisante pour mettre en activité ces cellules ganglionnaires. Les observations de Cyon sur le *pulsus bigeminus* prêtent un appui au schéma de l'innervation du cœur que nous venons d'exposer.

Le schéma de l'innervation du cœur que nous venons d'indiquer, d'après les récentes recherches de Cyon, ne peut naturellement être regardé comme définitif. De même que les schémas plus anciens de Schmiedeberg et de Hermann Munk, ou celui plus récent de Kaiser, il ne saurait avoir d'autre prétention que celle de rendre raison des faits actuellement connus et d'offrir un point de départ pour les recherches nouvelles. Nos connaissances relativement à l'innervation du cœur sont encore trop incomplètes pour permettre d'en donner à l'heure présente une théorie définitive. Nous avons déjà signalé l'insuffisance de nos renseignements en ce qui concerne l'action des nerfs vaso-moteurs de cet organe. Une autre lacune provient de notre ignorance des processus chimiques intimes qui accompagnent les contractions du muscle cardiaque et qui sont la source de ses forces motrices. Ici nous sommes réduits à de vagues hypothèses, fondées elles-mêmes sur les données bien imparfaites encore que nous possédons quant aux échanges chimiques dans les muscles dépendant de la volonté. Gaskell a émis une conjecture très ingénieuse sur le rôle des nerfs dans ces actions chimiques : chaque fibre musculaire posséderait deux sortes de

fibres nerveuses: l'une, qui exercerait une action chimique
catabolique, destructive, l'autre dont l'action chimique serait,
au contraire, reconstructive, anabolique ; la première produirait
l'état de contraction de muscle ; la seconde, l'état de repos.
Mais, tant que nous ignorerons en quoi consiste le métabolisme
des muscles, cette hypothèse ne sera pas d'un grand secours
pour l'interprétation des phénomènes dont il s'agit. Appliquant
sa théorie aux nerfs du cœur, GASKELL considère que les nerfs
accélérateurs produisent une action catabolique, et les nerfs
modérateurs une action anabolique. CYON a présenté plusieurs
objections à cette explication, notamment celle-ci, qu'elle
implique chez la cellule musculaire la faculté de reconnaître la
source de l'excitation nerveuse qui lui parvient ; la cellule
« devait donc être non seulement *toute-puissante,* comme le
veut ENGELMANN, mais encore omnisciente » (53 p. 132). A
moins qu'on n'attribue sa diversité d'action à des appareils spéciaux intercalés entre les nerfs et les fibres musculaires. Mais
cela irait à l'encontre de la doctrine myogène, dont GASKELL est
un des promoteurs, et rendrait, par conséquent, superflue l'hypothèse elle-même, créée en vue de cette doctrine.

En outre, comment admettre que l'accumulation des substances *indispensables* pour l'accomplissement d'une contraction
cardiaque soit justement une cause *d'empêchement* pour cette
contraction ? C'est pourtant là une conséquence forcée de l'hypothèse de GASKELL, qui admet que l'anabolisme est la cause de
l'arrêt du cœur pendant l'excitation des nerfs pneumogastriques.
Certes, les processus chimiques pendant le repos du muscle
doivent différer de ceux qui accompagnent la contraction musculaire. Mais ce serait confondre les effets avec les causes que
de vouloir attribuer à ces processus différents la faculté d'amener
la contraction ou de décider du repos musculaire.

§ 7.

LE MÉCANISME D'INHIBITION DES NERFS PNEUMOGASTRIQUES.

L'hypothèse de CYON sur le rôle des interférences dans l'inhibition nerveuse est déjà indiquée dans le chapitre précédent

à propos de la première loi d'excitation ganglionnaire. Disons seulement que récemment MELTZER et d'autres physiologistes inclinent également vers une hypothèse analogue : l'action inhibitrice d'un nerf ne dépendrait que d'une sorte d'interférence entre deux excitations venues simultanément de deux sources différentes.

La discussion de l'action physiologique des nerfs du cœur a jusqu'à présent laissé de côté la question si intéressante du mécanisme par lequel les nerfs pneumogastriques exercent leur faculté inhibitrice. C'est là un problème de physiologie générale qui ne pourra être résolu avant que les phénomènes d'excitation et d'excitabilité nerveuses, surtout dans leurs rapports avec les cellules ganglionnaires, n'aient trouvé une explication définitive et satisfaisante. L'inhibition cardiaque a été, néanmoins, l'objet de nombreuses hypothèses et théories. CLAUDE BERNARD (88), CYON (160), RANVIER (10) et tout récemment KAISER (274) l'ont considérée comme un phénomène d'interférences entre les excitations diverses, analogues aux interférences qu'on observe dans le domaine de la lumière, des sons, etc.

ROSENTHAL, à propos de l'inhibition dans le centre nerveux respiratoire, a émis une autre hypothèse. En étudiant les phénomènes où un mouvement continu se transforme en un mouvement rythmique, ROSENTHAL a pris pour point de départ ce fait que le mouvement continu a toujours une *résistance* à vaincre avant de pouvoir se manifester. « Qu'on se représente un tuyau placé verticalement, fermé en bas par une plaque maintenue par un ressort, dans lequel l'eau s'écoule continuellement d'un réservoir. L'eau montera dans le tuyau jusqu'à ce que la pression atteigne la hauteur nécessaire pour vaincre la résistance du ressort; la plaque s'ouvrira et l'eau s'écoulera. La diminution de la pression permettra au ressort de fermer de nouveau la plaque, jusqu'à ce que le niveau de l'eau arrive à la hauteur première, etc. L'eau s'écoulera ainsi à des intervalles dépendant de la force du ressort et de la vitesse avec laquelle l'eau entrera dans le bout supérieur du tuyau. » (*Die Athembewgungen,* Berlin, 1862.

Les nerfs inhibitoires joueraient le rôle de pareils ressorts ; ils formeraient des résistances que les excitations des nerfs moteurs auraient à vaincre afin de pouvoir produire leur effet.

Le schéma de ROSENTHAL fut modifié par BEZOLD, et ensuite par HERMANN. Ce dernier choisit comme modèle un tuyau rempli d'un liquide dans lequel monterait une bulle de gaz. La rythmicité s'obtiendrait plus aisément par ce schéma que par celui de ROSENTHAL. Mais le principe reste le même : il s'agit toujours d'un mouvement continu ayant à vaincre une résistance qui serait variable dans sa force.

Cette théorie, très ingénieuse dans son application à la rythmicité du cœur et par conséquent à l'intervention inhibitrice des pneumogastriques, fut dernièrement soumise à une discussion approfondie par HJALMAR OEHRWAL (33). Mais pas plus que l'hypothèse de l'interférence, celle de la *résistance* ne saurait prétendre à donner une solution définitive du problème. Elle ne peut que satisfaire plus ou moins notre besoin de saisir le mécanisme intime d'un phénomène auquel, quand on étudie le fonctionnement du système nerveux, on se heurte à chaque pas.

A ce dernier point de vue, il est impossible de contester l'intérêt que présentent les observations de GASKELL et autres sur la diminution de la transmissibilité de l'excitation à travers le tissu cardiaque pendant l'excitation des pneumogastriques. Comme nous l'avons vu plus haut (p. 118), GASKELL (116) admet la possibilité que l'arrêt du cœur par suite de l'excitation des pneumogastriques dépende d'une diminution ou abolition de la conductibilité du tissu cardiaque. Mc. WILLIAM (114), et ensuite BAYLISS et STARLING (113), ont également conclu de leurs expériences que l'arrêt des ventricules seuls ou des ventricules et des oreillettes, pendant que le sinus veineux continue ses contractions, dépendrait d'une diminution de la conductibilité dans les fibres musculaires. Cette diminution par suite de l'excitation des pneumogastriques n'a été, il est vrai, démontrée directement par aucun de ces auteurs. En la supposant réelle, elle s'expliquerait bien plus aisément par l'action de cette excitation sur les ganglions de la frontière atrio-ventriculaire qui,

conformément aux expériences de MARCHAND, amènent normalement le retard de la contraction ventriculaire sur celle des
oreillettes.

Pareille explication de l'action inhibitrice des pneumogastriques par une diminution de vitesse dans la transmission des
excitations serait très admissible ; elle aurait même l'avantage
de se baser sur l'analogie avec d'autres actions inhibitrices où
une diminution de la transmissibilité a été directement provoquée. Nous n'avons qu'à rappeler les recherches de CYON (52,
231) sur la diminution de la conductibilité de la moelle épinière
pendant l'excitation des centres inhibitoires des actions réflexes.
Dans ces expériences, CYON, usant des méthodes instituées par
HELMHOLTZ, a mesuré directement la vitesse de la propagation
dans les centres nerveux, et il en a démontré d'une manière
certaine la diminution notable sous l'influence des centres inhibitoires situés dans le cerveau. Des données expérimentales
recueillies ultérieurement par le même auteur (52, 233) sur le
mécanisme intime de l'inhibition de l'action réflexe peuvent
également s'appliquer à l'inhibition des contractions cardiaques.
Il résulte de ces observations que, dès le début de l'excitation
cutanée, malgré l'excitation du *thalamus opticus* considéré
comme l'appareil inhibitoire de l'action réflexe, la tonicité du
muscle commence à augmenter, mais que néanmoins sa contraction est considérablement retardée. Cette contraction est
dans ce cas plus forte qu'avant l'excitation de l'appareil inhibitoire. *Le retard dans la contraction en augmente donc la force
(par la sommation), comme la prolongation de la diastole donne
plus d'amplitude à la contraction cardiaque suivante.*

On voit qu'il existe certaines analogies entre l'inhibition de
la contraction cardiaque par les pneumogastriques et celle de
l'acte réflexe affaiblissant la conductibilité dans les neurones
et produisant l'accumulation des forces excitatives pendant
l'inhibition; « le retard dans la production réflexe, concluait
CYON (52, p. 236), provient d'une augmentation des résistances
qui s'opposent à la transmission de l'excitation à travers les
cellules ganglionnaires ».

Les observations de GASKELL, de BAYLISS et STARLING, sur
les retards que subit la contraction ventriculaire pendant l'excitation des pneumogastriques n'ont probablement pas d'autre
raison d'être *que cette augmentation des résistances dans les neurones du cœur*. Loin de dépendre d'une diminution de conductibilité dans le tissu musculaire du cœur, ces phénomènes ont
une origine purement nerveuse. C'est donc bien à tort que
HOFFMANN et autres les invoquèrent comme un argument
à l'appui de la théorie myogène. On n'est pas autorisé à attribuer des propriétés hypothétiques à des tissus musculaires pour
expliquer des phénomènes qui ailleurs dépendent du système
nerveux, ainsi que le fait a été démontré d'une manière précise et incontestable.

§ 8.

LES EXCITANTS NORMAUX DU CŒUR.

Il ne sera possible de construire une théorie complète de
l'action inhibitrice des nerfs modérateurs du cœur que quand
on connaîtra exactement la nature des excitants physiologiques
qui provoquent l'automatie cardiaque. Ces excitants sont-ils
d'origine chimique ou mécanique? La première origine est de
beaucoup la plus probable. Nous savons déjà par les expériences
de CYON (30), de HJALMAR OEHRWALL (33) et celles toutes récentes
de PORTER, que la présence de l'oxygène est une condition
indispensable pour la production de ces agents.

Mais, tandis que CYON considérait l'oxygène comme indispensable pour la production des excitations cardiaques, KLUG,
OEHRWALL, PORTER et autres semblaient admettre que la présence de ce gaz était surtout nécessaire pour rendre le muscle
cardiaque à même de remplir ses fonctions mécaniques. Plus
récemment KRONECKER a communiqué à la Société physiologique
de Berlin les résultats des recherches exécutées dans son laboratoire sur le même sujet, qui ne paraissent pas laisser de doute,
que, si l'oxygène est indispensable pour le fonctionnement du

cœur, c'est bien par son action comme *excitant* des contractions cardiaques dans le sens de Cyon, et nullement par la production des forces motrices du muscle cardiaque. En effet, si dans la pointe du cœur préparée selon la méthode de Kronecker, on entretenait, au moyen de la *canule de perfusion,* la circulation artificielle du sang, et si on remplaçait l'oxygène de ce sang par CO, *la force des battements du cœur restait presque la même qu'auparavant.* Dans ces expériences les battements étaient naturellement provoqués par des excitations électriques. Il résulte donc de la possibilité du muscle cardiaque de répondre aux excitations par des contractions régulières, même si le sang est privé de O, que l'impossibilité pour le cœur entier de se contracter régulièrement et spontanément, quand dans ces expériences Cyon remplaçait ce gaz par quelque gaz indifférent, ne pouvait dépendre que de l'absence de l'excitant normal du cœur. C'est-à-dire que l'*oxygène,* comme Cyon l'a reconnu en 1867, *sert d'excitant pour les cellules ganglionnaires motrices du cœur* (52, 82).

Nous avons vu, d'autre part, que, dans certaines limites, la fréquence et la force des battements sont des fonctions directes des variations de la température cardiaque, et cela aussi bien chez les vertébrés à sang froid (Cyon) que chez les mammifères (Newell-Martin, Langendorff). Existe-t-il une corrélation entre le rôle de l'oxygène et les variations thermiques dans la production de l'automatisme ? C'est possible, mais en l'absence de toute indication sur la nature de cette corrélation, il serait prématuré d'émettre des hypothèses à ce sujet. Peut-être s'agit-il ici des phénomènes analogues à ceux que Pfluger a étudiés, et qu'il a désignés sous le nom de chaleur d'explosion (*Explosions-wärme*).

Les nombreuses observations faites sur l'excitation des mouvements cardiaques par le liquide de Ringer et autres solutions inorganiques de même nature présentent certainement un puissant intérêt pour l'étude des excitants physiologiques des nerfs et des ganglions du cœur. Ces solutions salines exigent-elles la présence de l'oxygène libre afin de pouvoir exercer leur action excitante ? C'est probable. De nombreuses recherches spéciales dirigées dans ce sens dans ces dernières années avaient donné des résultats de la plus haute portée pour le problème en question.

Mentionnons d'abord les travaux sur l'action des sels inorganiques sortis du Laboratoire de physiologie de Berne, sous la direction de KRONECKER, ainsi que ceux de W. H. HOWELL (Laboratoire de *Johns Hopkins University*) et de son élève GREENE. PELAGIE BETSCHASNOFF (286) a étudié la dépendance de la fréquence des battements du cœur de son liquide nutritif. Elle a observé que le sang trop dilué par la solution saline physiologique produit des contractions plus rares. L'adjonction du chlorure de calcium au liquide de RINGER augmente sa puissance excitante ; il en est de même quand on ajoute le bicarbonate de soude (0,1 p. 1000).

Des nombreuses conclusions de l'important travail de HOWELL (287) exécuté surtout sur des morceaux de la veine cave de tortue plongés dans des liquides nutritifs de composition diverse, nous ne relevons ici que les deux suivantes : 1° dans des conditions normales l'excitant qui produit des contractions cardiaques dépend de la présence du calcium de ces liquides ; une certaine quantité de potassium est pourtant indispensable pour des contractions rythmiques ; 2° le tissu musculaire du ventricule de la grenouille et de la tortue n'est pas susceptible de contractions automatiques mêmes quand il est rempli du sang, du sérum ou du liquide de RINGER contenant un mélange de potasse, de soude, et de calcium, dans les mêmes proportions que dans le sang ; 3° le contraire a lieu, quand on soumet à l'action des mêmes liquides les parties veineuses du cœur.

Il me paraît résulter avec évidence de ces trois faits que l'action excitante de ces sels inorganiques ne peut s'exercer que sur les parties nerveuses et ganglionnaires se trouvant dans le sinus veineux mais pas sur le muscle, ou plutôt sur les réseaux nerveux de la *pointe du cœur*.

Quand on examine de plus près les expériences de PORTER exécutées au Congrès physiologique de Cambridge pour démon-

trer l'action de l'oxygène à haute pression ainsi que celles de
F. S. Locke (290), on doit reconnaître que l'oxygène doit être
considéré comme l'excitant principal, aussi bien pour les cellules ganglionnaires des parties supérieures du ventricule que
pour les ganglions de Remak.

Il nous est impossible d'entrer ici dans le détail des nombreuses recherches publiées récemment par Porter, Locke (290,
291), Howell (287-289), Lœb (292) et leurs élèves, par Schück-
king (293) et autres sur la résurrection du cœur à l'aide de
solutions inorganiques, saturées d'oxygène. Ces expériences
sont certainement destinées à exercer une influence considérable sur nos connaissances du fonctionnement du cœur. Ainsi,
par exemple, Kouliabko (294) vient de réussir à rétablir les
contractions rythmiques du cœur d'un enfant, vingt-quatre
heures après sa mort, à l'aide d'une circulation artificielle de la
solution saline de Locke (CaCL$_2$, KCL, NaHCO$_3$ environ 0,02,
NaCL 0,9 et Dextrose 0,1 pour 100), saturée d'oxygène.

Par la transfusion d'une solution analogue H. E. Hering
(293) est parvenu à rétablir les contractions cardiaques chez un
singe mort accidentellement, et cela à trois reprises différentes :
4 heures et demie, 28 heures et demie et 53 heures après le
décès ; pendant les intervalles le cadavre du singe fut congelé
jusqu'à rigidité complète.

Le principal intérêt des expériences de Hering réside dans
l'observation que le nerf pneumogastrique n'agit que pendant 6 heures après la mort, tandis que l'action du nerf accélérateur peut être provoquée, même au bout de 53 heures. Cela
indiquerait : 1° que les relations entre les accélérateurs et les
ganglions, qui président à l'automatisme du cœur, sont bien
plus intimes et bien plus directes que celles du nerf pneumogastrique ; 2° que les nerfs accélérateurs sont au moins aussi
résistants que les ganglions de l'automatisme, ce qui concorde
d'ailleurs avec le fait, qu'on n'a pas trouvé jusqu'à présent de
poison cardiaque capable d'amener leur paralysie complète.

Les conditions chimiques dans lesquelles certaines solutions
inorganiques sont à même de rétablir ou d'entretenir le fonc-

tionnement du cœur sont encore très controversées. L'accord n'est complet que sur les trois points suivants :

1° La présence simultanée des trois sels, qui entrent également dans la composition normale du sang (sels de chaux, de soude ou de potasse), est le plus favorable pour le rétablissement et l'entretien des battements du cœur.

2° Parmi ces sels, ceux de chaux sont les plus importants et agissent sur l'augmentation des battements. Ceux de potasse ne peuvent être employés qu'à très petites doses, sans quoi ils provoquent des arrêts du cœur avec une grande diminution de l'excitabilité musculaire E. GROSS (296).

3° La saturation d'oxygène est indispensable pour toute solution destinée à rétablir et à entretenir le fonctionnement du cœur.

Pour préciser davantage le rôle de ces sels comme excitants normaux du cœur, CYON avait étudié particulièrement l'action du glycéro-phosphate de soude et du glycéro-phosphate de chaux sur les nerfs du cœur. Il résulte de ces expériences que les sels de soude agissent principalement en accélérant les battements du cœur, tandis que les sels de chaux augmentent notablement leur intensité, tout en diminuant légèrement leur fréquence. Ces deux sels ne paraissent pas exercer d'influence *directe* sur le système nerveux vaso-moteur.

CYON compare l'action du glycéro-phosphate de chaux sur le cœur à celle de plusieurs substances actives des glandes vasculaires, notamment de l'hypophyse.

Les excitants mécaniques, en tant qu'augmentation ou diminution de la tension du muscle cardiaque, ne paraissent pas jouer un rôle dominant dans l'automatisme du cœur. Cela ressort de ce fait qu'après un repos prolongé, le cœur peut recommencer à se contracter sans qu'aucun changement de tension extérieure ou intérieure ait précédé ces contractions. Par contre, ces excitants mécaniques n'exercent une action considérable que sur la régularisation du rythme et la force des contractions. Les expériences relatées plus haut paraissent ne laisser aucun doute à ce sujet.

§ 9.

LA RÉSURRECTION DES CENTRES CÉRÉBRAUX CARDIAQUES ; L'INFLUENCE
CONSTANTE QUE LE CERVEAU EXERCE SUR L'AUTOMATISME DU CŒUR.

La lutte contre l'erreur myogène n'a pas été stérile. Elle a
permis, au contraire, d'élargir notablement les bases de la
théorie neurogène, en élucidant davantage les rapports entre le
cerveau et le cœur.

Voici en quels termes Cyon avait terminé, en 1898, son étude
sur l'innervation du cœur dans laquelle il avait réfuté longuement les errements myogènes : « Nous avons vu que les cœurs
des vertébrés à sang froid, et même celui des mammifères,
peuvent, pendant un laps de temps assez long, continuer leurs
contractions rythmiques, quand, isolés du reste du corps, ils
sont maintenus dans de bonnes conditions de nutrition et de
température. Ce fait autorise-t-il à conclure d'une manière
absolue que chez ces animaux et surtout chez les vertébrés
supérieurs l'automatisme du cœur est entièrement indépendant
du système nerveux central ? C'est-à-dire, que ce dernier système qui intervient déjà si efficacement dans la régularisation
des battements du cœur, est incapable de les provoquer ?...
Dans l'état actuel de nos connaissances on ne saurait même pas
affirmer positivement que chez les mammifères les centres nerveux du cerveau ou des ganglions sympathiques ne fournissent
pas, à l'état normal, des excitants qui provoquent l'automatisme... Il n'y a point contradiction entre cette possibilité et
l'existence d'un automatisme des centres intracardiaques. Ce
dernier pourrait très bien coexister avec celui des centres automatiques situés dans le cerveau ou dans les ganglions du sympathique ; il pourrait même n'être qu'un auxiliaire ou un supplément de ces derniers. » (160, p. 1).

Pour répondre à la question ainsi posée sur le véritable rôle
des centres nerveux dans l'automatisme du cœur, Cyon a entrepris, au début de 1899, des recherches spéciales. A l'aide de sa

méthode d'isolement du cerveau de la circulation cardiaque
(voir plus haut page 193), il a cherché à établir les modifications que subissent les contractions du cœur, après la séparation physiologique de ces centres nerveux, le laps de temps
pendant lequel ces centres peuvent encore être rappelés à la vie,
après l'interruption de la circulation dans la boîte crânienne,
et les effets d'une pareille résurrection de leurs fonctions. Dans
le courant de ces études Cyon a pu étudier directement le degré
de résistance que plusieurs centres nerveux opposent à l'interruption de la circulation sanguine, et déterminer d'une manière précise la longueur de l'intervalle, après lequel une circulation artificielle est encore susceptible de rétablir les fonctions
éteintes de ces centres. Les centres choisis pour ces observations étaient : 1° ceux de la respiration ; 2° ceux qui produisent
le réflexe cornéen ; 3° les centres vaso-moteurs ; 4° les centres
des nerfs cardiaques.

Les effets de l'interruption et du rétablissement de la circulation sur ces centres se manifestent dans un sens identique.
Par contre, ils diffèrent notablement au point de vue de la
durée selon le choix des animaux (chien ou lapin), leur âge et
leur taille.

1° Les centres de la respiration sont les moins résistants à
l'interruption de la circulation. Les mouvements respiratoires
se modifient au point de vue de la profondeur et de la fréquence,
aussitôt après la ligature des artères carotides et des vertébrales.
Ils cessent cinq, dix et rarement jusqu'à vingt minutes après ;
les mouvements respiratoires du thorax persistent souvent plus
longtemps que ceux de la tête. La respiration recommence
instantanément après l'établissement de la circulation intracrânienne.

2° Les centres du réflexe cornéen se maintiennent très longtemps après l'arrêt de la circulation cérébrale ; souvent jusqu'à
vingt, vingt-cinq minutes. Ils reviennent également après l'établissement de la circulation artificielle, mais plus lentement et
persistent longtemps après la cessation de cette dernière circulation.

3° L'arrêt de la circulation cérébrale se manifeste instantanément par une augmentation de la pression sanguine due à l'excitation des centres vaso-constricteurs. Cette augmentation persiste avec des oscillations périodiques souvent pendant plus de trente minutes. L'effet du rétablissement de la circulation artérielle est également immédiat et consiste presque toujours en un abaissement de la pression sanguine de courte durée.

4° Enfin les centres cérébraux des nerfs cardiaques conservent leur vitalité pendant un quart d'heure environ après l'arrêt de la circulation. Le rétablissement de la circulation artificielle augmente immédiatement la force des battements du cœur en les ralentissant légèrement. Nous avons déjà reproduit les deux figures 43 et 44, qui montrent cet effet de la résurrection des centres des nerfs cardiaques. L'augmentation des battements du cœur dépendait dans ce cas de la rentrée en fonctionnement harmonieux des nerfs accélérateurs et inhibiteurs.

Bien plus importante encore était une autre observation de ce genre faite par Cyon dans les expériences sur les lapins. La résurrection des centres cérébraux par la circulation artificielle réussit également chez un lapin à condition pourtant, que la respiration artificielle ne tarde pas trop à être établie après la ligature des carotides et des artères vertébrales. Mais, en général, les lapins résistent moins bien que les chiens aux arrêts de la circulation cérébrale, comme l'a déjà démontré Salathé dans ses expériences, exécutées dans le laboratoire de Marey. Il suffit souvent de donner aux lapins après la ligature des carotides une position fortement inclinée pour provoquer un arrêt complet du cœur. La respiration artificielle immédiatement rétablie, est impuissante à animer le cœur. *Par contre Cyon a réussi à rétablir immédiatement les battements du cœur, en rétablissant la circulation artificielle dans le cerveau. Dans cette expérience l'automatisme du cœur, qui a cessé de fonctionner, a été rappelé à la vie uniquement par le rétablissement des fonctions des centres cérébraux des nerfs du cœur.*

Les expériences plus récentes de Friedenthal (191) dans lesquelles l'arrêt de la circulation cérébrale, ou son rétablissement furent effectués par la simple ligature ou le relâchement des artères carotides et vertébrales, avaient parfaitement confirmé les faits observés par Cyon : le rétablissement de la circulation cérébrale suffisait pour rétablir l'automatisme arrêté du cœur, dans tous les cas où la respiration artificielle était commencée à temps. Malgré la fausse interprétation donnée par Friedenthal à ces expériences (voir Cyon. Myogen ou Neurogène) (285), malgré les nombreuses défectuosités de sa méthode d'enregistrement, cette confirmation garde toute sa valeur.

La portée de cette observation pour la théorie de l'innervation du cœur est considérable : du moment qu'il est établi que ces centres cérébraux sont à même de provoquer des battements automatiques du cœur, il devient évident que *les centres cérébraux interviennent dans le fonctionnement normal du cœur plus efficacement qu'on ne le supposait jusqu'à présent*. Depuis la découverte des nerfs accélérateurs du cœur, la théorie des frères Cyon, que les nerfs cardiaques ne sont que des *régulateurs de la force et de la fréquence des battements du cœur* a été généralement adoptée. La nouvelle observation de Cyon semble indiquer que cette théorie était trop absolue et que le problème de l'automatisme du cœur exige certaines modifications. En effet, le choix entre les deux alternatives s'impose à présent : 1) l'automatisme du cœur est dans l'état normal exercé uniquement par les centres nerveux automoteurs du cœur et le cerveau n'intervient que pour le réglage de ces appareils automatiques. Le pouvoir automoteur du cerveau n'interviendrait dans ce cas que pour remplacer et pour renforcer les centres intra-cardiaques, quand pour une raison temporaire quelconque, ils seraient hors d'état de remplir leur tâche fonctionnelle.

2) L'automatisme du cœur est exercé normalement chez les vertébrés supérieurs par les centres automoteurs du cerveau ; ceux du cœur n'entrent en fonction que pour remplacer les centres cérébraux quand, pour une raison quelconque, la communication entre le cerveau et le cœur serait interrompue temporairement ou définitivement. Dans ce dernier cas la durée

pendant laquelle les ganglions intracardiaques pourraient remplacer les centres automoteurs cérébraux ne serait que limitée.

Le choix entre ces deux alternatives ne saurait être fait, qu'après de nouvelles expériences dirigées dans le même sens que celles de Cyon sur la résurrection des centres cérébraux par la circulation artificielle du sang. La méthode en est tout indiquée : elle doit être analogue à celle que Cyon a employée pour rendre la circulation cardiaque et la circulation cérébrale tout à fait indépendantes l'une de l'autre (voir pages 194 et suiv.).

Les principales questions à poser sont celles-ci : combien de temps les centres automatiques du cœur peuvent-ils maintenir les fonctions du cœur chez les vertébrés supérieurs, après une interruption complète de toute communication nerveuse avec le cerveau et la moelle épinière ? Ou en d'autres termes : l'intervention périodique ou temporaire des centres nerveux cérébraux n'est-elle pas indispensable pour inciter ou pour soutenir le fonctionnement des appareils automatiques intracardiaques ? L'intervention purement régulatrice des centres cérébraux dans le fonctionnement de ces appareils automatiques est-elle suffisante pour maintenir ces appareils périphériques en bon état de fonctionnement, pour empêcher et éventuellement pour réparer les nombreux troubles, auxquels ces appareils sont exposés pendant la durée de la vie ?

Quelles que soient les réponses à ces questions fondamentales que nous venons de poser ici, on doit reconnaître dès à présent que la nouvelle observation faite par Cyon est tout à fait irréconciliable avec une origine myogène de l'automatisme du cœur. On peut donc considérer cette observation comme une réfutation définitive de cette hypothèse.

Le fait que les centres cérébraux sont à même de provoquer l'automatisme du cœur soulève encore une question complémentaire : par quelle voie s'effectue cette action automatique du cerveau ? Même dans le cas, où la première des alternatives exposées plus haut se confirmerait, l'existence de nerfs extracardiaques spéciaux pour cette voie ne serait nullement indispensable. En effet, nous avons déjà vu plus haut qu'il était possible par une excitation des nerfs pneumogastriques de rétablir les battements rythmiques du cœur arrêté (Cyon); d'autres expériences avaient démontré qu'on peut obtenir le même résultat par l'excitation des nerfs accélérateurs (Hering jun.). En outre, la première loi de l'excitation ganglionnaire de Cyon (voir chapitre IV, § 7) rend parfaitement compte du mécanisme d'une pareille action des nerfs cardiaques. Or, dans les expériences que nous venons de décrire, il s'agit également des arrêts dans le fonctionnement des appareils automatiques du cœur. On peut donc facilement admettre que dans mes expériences sur la résurrection des centres cérébraux, le rétablissement des fonctions du cœur s'opérait par la voie des mêmes nerfs pneumogastriques ou accélérateurs qui, à l'état normal, ne servent qu'à régulariser les battements cardiaques.

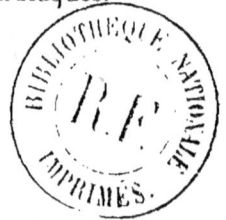

BIBLIOGRAPHIE

ABRÉVIATIONS :

A. g. P. *Archiv f. die Gesammte Physiologie* (Pflüger).
A. f. P. *Archiv für Physiologie* v. du *Bois-Reymond* (Engelmann).
A. f. A. *Archiv für Anatomie* (Reichert, His).
C. W. *Centralblatt für medicinische Wissenschaften.*
C. P. *Centralblatt für Physiologie.*
A. P. *Archives de Physiologie.*
A. V. *Archiv für Pathologische Anatomie und Physiologie* (Virchow).
C. R. *Comptes rendus de l'Académie des Sciences de Paris.*
B. B. *Bulletins de la Société de Biologie.*
J. P. *Journal of Physiology* (Sir Michael Foster).
J. P. P. *Journal de Physiologie et de Pathologie générale.*
A. B. *Archives italiennes de Biologie.*
P. T. *Philosophical Transactions.*
A. A. P. *Archiv f. Anatomie und Physiologie* (Johannes Müller).
A. M. A. *Archiv f. mikroscopische Anatomie.*
A. L. L. *Arbeiten aus der Physiologischen Anstalt zu Leipzig* (Ludwig).
A. S. *Skandinavisches Archiv f. Physiologie* (Tigerstedt).
Ak. W. *Sitzungsberichte der Wiener Akad. d. Wissenschaften.*
A. P. P. *Archiv f. experimentelle Path. und Pharmakologie* (Schmiedeberg).

1. Remak, A. A. P., 1844, 463. — 2. Ludwig, *Ueber die Herznerven des Frosches.* A. A. P., 1848, 139. — 3. Bidder, *Ueber functionnel verschiedene u. räumlich getrennte Nervencentra des Froschherzens.* A. A. P., 18 , 163. — 4. Leo Gerlach. A. V., 1876, v. LXVI, 187. — 5. Cloetta, *Verhandl. der phys.-med. Ges. zu Würzburg,* III, 64, 1852. — 6. Schweiger-Seidel., *Das Herz, Strickers Handbuch der Lehre von den Geweben,* 1871, 185. — 7. Dogiel. A. M. A., XIV, 470, 1877. — 8. Dogiel et Tumanzew, *Zur Lehre über*

das Nervensystem des Herzens. A. M. A., 1890, Bd 36, 483. — 9.
Friedländer, *Unters. aus dem phys. Lab. z. Würzburg,* II, 1867, 159.
— 10. Ranvier, *Leçons d'anatomie générale.* Paris, 1880. — 11. Langerhans. A. P., LVIII, 1873, 65. — 12. Vignal, *Recherches sur l'appareil gangl. du cœur des vertébrés.* A. P., 1881, 926. — 13. Hofmann, *Das intracardiale Nervensystem des Frosches.* A. f. A., 1902.
— 14. Volkmann. A. A. P., 1844, 419. — 15. Stannius, *Zwei Reihen
phys. Versuche.* A. A. P., 1852. — 16. Bidder. A. f. P., 1866, 20. —
17. Heidenhain, *Erörterungen über die Bewegungen des Froschherzens.* A. f. P., 1856. — 18. Ludwig und Hoffa. *Zeitschrift f. rat.
Med.,* IX, 1849, 127. — 19. Eckhard. *Beiträge zur An. u. Phys.,*
1876, 7. — 20. Dogiel. C. W., 1890. — 21. Ludwig. *Lehrbuch der
Physiologie,* 1858. — 22. Goltz. A. A. P., 1861. — 23. Klug. C. W.,
1881. — 24. Cyon (E.), *Ueber den Einfluss der Temperaturänderungen auf Zahl, Dauer und Stärke der Herzschläge.* A. L. L., 1866;
v. aussi 52. — 25. Cyon, *Ueber den Einfluss der Temperaturänderungen auf die centralen Enden den Herznerven.* A. g. P., 1874 ;
v. aussi 52. — 26. Luciani, *Eine periodische Function des isolirten
Froschherzens.* A. L. L., 1872. — 27. Rossbach, *Ueber die Umwand-
lung der periodisch aussetzenden Schlagfolge, etc.* A. L. L., 1874.
— 28. Sokolow (O.) et Luchsinger. A. g. P., 1880. — 29. Langendorff, *Studien über die Rhytmik des Herzens.* A. f. P., 1884, Suppl.
— 30. Cyon (E.), *L'influence de l'acide carbonique et de l'oxygène
sur le cœur.* C. R., 1867, 52. Berlin, 1888. — 31. Kronecker et Stirling, *Das charakteristische Merkmal der Herzmuskelbewegung (Beiträge zur An. und Phys. Festgabe an Carl Ludwig, 1875).* — 32.
Klug. A. f. P., 1879. — 33. Hjalmar Oehrwall, *Erstickung u. Wie-
dererweckung des isolirten Froschherzens. Ueber die periodische
Funktion des Herzens.* A. S., VII et VIII, 1897 et 1898. — 34. Luciani,
Del fenomeni Cheyne-Stokes. Firenze, 1879. — 35. Loven. *Mitteilungen vom phys. Lab. in Stockholm,* 1886. — 36. Strömberg et Tigerstedt, *Mitteilungen v. phys. Lab. in Stockholm,* 1888. — 37.
Gaskell. P. T., 1882. — 38. V. Bezold. A. f. P., 1858. — 39. Engelmann, *Onderzoekingen gedaan in het phys. Laborat.,* IV, 2, I, Utrecht.
A. g. P., LXV, 1896. — 40. Dogiel. A. M. A., 1877. — 41. Protopopow. A. g. P., LVI, 1897. — 42. Vulpian. B. B., 1858. — 43. Waller
et Reid. P. T., 1887. — 44. Cyon (E.), *L'influence des hautes pressions
barométriques.* A. f. P., 1883, Jubelband, aussi 52. Berlin, 1888. —
45. Newell Martin. P. T., 1883. — 46. Langendorff, *Untersuchungen
am überlebenden Säugethierherzen.* A. g. P., LXV, LXVI. — 47.
Hedbom (Karl), *Ueber die Einwirkung verschiedener Stoffe auf das
isolirte Säugethierherz.* A. S., 1898. — 48. Wooldridge. A. f. P.,

Suppl., 1883. — 49. Tigerstedt. A. f. P., Suppl., 1884. — 50. Krehl et Romberg, *Ueber die Bedeutung des Herzmuskels, etc.* (*Arb. a. d. med. Klinik zu Leipzig von Curschmann*, 1893. — 51. Cyon (E.), *Methodik der physiol. Experimente und Vivisectionen.* Saint-Péters-bourg et Giessen, 1876, pl. XVI. — 52. Cyon, *Gesammelte phys. Arb.* Berlin, 1888, pl. 2, 3, 5. — 53. Cyon, *Beiträge zur Phys. der Schilddrüse und des Herzens.* Bonn, 1898, pl. 1. A. g. P. — 54. Galien, *De usu partium,* VI, § 18, I, 447, édition Daremberg. — 55. Willis (Thomas), *Cerebr. Anatome, cui a accessit nervorum descrip-tio et usus* (*Opera omnia,* Amstelod, 1682). — 56. Rich. Lower, *Trac-tatus de corde.* — 57. Piccolomini, *Praelect. anatom.* Rome, 1586. — 58. Valsalva, *Opera recens.* Morgagni, 1740. — 59. R. Whytt, *An essay on the vital and other involontary motions of animals.* Edim-burgh, 1751. — 60. Albert Bezold, *Untersuchungen über die Inner-vation des Herzens.* Leipzig, 1863-8. — 61. Haller, *Causae motus cordis.* Lausanne, 1756. — 62. A. Humboldt, *Gereizte Muskel-u. Ner-venfaser,* 1799. — 63. Legallois, *Expériences sur le principe de la vie, etc.* Paris, 1812. *OEuvres complètes,* 1830, I. — 64. Wilson Philip, *An experimental inquiry into the laws of the vital functions, etc.* London, 1818. — 65. Magendie, *Précis élémentaire de physiologie.* Paris, 1825. — 66. Ludwig. A. A. P., 1847. — 67. Weber (Edouard), *Handvörterbuch der Physiol.,* 1846. — 68. Volkmann. A. A. P., 1838. — 69. Budge, *Arch. f. phys. Heilkunde,* 1848; A. A. P., 1846. — 70. M. Schiff, *Arch. f. phys. Heilkunde,* 1848; *Untersuchungen zur Naturlehre,* 1859-1860. — 71. Moleschott, *Arch. f. phys. Heil-kunde,* 1860-1862. — 72. E. Pflüger. A. A. P., 1859; *Untersuch. a. d. phys. Labor. zu Bonn.* Berlin, 1865. — 73. Brown-Séquard, *Expe-rimental Researches applied to physiology, etc.* New-York, 1853. B. B., 1853. — 74. Goltz. A. f. P., XXI-XXIII. — 75. Panum. A. f. P., 1864, XXVII. — 76. Cyon (E. et M.), *Innervation des Herzens vom Rückenmarke aus.* C. W., 1866; A. f. P., 1867; C. R., 1867. — 77. Ludwig et Thiry. Ak. W., 1864. — 78. Cyon et Ludwig. *Die Reflexe eines sensiblen Herznervens auf die motorischen N. der Blutgefässe.* A. L. L., 1866; *Journal d'An. de Robin,* 1877; v. aussi 52. — 79. A. Bezold et Bever, *Unters. a. d. phys. Lab. zu Würzburg,* 1867. — 80. O. Schmiedeberg, *Ueber die Innervationsverhältnisse des Hunde-herzens.* A. L. L., 1871. — 81. R. Boehm. A. P. P., IV, 1875. — 82. Waller, *Gaz. méd. de Paris,* 1856. — 83. Schiff, *Lehrbuch d. Phys. Lahn.,* 1858. — 84. Heidenhain, *Studien d. phys. Inst. zu Breslau,* 1865. — 85. Giannuzzi, *Ricerche eseguite nel gab. d. fis. d. Sienna,* 1871. — 86. Eckhard, *Beiträge z. Anat. u. Phys.,* 1878. — 87 Laborde. A. P., 1888. — 88. Bernard (Claude), *Leçons sur la*

physiologie d. système nerv., 1858. — 89. EINBRODT. A. A. P., 1859.
— 90. WAGNER (R.), *Neurologische Untersuchungen*. Göttingen, 1854.
— 91. SCHELSKE, *Ueber die Veränderung der Erregbarkeit des Nerven durch die Wärme*, 1860. — 92. SCHMIEDEBERG, *Untersuchungen über die Giftwirkungen am Froschherzen*. A. L. L. zu Leipzig, 1870.
— 93. FREDERICQ (L.), *Physiologie du poulpe commun. Arch. d. zoologie expérim.*, 1878, VII. — 94. RANSOM, *On the cardiac rhytm of invertebrata*. J. P., 1883. — 95. S. FUCHS, *Beiträge zur Phys., etc., d. Cephalopoden*. A. g. P., IX. — 96. FOSTER. A. g. P., 1872. — 97.
DOGIEL. A. de P., 1877. — 98. PLATEAU, *Archives belges de Biologie*, 1880. — 99. HENLE, *Zeitschrift f. rat. Med.*, 1852. — 100. CZERMAK, *Prager Vierteljahrschrift*, 100, 1868. — 101. THANHOFFER. C. W., 1875.
— 102. SCHIFF, *Arch. f. phys. Heilkunde*, 1849. — 103. DONDERS.
A. g. P., 1868-1872. — 104. CYON (E.), *Ueber die Wurz. d. welche das Rückenmark die Gefässnerven f. d. Vorderpfote aussendet*. A. L.
L., 1868; 52. Berlin, 1888. — 105. MEYER (A.-B.), *Das Hemmungsnervensystem des Herzens*. Berlin, 1869. — 106. GASKELL. J. P., 1882.
— 107. CYON (E.), *Die physiologischen Herzgifte*. A. g. P., t. 72, 73 et 74. — 108. PAWLOW (J.-P.), *Einfluss des Vagus auf die linke Herzkammer*, A. f. P., 1887. — 109. COATS, *Wie ändern sich durch die Erregung des N. vagus die Arbeit u. die inneren Reize des Herzens*.
A. L. L., 1869. — 110. ROY et ADAMI. P. T., 1881. — 111. TIGERSTEDT et JOHANSON, *Mitteilungen v. phys. Lab. in Stockholm*, 1889. — 112.
TIGERSTEDT, *Physiologie der Blutcirculation*. Leipzig, 1893. — 113.
BAYLISS et STARLING. J. P., 1892. — 114. MC WILLIAM. J. P., 1888. —
115. PAWLOW, *Ueber die centrifugalen Nerven des Herzens*. A. f. P., 1887. — 116. GASKELL, *Proc. Roy. Soc.*, 1881. P. T., 1882. — 117.
HEIDENHAIN. A. g. P., 1882. — 118. WOOLDRIDGE. A. f. P., 1883. —
119. GASKELL. J. P., VII. — 120. CYON (E.), *Die physiologischen Verrichtungen der Hypophyse*. A. g. P., LXXXI, 1900. — 121. BARBÉRA, *Ueber die Erregbarkeit von Herz-und Gefässnerven, etc.* A. g. P., LXVIII. — 122. CYON (E.), *Die Verrichtungen der Hypophyse*. A. g.
P., LXXI; C. R., 1898. — 123. CYON (E.), *Les glandes thyroïdes, l'hypophyse et le cœur*. A. P., 1898. — 124. CYON (E.) et ALADOFF, *Bull. de l'Ac. des Sc. de Saint-Pétersbourg*, 1871 ; 52. Berlin, 1888.
— 125. FRANÇOIS FRANCK. A. P., 1891. — 126. KNOLL (Ph.), *Ueber die Wirkungen der Herzvagi bei Warmblütern*. A. g. P., LXVII, 1897. — 127. V. BEZOLD, *Unters. a. d. phys. Lab. zu Würzburg*, II, 1867. — 128. SCHMIEDEBERG, *Ueber die Innervationsverhältnisse des Hundeherzens*. A. L. L., 1871. — 129. BOWDITCH, *Ueber die Interferenz der retardirenden u. beschleunigenden Herznerven*. A. L. L., 1872. — 130. BAXT, *Ueber die Stellung des Nervus vagus zum N*

Accelerans cordis. A. L. L., 1875. — 131. GASKELL. J. P., 1884-1885.
— 132. CYON (E.), *Die physiologischen Herzgifte*, 4 Theil. A. g. P.,
LXXVII, 1899. — 133. GASKELL. J. P., 1886. — 134. STEFANI, *Interno
al modo con cui il vago, etc.* (*Accad. di Ferrara*, 1882). — 135. ID.,
Cardiovolume, pressione cardiaco (*Ac.*, 1891.). — 136. WUNDT, *Ver-
handlungen des naturhistorisch-med. Vereins zu Heidelberg*, 1860. —
137. CYON (E.), *Hemmungen u. Erregungen im Centralsystem des
Gefässnerven*; 52. Berlin, 1888. — 138. GASKELL et GADOW, *On the
anatomy of the cardiac nerves in certain cold-blooded vertebr.* J. P.,
1885. — 139. CYON (E.), *Myogen oder Neurogen*. A. g. P., LXXXVIII,
1901. — 140. MELTZER. A. f. P., 1892. — 141. REID HUNT, *Experiments on the relation of the inhibitory to the accelerator nerves of the
heart* (*The Journ. of exper. Medicine*, II). — 142. FRANÇOIS FRANCK,
Gaz. hebdomadaire, 1879, 232. — 143. STELLING, *Experimentelle
Untersuchungen über den Depressor*. Thèse, Dorpat, 1867. — 144.
ROEVER, *Kritische u. experimentelle Untersuchungen des Nervenein-
flusses auf die Erweiterung und Verengerung der Blutgefässe*. Ros-
tock, 1869. — 145. KASEM-BECK, *Beitrage zur Innervation des Herzens*. A. f. A., 1888. — 146. CYON et LUDWIG, *Die Erregung eines der
sensiblen Herznerven. Berichte der Sächsischen Ges. d. Wiss.*, 1866.
A. L. L., 1866 ; voir aussi 52, 1888. — 147. SMIRNOF (Al.), *Ueber die
sensiblen Nervenendigungen im Herzen bei Amphibien u. Säugetieren*
(*Anatom. Anzeiger*, X, n° 25, juillet 1895). — 148. BERNHARDT (E.),
Anatomische u. phys. Untersuchungen ub. d. Depressor bei der Katze.
Thèse Dorpat, 1868. — 149. KOWALEWSKI et ADAMÜCK, *Einige Bemer-
kungen u. d. N. Depressor*. C. W., 1868, n° 45. — 150. BOEHM, *Unters.
u. d. N. Accelerator cordis der Katze*. A. P. P., 1875, IV. — 151.
DRESCHFELD, *Ueb. d. refl. Wirk. d. Vagus a. d. Blutdruck* (*Unt. a. d.
phys. Lab. zu Würzburg*, II). — 152. LANGENBACHER, *Matériaux pour
l'anatomie comparée du chien*, 1877 (en russe). — 153. KREIDMANN. A.
f. A., 1878. — 154. FINKELSTEIN, *Der N. Depressor beim Menschen,
Kaninchen, Hunde, Katze u. Pferde*. A. f. A., 1881, 245. — 155.
WOOLDRIDGE, *Funktion der Kammernerven des Säugetierherzens*. A.
f. P., 1883, 22-542. — 156. ELLENBERGER et BAUM. *Die Anatomie des
Hundes*. — 157. CYON. *Der N. Depressor beim Pferde* (*Bull. de l'Ac.
d. Sc. de Saint-Pétersbourg*, 24 mars 1870); voir 52, 1888. — 158.
GASKELL et GADOW, *On the Anatomy of the Cardiac Nerves in certain
cold-blooded vertebrates*. J. P., V 362, 1885. — 159. WESLEY MILLS
(T.), *Some observations on the influence of the Vagus and accelerators
on the heart of Turtle*. J. P., V, 359. — 160. CYON, *Innervation du
cœur* (*Dictionnaire de Physiologie de* CH. RICHET, IV, 88). — 161.
SEWALL (H.) et STEINER (B.-W.), *A study on the action of the depres-*

sor *Nerve, etc.* J. P., VI 162-172. — 162. Winkler (F.), *Ueber das Verhalten des Druckes, etc.* C. P., 1903. — 163. Winkler (F.), *Beiträge zur experimentellen Pathologie d. Prof. v. Basch.* Berlin, 1902. — 164. Köster (G.) et Tschermak (A.), *Nervus Depressor als Reflexnerv der Aorte.* A. g. P., XCIII. — 165. Pawlow (J.), *Communication faite au Congrès de Naturalistes et de Médecins russes à Saint-Pétersbourg de* 1901. — 166. Spalitta (E.) et Consiglio (M.), *Sulle fibre d'origine del nervo depressore (Sicilia medica,* III, fasc. 9, 1891). — 167. Waller. *Gaz. méd. de Paris,* 1856. — 168. Fuchs (Sigm.), *Beiträge z. Physiol. des Nervus depressor.* A. g. P., LXVII, 117-134. — 169. Grossmann, *Ak. W.,* XCIII, 1889, 467; A. g. P., LIX, 1. — 170. Beer (Th.) et Kreidl (A.), *Ueber den Ursprung des Vagusfasern, etc.* A. g. P., LXII, 156. — 171. Bayliss (W.-M.), *On the physiology of the depressor.* J. P., XIV, 303-382. — 172. Athanasiu (J.), *La structure et l'origine du nerf dépresseur.* J. P. P., 1901, nr 3. — 173. Lovén (Chr.), *Ueber die Erweiterung von Arterien in Folge einer Nervenerregung.* A. L. L., 1866, I, 1-29. — 174. Ostrooumoff, *Versuche über die Hemmungsnerven der Hautgefässe.* A. g. P., XII, 228, 1876. — 175. Rose Bradford (J.), *Innervation of the Renal Bloodvessels.* J. P., X, 1889, 358-408. — 176. Pal, *Wiener med. Wochenschr.,* 1891, 4. — 177. Johansson, *Bihang tils. k. sv. vet-acad. handl.,* 16, Afd. 4, 1890, 37-40. — 178. Laffont. C. R., XC, 705, 1880. — 179. Cyon et Aladoff. *Bull. de l'Ac. d. sc. de Saint-Pétersbourg,* 1871; Ges. Ph. Arb. Berlin, 1888, 183. — 180. Claude Bernard, *Recherches expérimentales s. les nerfs vasculaires.* C. R., 1862; J. de P., 1862. — 182. François Franck et Hallion, *Innervation vasomotrice intestinale.* A. P., 1896, 908. — 183. Cyon et Steinmann, *Geschwigdegkeit des Blutstroms in d. Venen,* v. 52, p. 110-127. — 184. Navalichine. C. W., 1870, 483. — 185. Biedl, *Die Innervation der Nebenniere.* A. g. P., LXVII, 463. — 186. Gley et Charrin, *Recherch. expér. sur l'action des produits sécrétés par le bacille pyocyanique sur le système vaso-moteur.* A. P. (5), II, 724, 1890. — 187. Morat et Doyon. *Lyon médical,* 1891. — 188. Abel, *On epinephrin, etc. (Americ. Journ. of Physiology,* II, 1899. — 189. Barbéra. A. g. P., LXVIII. — 190. Tschirwinsky, *La fonction du dépresseur sous l'influence des produits pharmacologiques.* Moscou, 1891 (en russe, Thèse). C. P., IX. — 191. H. Friedenthal, *Der reflectorische Herztod.* A. f. P., 1901. — 192. Porter (W.-T.) et Beyer (H.-G.), *American Journ. of Physiology,* oct. 1900. — 193. E. Hering, *Ueber Athembewegungen des Gefässystems.* Ak. W., 1869. — 194. Cyon, *Die Beziehung des Depressors zum Versomotorischen Centrum.* A. g. P., LXXXIV, 1901. — 195. Traube (L.), *Gesammelte Beiträge z. Pa-*

thologie u. Physiologie, 1, 387. — 196. Cyon, *Zur Physiologie d. Gefässnervencentrums*. A. g. P., IX, 1874; v. aussi 52, p. 143-153. — 197. S. Mayer. Ak. W., 1876. — 198. Latschenberger et Deahna, *Beiträge z. Lehre v. d. reflekt. Erreg. der Gefässmuskeln.* A. g. P., XII, 1876, 157. — 199. Ph. Knoll. Ak. W., 1885. — 200. Léon Frédéricq, *Arch. de biologie de van Beneden*, III, 1882. — 201. Plumier (L.), *Étude sur les courbes de Traube-Hering* (*Trav. du Laboratoire de L. Frédéricq*. Liège, 1901. — 202. Livon, *Travaux du Laboratoire de Marseille*, 1900. — 203. R. Tigerstedt, *Lehrb. d. Phys.* Leipzig, I, 170. — 204. V. Ziemssen, *Studien üb. d. normalen Bewegungsvorgänge, etc.* (*Deutsches Arch. f. klin. Med.*, XXX, 1881. — 205. Cyon, *Le cœur et le cerveau*, Discours Académique (*Rev. scient.*, 1873). — 206. James, *Principles of Psychology*, vol. II. Londres, 1890, p. 450. — 207. E. Gley, *Études de psychologie physiologique et pathologique.* Paris, F. Alcan, 1903. — 208. Sherrington, *Proceedings of the Royal Society*, vol. 66, 1900. — 209. Muskens, *Ueber d. Reflexe v. d. Herzkammer, etc.* A. g. P., LXVI. — 210. Dastre et Morat, *Les nerfs vaso-moteurs.* Paris, 1884; *L'action du dépresseur sur l. vas. buccoling.* B. B., 1879. — 211. Hürthle. A. g. P., XLIV, 563-574. — 212. Knoll (Ph.), *Ueber die Veränderungen des Herzschlages bei reflektorischer Erregung des vasomotorischen Nervensystems.* Ak. W., LXVI, 3ᵉ section. — 213. Navrocki, *Beiträge zur Anatomie und Phys.*, als Festgabe Carl Ludwig gewidmet. Leipzig, 1874. — 214. Tschirjiew (S.), *Ueber den Einfluss der Blutdruckschwankungen auf den Herzrhythmus.* A. f. P., 1877. — 215. Johansson. A. f. P., 1891. — 216. Marey, *La circulation du sang.* Paris, 1881, 144. — 217. Marey. B. B. Paris, 1859. — 218. Vulpian, *Leçons sur l'appareil vasomoteur.* Paris, 1875. — 219. Bezold (V.) et Sustschinsky, *Untersuchungen aus d. Lab. zu Würzburg*, 1868. — 220. Schiff, *Arch. d. sc. phys. et nat.* Genève, 1878. — 221. Ludwig et Luchsinger. A. g. P., 1881. — 222. Traube (L.), *Ges. phys. u. pathol. Beiträge.* Berlin, 1871. — 223. Bernstein. A. f. P., 1864, 650-666. — 224. Hering (H.-E.), *Ueber die Beziehung der extracardialen Herznerven zur Steigerung der Herzschlagzahl bei Muskeltätigkeit.* A. g. P., LX, 1895. — 225. Stricker et Wagner. *Wiener med. Jahrbücher*, 1878. — 226. Cyon, *Zur Physiologie der Hypophyse*, A. g. P., LXXXVII, 1901. — 227. Cyon, *Zur Physiologie der Zirbeldrüse.* A. g. P., XCVIII, 1903. — 227. Cyon (E.), *Ueber die Verrichtungen der Hypophyse*, 2. Comm. A. g. P., LXXII. — 228. Howell, *The physiol. effects of extracts of the hypophys. cereb.* (*Journ. of experim. Medicin*, III, fasc. 2, 1898). — 229. Cyon, *Die Verrichtungen der Hypophyse*, IIIᵉ comm. A. g. P., vol. LXXIII, 1898. — 230. Roy et Adami. P. T., 1892, vol. 183. — 231. Cyon, *Ueber die Phys. Bestimmung der wirksamen Substanz der Nebennieren.* A. g. P., vol. LXXII, 1898. — 232. Cyon, *Die Physiologischen Herzgifte*, 3 Theil. A. g. P., vol. LXXIV, 1829. — 233. Claude Bernard, *Journ. d'An. et de Phys.*, 1868, 338. — 234. Reynier, *Des nerfs du cœur.* Paris, 1880. — 235. Goltz, *Herz und Vagus.* A. A. P., 1863-64. — 236. Bernstein, *Untersuchungen über den Mechanismus des regulatorischen Herznervensystems.* A. f. P., 1864, 615-640. — 237. Asp, *Beobachtungen über Gefässnerven* (*Arb. a. d. Phys. Anst. z. Leipzig*, 1867). — 238. E. Hering. Ak. W., 1871, LXIV, 2. — 239. Couty et Charpentier. A. P., 1877, 525. — 240. Holmgren, *Upsala Läkareförenings förhandlinger*, 1867, II. — 241. Kratschmer. Ak. W., 1870, LXII. — 242. Cyon, *Die Physiologischen Herzgifte*, 1 Theil. A. g. P., LXXIII, 1898. — 243. Cyon, *Physiologischen Herzgifte*, 2 Theil. A. g. P., LXXIII, 1898. — 244. Oliver et Schaefer, *On the physiol. effects of extracts of the suprenal capsules.* J. P., XVIII. — 245. Szymonowicz, *Die Funktion der Nebenniere.* A. g. P., CLXIV, 1896. — 246. Cybulski, *Ueber die Funktion der Nebennieren.* C. R., 1895, 5 mars; *Wiener med. Wochenschrift*, 1896, nᵒˢ 6 et 7. — 247. Velich, *Ueber die Wirkung des Nebennierensaftes auf d. Blutkreislauf* (*Wien. med. Blätter*, 1896, nᵒˢ 16 et 21). — 248. Gottlieb, *Ueber d. Wirkung d. Nebenn. Extract. auf's Herz.* A. P. P., 1896. — 249. Langlois (Paul). *Les capsules surrénales* (*Travaux du Laboratoire de Physiologie de Ch. Richet.* Paris, 1898); *Recherches sur l'identité phys. du principe actif des capsules surrénales.* A. P., 1888. — 250. Wenkenbach (H.-F.), *Zur Analyse des unregelmässigen Pulses* (*Zeitsch. f. klin. Med.*, vol. 36-37, 1899). — 251. Hering (H.-E.), *Die myoerethischen Unregelmassigkeiten des Herzens* (*Prager med. Wochenschr.*, XXV, 1901. — 252. Ludwig et Hoffa, *Zeitschrift f. ration. Med.*, IX. — 253. C. Eckhard, *Beiträge z. Anat. u. Phys.*, 1 et 2. — 254. Kronecker, *Das charakteristische Merkmal des Herzmuskelbewegung.* Jubelband de Ludwig. — 255. Cyon, *Le tétanos du cœur.* J. P. P., mai 1900. — 256. Ch. Rouget. A. P., 1893, 153. — 257. A. Walther. A. f. P., 1899, LXXVIII, 597-636. — 258. Cyon, *Ueber der Einfluss der Temperaturänderungen auf die Centralenden der Herznerven.* A. g. P., 1874; 52, p. 138. — 259. Langley, *Journ. of Physiol.*, 27. — 260. Cyon, *L'action des hautes pressions barométriques sur les organes de respiration et de circulation.* A. P., 1884, Jubelband, voir aussi 52, p. 156-182. — 261. His jun. et Romberg, *Beiträge zur Herzinnervation* (Curschmann's Arb. a. d. Med. Klinik zu Leipzig, 1893). — 262. Kronecker (H.), *Ueber Störung der Coordination des Herzmuskelschlages* (*Zeitschrift f. Biologie*, 1897, Jubelband für Kühne). — 263. Retzius (Gustaf),

Bioloq. Unters. Stockholm, N. Folge, 1892. — 264. Claude Bernard, *Leçons sur les phénomènes de la vie,* 1878, I, 151. — 265. Pickering, *Observations on the Phys. of the embryonic heart.* J. P. XIV, XVIII et XX. — 266. Schmiedeberg, *Grundrisse der Arzneimittellehre,* 2ᵉ édit., 1888, Leipzig. — 267. Gaskell, *On the action of Muscarin upon the heart, etc.* J. P., 1887, VIII. — 268. Engelmann, *Ueber die Leitung der Erregung im Herzmuskel.* A. g. P., 1875, XI, 465, LVI, 1894. — 269. Fick (A.), *Sitzungsberichte der med. phys. Gesellschaft,* Würzburg, 13 juin 1874. — 270. Heymans et Demoor, *Étude de l'innervation du cœur des Vertébrés (Arch. de Biol.,* 1895, XIII, 619). — 271. Engelmann (Th.-W.), *Beobachtungen am suspendirten Herzen,* 2ᵉ part. A. g. P., 1894. — 272. Waller et Reid. P. T. London, 1887. CLLXVI. — 273. Cyon (E.), *Ueber die Fortpflanzungsgeschwindigkeit der Erregung,* im Rückenm. *Bull. de l'Ac. d. sc. de Pétersbourg,* 1878. Voir aussi 52. Berlin, 228. — 274. Kaiser, *Zeitschrift f. Biologie,* 1894, XXXII, 4. — 275. Hofmann (F.-B.). *Beiträge zur Lehre von der Herzinnervation.* A. g. P., LXXII, 1898. — 276. Nadine Lornakine, *Ueb. d. Ver. und Bedeutung des Herznerven (Zeitschrift f. Biologie,* vol. XXXIX, 1900. — 277. Remak, *Ueber die Zusammenziehung der Muskelprimitivbündel (Arch. J. Müller,* 1843, 182). — 278. Schiff, *Der Modus der Herzbewegung (Arch. f. phys. Heilkunde,* X Jahrg., 1850). — 279. Martius, *Die Erschöpfung und Ernährung des Froschherzens.* A. f. P., 1882. — 280. H.-E. Hering, *Methode zur Isolirung des Herz- Lungen- u, Coronarkreislaufes bei unblutiger Ausschaltung des ganzen Nervensystems.* A. g. P., 72. — 281. Kronecker et Schmey, *Sitz. d. K. pr. Ak. d. Wiss. zu Berlin,* phys. math. Classe. 1884, 8. — 282. Langendorff, *Ergebnisse der Physiologie,* 2ᵗʰ Abth., p. 344 ; Wiesbaden, Bergmann. — Ziemssen, *Studien über die normalen Bewegungsvorgänge am menschlichen Herzen, etc.* Leipzig, 1881. — 283. Engelmann, *Ber. d. Berl. Ac. d. Wissensch.,* 1901. — 284. Engelmann, *Ueber die Wirkungen der Nerven auf der Herz.* A. f. P., 1900. — 285. Cyon, *Myogen oder Neurogen ?* A. g. P., 1903. — 286. Pelagie Betschasnoff, *Abhängigkeit der Pulsfrequenz, etc.* A. A. P., 1898. — 287. Howell (W.-H.) et Cooke, *Action of the inorganic salts, etc..* J. P., vol. XIV, 1893. — 288. Howell (W.-H.), *On the relation of the blood to the automacity, etc. (American Journal of Physiology,* II, 1898). — 289. Howell, *An analysis on the influenc of the sodium, potassium and calcium salts, etc. (Ibid.,* vol. VI, 1901). — 290. Locke (F.-S.), *Zur Speisung des überlebenden Herzens.* C. P., XII et XVII, 1898-1901. — 291. Locke (F.-S.), *Comptes rendus du Congrès international de Phys. de Turin.* A. B., 1901. — 292. Loeb, *Ueber die physiologische Wirkung, von Alkalien, etc.* A. g. P., LXXIII, 1898 ;

LXXX, 1900. — 293. Schüking, *Ueber die erholende Wirkung von Alkalisaccharat-und Alkalifruktosatlösungen auf isolirte Herzen*, A. f. P. Suppl. mentband, 1901. — 294. Kuliabko, *Wiederbelebung des menschlichen Herzens*. A. g. P., vol. 97, 1903. — 295. H.-E. Hering, *Ueber die Wirksamkeit, etc.* A. g. P., vol. 99, 1903. — 296. E. Gross, *Die Bedeutung d. Salze der Ringerchen Lösung*. A. g. P., vol. 99, 1903.

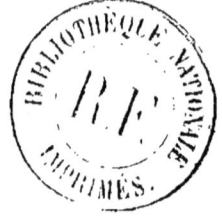

TABLE DES MATIÈRES

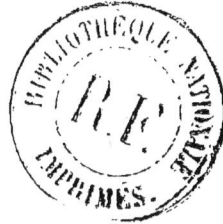

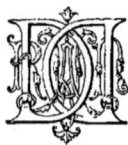

CHARTRES. — IMPRIMERIE DURAND, RUE FULBERT.

FÉLIX ALCAN, Éditeur

ANCIENNE LIBRAIRIE GERMER BAILLIÈRE ET Cᶦᵉ

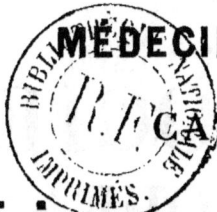

MÉDECINE — SCIENCES

CATALOGUE

DES

Livres de Fonds

TABLE DES MATIÈRES

On peut se procurer tous les ouvrages
qui se trouvent dans ce Catalogue par l'intermédiaire des libraires
de France et de l'Étranger.

On peut également les recevoir franco par la poste,
sans augmentation des prix désignés, en joignant à la demande
des TIMBRES-POSTE FRANÇAIS ou un MANDAT sur Paris.

108, BOULEVARD SAINT-GERMAIN, 108

Au coin de la rue Hautefeuille

PARIS, 6ᵉ

MAI 1904